临床肿瘤放射治疗典型病例丛书

总主编 李宝生

胸部肿瘤放射治疗典型病例

主编 李宝生 陈 明 祝淑钗

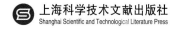

上海科学技术文献出版社
Shanghai Scientific and Technological Literature Press

图书出版编目（CIP）数据

胸部肿瘤放射治疗典型病例/李宝生，陈明，祝淑

钗主编. -- 上海：上海科学技术文献出版社，2022

ISBN 978-7-5439-8448-6

Ⅰ.①胸… Ⅱ.①李… ②陈… ③祝… Ⅲ.①胸腔疾

病—肿瘤—放射疗法—病案 Ⅳ.①R734

中国版本图书馆CIP数据核字（2021）第197855号

策划编辑：张　树

责任编辑：应丽春

封面设计：李　楠

胸部肿瘤放射治疗典型病例

XIONGBU ZHONGLIU FANGSHE ZHILIAO DIANXING BINGLI

主　　编：李宝生　陈　明　祝淑钗

出版发行：上海科学技术文献出版社

地　　址：上海市长乐路 746 号

邮政编号：200040

经　　销：全国新华书店

印　　刷：朗翔印刷（天津）有限公司

开　　本：787mm x 1092mm　1/16

印　　张：19.5

版　　次：2022 年 1 月第 1 版　2022 年 1 月第 1 次印刷

书　　号：ISBN 978-7-5439-8448-6

定　　价：268.00 元

http://www.sstlp.com

临床肿瘤放射治疗典型病例丛书

总主编：李宝生

《胸部肿瘤放射治疗典型病例》

主 编

李宝生　　陈 明　　祝淑钗

副主编

（按姓氏笔画排序）

巩合义　　孙新臣　　李 光　　张开贤

陈绍水　　郑安平　　黄 伟

编 委

（按姓氏笔画排序）

丁秀平	王 娟	王 谨	王中堂	王冬青
王银霞	孔 月	孔玲玲	付成瑞	伊 艳
刘成新	孙明萍	孙洪福	李洪升	李曙光
张 健	陈梦圆	陈毅如	林海群	周 涛
赵 彦	赵 倩	胡 晓	徐裕金	董百强
韩 丹	魏玉梅			

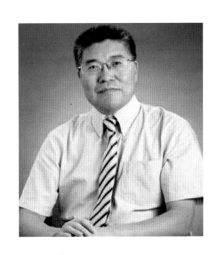

第一主编简介

李宝生，男，1962 年生。研究员，泰山学者，天津医科大学、山东大学、东南大学、山东第一医科大学博士生导师。1999 年赴美国马里兰大学肿瘤放疗中心作访问学者，2004 年毕业于东南大学，获工学博士学位，现担任山东省肿瘤医院副院长。兼任中国医师协会放射肿瘤治疗医师分会会长、中华医学会放射肿瘤学分会候任主任委员、中国抗癌协会放射肿瘤学分会副主任委员、山东省医学会放射肿瘤学分会候任主任委员、山东医学会肺癌多学科联合委员会主席。受聘为《国际肿瘤学》主编、《中华放射肿瘤学杂志》《中华放射医学与防护杂志》编委、《中华肿瘤防治杂志》副主编等。

1986 年毕业至今，一直从事肿瘤放疗临床、科研和教学一线工作，在国内率先开展了三维适形 / 调强放疗、图像引导放疗等先进放疗技术。为解决肿块运动对肿瘤放疗疗效的影响，深入研究了器官运动分析 / 控制技术；将肿瘤解剖—功能成像技术用于指导靶区精确勾画与放疗剂量提升，提高了放疗疗效；在影像参数 / 血清分子生物学指标预测肿瘤放化疗敏感性和放射性损伤方面也做了大量工作，并将研究成果用于指导肿瘤个体化精准治疗。

作为负责人承担国家重点研发计划子课题 1 项、国家自然科学基金重点项目 1 项、面上项目 4 项；承担山东省省科技攻关项目 4 项、山东省重大科技创新工程项目 1 项、山东省重点研发计划项目 1 项、山东省自然科学基金重点项目 1 项。以第 1 作者或通讯作者发表 SCI 论文百余篇；作为第一发明人，获国家发明专利权 5 项。为首获国家科技进步二等奖 1 项，为主获得国家科技进步二等奖 2 项（分别为第 2 位和第 3 位）；为首获得山东省科技进步一等奖 2 项、二等奖 2 项、三等奖 1 项；中华医学科技二等奖、三等奖各 1 项。

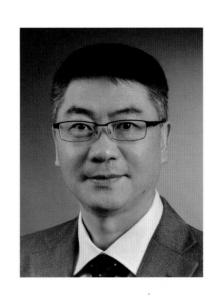

第二主编简介

陈明，1965年生，毕业于苏州医学院、上海医科大学和武汉大学，密歇根大学博士后。1998—2012年，任中山大学肿瘤医院临床研究中心副主任、东院区管理委员会主任、肺癌研究中心副主任、华南肿瘤学国家重点实验室PI。2012—2020年，任浙江省肿瘤医院院长助理、副院长、常务副院长（主持行政工作）、浙江省肿瘤防治办公室主任、重离子医学中心主任、浙江省放射肿瘤学重点实验室主任。2019年入选浙江省"万人计划"杰出人才。2021年3月，回归中山大学肿瘤医院，任放疗科主任。

陈明教授是中山大学二级教授，浙江大学、苏州大学兼职教授。兼任中华医学会放射肿瘤学分会第九届委员会常务委员兼秘书长、第十届委员会副主任委员，中国临床肿瘤学会第一届放疗委员会副主任委员、第二届委员会候任主任委员。牵头制定《中国小细胞肺癌放射治疗临床指南》和《中国智能化远程放疗专家共识》；主持国家重点研发计划"基于大数据和人工智能的远程放疗服务模式研究"和中国科学院STS区域重点项目"智能化多组学肺癌筛查体系的建立和示范应用"。以第一作者或通讯作者发表论文163篇，其中JCR一区/TOP期刊论文13篇。第一完成人获教育部科技进步二等奖和浙江省医学科技进步一等奖。

陈明教授是中华医学会放射肿瘤学分会国际合作和交流事务负责人，国际原子能机构（IAEA）人类健康部中国联络员；联合 MD Anderson 癌症中心发起和组织了八届《国际肿瘤学论坛》；三项临床研究成果被美国 NCCN 肺癌临床指南引用，改写了国际标准；多次在美国放疗年会和世界肺癌大会担任分会场主席，做专题报告或论文发言；是多种国际期刊的编委 / 审稿人。

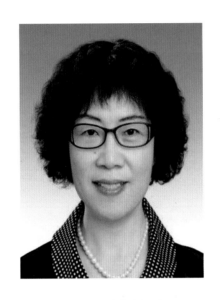

第三主编简介

祝淑钗，女，1965年7月生，汉族，河北省安平县人。民盟盟员，二级教授，博士生导师，享受国务院政府特殊津贴专家，现任河北医科大学第四医院放疗三科主任。兼任民盟石家庄市副主委，第十二届、第十三届全国人大代表，曾任河北省第九届、第十届政协委员。2001年被聘为博士生导师，同年荣获教育部"高校青年教师奖"。2002年被评为河北省有突出贡献中青年专家。从2006年始任中华医学会放射肿瘤学分会第六届、七届、八届、九届委员。2016年、2020年任中国抗癌协会肿瘤放射治疗专业委员会第四届委员、第五届常务委员，现任河北省抗癌协会肿瘤放射治疗学专业委员会主任委员，河北省肿瘤防治联合会肿瘤放射治疗学专业委员会主任委员。任《中华放射肿瘤学杂志》和《中华放射医学与防护杂志》编委已10余年。2013年被中国教科文卫体总工会评为全国医德标兵。2019年被评为河北省特等先进工作者。先后发表论文近200余篇，其中SCI论文40多篇。以第一主研人获河北省科技进步一等奖1项、二等奖2项、三等奖2项，承担教育部课题4项，国家自然科学基金面上课题4项，河北省自然科学基金4项，河北省政府资助优秀临床医学人才课题2项，河北省引智项目1项。

序 一

胸部恶性肿瘤，尤其是肺癌和食管癌是严重影响大众健康的重大疾病。国际国内都非常重视对这些疾病的积极防治，我国政府每年都投入大量的资金和人力专门用于癌症防治的攻关。业内也是一直以来不遗余力地推行各专业的诊疗指南、专家共识或规范性文件，共同致力于癌症诊疗标准的研发。

但遗憾的是，近年来的恶性肿瘤防治进展虽然取得了一定的成绩，但总体看来并不理想，我国与世界发达国家的差距还很大。手术、放疗、化疗都遇到了各自的瓶颈，向上突破的空间目前很有限。靶向药经过 10 多年的开发和应用，目前已逐渐规范；免疫治疗作为新兴的抗肿瘤模式，目前开展得如火如荼，为恶性肿瘤的治疗开辟了新的途径，展现了新的曙光。

本书的出版为放疗工作者提供了一本真实、直观、生动的示范教材，针对不同的病例，分别解剖麻雀，具体展示了放疗指征、靶区勾画、计划设计、随访和治疗经验，令人耳目一新，具有非常好的示范作用和参考价值，期待能给放疗工作者提供很好的帮助。

本书的三位主编都是非常优秀的业界大咖，在各自的治疗中心和专业方向都取得了非常出色的成绩。我本人也很喜欢这本书，是以欣然作序。

序 二

　　喜闻李宝生、陈明、祝淑钗教授主编的《胸部肿瘤放射治疗典型病例》即将出版面世，受其之邀作序。中国的放射肿瘤事业进入 21 世纪后发展突飞猛进，20 世纪 60 年代出生的这一批放疗医生承上启下作出了卓越的贡献，三位主编就是其中的佼佼者。他们博学的专业知识、严谨的治学态度，尤其是对年轻放疗医师培养的使命感，给我留下深刻印象。

　　俗话说，协和医院有著名的三宝：图书馆、病历、名教授。病历作为一份关于病人的医疗档案资料，它包括了疾病发生、发展、诊治的全过程。只有对病情详细观察，对检查结果详加记录，并经过归纳、分析，才能写好一份病历。可以说，医生训练是从写病历开始的，不是开刀，也不是开药。而目前，医学教材或书籍多以系统介绍为主，很少以病例为主线，放疗领域更少见此类书籍。这部书恰恰是以来自"真实世界"的常见胸部肿瘤的各种病例为原型，以病历为原本，真实还原肿瘤诊疗的整个流程和思路，尤其是肿瘤放疗所关注的靶区勾画与计划优化，更加贴近临床，对于年轻放疗医师来说，是一部不可多得的掌中宝、身边书。

前 言

胸部恶性肿瘤以肺癌、食管癌最常见,其次是纵隔肿瘤。最新的 GLOBOCAN 2018 流行病学数据显示,无论是全球范围还是我国,肺癌的发病率、死亡率均居第一位。我国食管癌发病率世界排名第一,占全球总发病的 53.73%,肺癌占 18.1%。由于我国人口基数大,肺癌、食管癌的年发病人数均据世界第一,2018 年我国肺癌年发病 77.4 万人,死亡 69 万人,食管癌年发病 30.7 万人,死亡 28.3 万人,这两种疾病已成为严重影响居民健康的主要杀手。胸腺瘤虽然发病率低,但往往由于发现晚、疗效差,所造成的影响也不容小觑。

近年来,随着各项诊疗技术的进步,我国胸部恶性肿瘤的 5 年生存率有了一定提升,但距离发达国家还有很大的差距,且城乡之间、各诊疗单位之间的诊疗水平参差不齐,总体疗效仍不令人满意。

本书收集了三个治疗中心的 42 例具有代表性的典型病例,尽可能地涵盖了肺癌、食管癌、胸腺瘤的各期别,注重多学科诊疗的规范化、个体化。重点展示放疗的作用,介绍了放疗原则、适应证、靶区勾画、计划设计和随访,并分享了治疗体会,以期能达到抛砖引玉、举一反三、规范性引导的作用。为提高我国胸部肿瘤的诊疗水平、改善患者生存期和生活质量尽绵薄之力。

本书参编人员都是长期工作在临床一线的放疗专家和青年学者,具有丰富的临床、教学、科研经验。衷心感谢他们的辛勤付出!更要感谢放疗界前辈殷蔚伯教授和于金明院士在百忙之中给予的指导并作序!

水平有限,若有不足之处,敬请批评指正,以便再版时修正、提高。

李宝生　陈明　祝淑钗

目 录

第一部分 食管癌 1

病例1 颈段食管鳞癌同步放化疗 1

病例2 胸上段食管鳞癌同步放化疗 9

病例3 局部晚期胸上段食管鳞癌同步放化疗 21

病例4 胸中段食管癌累及野高剂量同步放化疗 25

病例5 胸中段食管鳞癌选择野标准剂量同步放化疗 30

病例6 胸中段食管鳞癌序贯放化疗 36

病例7 胸中段食管鳞癌同步放化疗 42

病例8 胸下段食管癌同步放化疗 48

病例9 胸下段食管鳞癌同步放化疗 55

病例10 早期食管癌放疗 66

病例11 食管恶性黑色素瘤化放疗 80

病例12 胸上段局限期食管小细胞癌放化疗 87

病例13 胸下段广泛期食管小细胞癌化放疗 93

病例14 颈段食管鳞癌术后放疗 100

病例15 胸中段食管癌术后放化疗 104

病例16 胸中段食管鳞癌术后同步放化疗 109

病例17 胸下段食管鳞癌术后放疗 113

病例18 胸中段食管鳞癌新辅助放化疗 119

病例19 胸中段食管鳞癌新辅助放化疗 128

病例20 胸下段食管鳞癌新辅助放化疗 137

病例21 食管癌伴结肠癌，肺转移、肝转移，食管支架植入术 145

病例22 食管癌术后、放化疗后肺转移 151

病例23 食管癌黏膜剥脱术后放化疗后多发骨转移 156

病例24 食管癌二次放疗 162

第二部分 肺 癌 179

病例 25 早期 NSCLC 立体定向放疗 179

病例 26 Ⅲ期非小细胞肺癌同步放化疗 185

病例27 局部晚期非小细胞肺癌同步放化疗 192

病例 28 完全切除的非小细胞肺癌术后辅助治疗 202

病例 29 NSCLC 二次放疗 209

病例 30 EGFR 突变非小细胞肺癌脑转移的综合治疗 220

病例 31 局限期小细胞肺癌诱导化疗后同步放化疗 224

病例 32 广泛期小细胞肺癌 232

病例 33 局限期小细胞肺癌行预防性全脑照射 242

病例 34 广泛期小细胞肺癌预防性全脑照射 247

第三部分 胸腺瘤 253

病例 35 胸腺瘤根治性放疗 253

病例 36 胸腺瘤术后辅助放疗 256

病例 37 胸腺瘤姑息性放疗 260

病例 38 胸腺癌根治性放疗 265

病例 39 胸腺癌术后辅助放疗 268

病例 40 胸腺癌姑息放疗 271

病例 41 恶性胸膜间皮瘤根治性放疗 276

病例 42 纵隔精原细胞瘤放疗 281

参考文献 286

第一部分　食管癌

病例 1　颈段食管鳞癌同步放化疗

一、病历摘要

患者男性,52 岁,因"咽部不适 1 年,发现颈段食管占位 20 余天"于 2015 年 9 月 7 日入院。

病史:患者 1 年前无明显诱因出现咽部不适感,某县中医院诊断为咽炎,对症治疗效果差。20 余天前出现发热、咳嗽、咳痰,偶有进食硬质食物时吞咽不利,无明显进食阻挡感,无恶心、呕吐,无胸骨后疼痛,无反酸、嗳气,无腹胀、腹泻。再次于该院行电子胃镜检查示:距门齿 16~18cm 黏膜呈片状不规则增生,触之易出血;距门齿约 19cm 黏膜不规则增生,高出黏膜,质脆。活检病理为:食管中分化鳞状细胞癌。后就诊于某省级医院,会诊本次胃镜病理示:鳞状上皮乳头状瘤样增生及重度非典型性增生,局部示原位癌改变,不除外早期浸润,于该院再次行胃镜检查并取活检,病理示:黏膜慢性炎症,部分鳞状上皮伴重度不典型增生 – 原位癌。现为进一步明确诊断及治疗就诊于山东省肿瘤医院。既往慢性浅表性胃炎病史 20 年,未治疗。否认家族性遗传性病史及肿瘤相关病史。

入院查体:T:36.3℃,P:76 次 / 分,R:19 次 / 分,BP:125/76mmHg,H:170cm,W:56Kg,BS:1.67m^2,NRS 2002:1 分,NRS:1 分,PS:0 分,中年男性,发育正常,营养中等。浅表淋巴结未触及肿大。咽部无充血水肿,双侧扁桃体无肿大。颈软,气管居中。双侧呼吸音清,未闻及干湿性啰音。心率 76 次 / 分,心律规整,心音有力,未闻及病理性杂音。腹平坦,未见胃肠型,未见蠕动波。

辅助检查:

1. 电子胃镜　距门齿 16~18cm 黏膜呈片状不规则增生,碰之易出血;距门齿约 19cm 黏膜不规则增生,高出黏膜,质脆。病理:食管中分化鳞癌(某县中医院)。

2. 病理会诊　鳞状上皮乳头状瘤样增生及重度非典型性增生,局部示原位癌改变,不除外早期浸润(某省级医院)。

3. 再次活检病理　食管黏膜慢性炎症,部分鳞状上皮伴重度不典型增生 – 原位癌(某省级医院)。

入院诊断:

1. 颈段食管中分化鳞癌(cTxNxMx)。

2. 慢性浅表性胃炎。

二、查房记录

（一）第一次查房

住院医师：患者中年男性，既往有浅表性胃炎病史。有咽部不适感并偶有进食吞咽不利感，符合颈段食管癌的症状。颈部未触及明显肿大淋巴结，体征不明显。入院行血细胞分析、大小便常规、血凝及肝肾功均基本正常，肿瘤标志物 Cyfra21-1 等未见明显升高。

主治医师：该患者主因咽部不适入院，综合已有的诊查信息，考虑早期颈段食管癌。但多家诊疗中心会诊病理结果不完全一致，建议我院会诊上述病理或重新行胃镜病理确诊。同时完善影像学检查，如胸腹部 CT，腔内超声检查等，明确病理与分期。

主任医师：非典型增生为癌前病变，原位癌可理解为累及全层的非典型增生。但两者治疗方式完全不同，因此，需进一步病理确诊。同时，研究发现，即使早期（$T_{1\sim2}$）患者，淋巴结转移率也高达 30%。因此，完善必要的辅助检查如食管镜、食管钡餐、CT 或 MRI，对明确该患者的诊断和分期，确定下一步的治疗方案很有必要。

食管钡餐在确定病变大体类型、长度及发现恶性溃疡方面有重要价值。CT 或 MRI 等在判断原发肿瘤范围及是否侵犯毗邻器官、分辨区域淋巴结及远处转移等方面能提供重要信息。功能 MRI 如 DWI 显像等在食管癌的价值也备受关注。肿瘤标志物对于辅助诊断、预后及疾病全程管理过程中的动态变化也很有帮助。

（二）第二次查房

住院医师：患者症状、体征同前。2015 年 9 月 15 日电子食管镜检查：距门齿 18~22cm 食管上段黏膜隆起，表面粗糙糜烂、不规则颗粒样隆起，触之易出血，累及 3/4 周，取活检 6 块，质脆。刷检细胞学查到癌细胞（考虑鳞癌，请结合组织学检查），病理示：（食管 20cm 活检）鳞状细胞癌，取材表浅，浸润不明显。钡餐示：颈段食管癌（病例 1 图 1）。

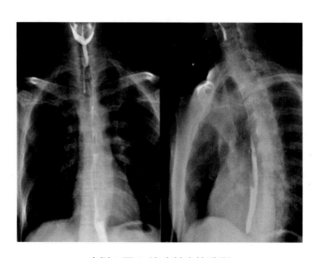

病例 1 图 1 治疗前食管造影

2015年9月9日CT检查示(病例1图2):颈段食管管壁示增厚,管腔狭窄,内膜面欠光整,外膜面略模糊,增强扫描呈轻度强化,病变向下与胸上段食管分界不清。纵隔内右上气管旁、气管前腔静脉后见小淋巴结,大者短径不足0.5cm。右肺下叶胸膜下见一结节状致密影。腹腔及腹膜后未见肿大淋巴结。双颈部未见明确肿大淋巴结。脑实质密度均质,未见明确异常密度灶。影像学诊断:①颈段食管壁增厚;②纵隔小淋巴结。纵隔MRI(病例1图3):颈段食管病灶浸润肌层。综合上述信息初步诊断为:颈段食管鳞癌($cT_2N_0M_0$ ⅡA期 UICC第6版)。

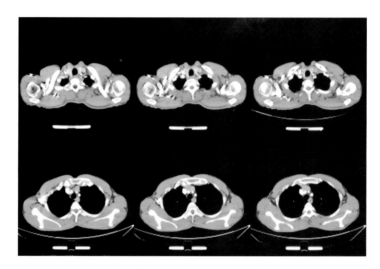

病例1图2 治疗前CT

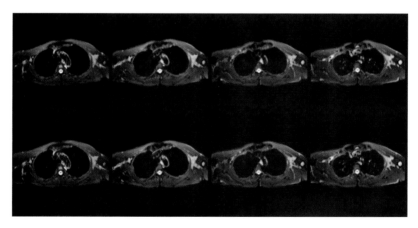

病例1图3 治疗前MRI

主治医师:根据患者的症状、食管钡餐片、CT、MRI及食管镜和病理学检查,颈段食管鳞癌诊断成立,临床分期为$cT_2N_0M_0$ ⅡA期,鉴于病变位置高,手术难度大、并发症高,术后生活质量差,患者一般情况好,各脏器功能正常,无明显禁忌证,建议首选同步放化疗。

主任医师:通常来说,对于T1bN+或T2N±以上的颈段食管癌患者,若一般情况好,无放化疗禁忌证，首选同步放化疗。化疗建议采用替吉奥＋顺铂。放疗采用 IMRT，以实现在控制肿瘤的同时，更好的保护正常组织的目标。需注意的是，食管 29cm、30cm 处为慢性炎症，不应包括在放疗靶区内。另外，放化疗期间应密切观察不良反应，定期监测血常规、肝肾功能，并及时予以对症处理。

三、治疗经过

向患者及家属充分交代病情及放化疗的必要性、可能的并发症，取得理解，并签署知情同意书。2015 年 9 月 26 日开始行同步放化疗，化疗方案为：替吉奥 60mg，2 次 / 天，d1~14 ＋顺铂 40mg d1~3。GTV 为食管原发肿瘤，CTVp 为 GTV 头脚方向各外放 3cm，环周外放 5mm（遇有解剖屏障时做适当调整），CTVn 包括 101 组、部分 105 及 106 组淋巴结区，CTV 各方向外放 5mm 为 PTV。行 IMRT，95% PTV 2.0Gy/ 次，计划 20 次（病例 1 图 4）。按 60Gy 评价，危及器官受量为：左肺、右肺、双肺平均受量分别为 402cGy、308cGy、352cGy，双肺 V20 = 5%；脊髓最大点剂量 3275cGy（病例 1 图 5）。2015 年 10 月 17 日行第 2 周期同步化疗。2016 年 10 月 21 日放疗 40Gy/20 次大孔径 CT 扫描，疗效评价为 PR；后行食管钡餐检查示：食管癌治疗后病变基本消失（病例 1 图 6）。

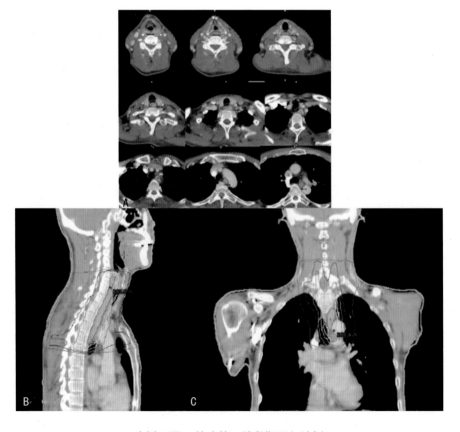

病例 1 图 4 放疗第一阶段靶区与计划

注：A：横断面；B：矢状面；C：冠状面

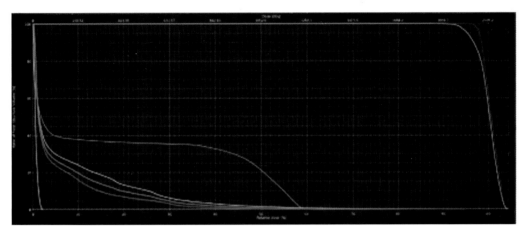

病例 1 图 5　放疗第一阶段 DVH 图

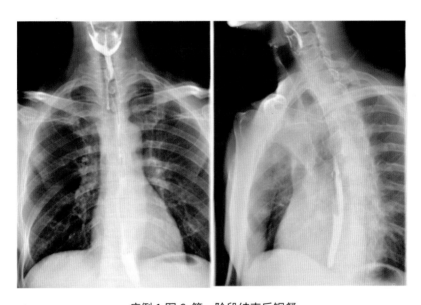

病例 1 图 6　第一阶段结束后钡餐

大孔径 CT 复位后，以食管原发肿瘤及上下 3cm、环周 5mm 为 CTV（遇有解剖屏障时做适当调整），各方向外放 5mm 为 PTV，行二阶段 IMRT，95% 等剂量线为处方剂量包绕 PTV，2.0Gy/ 次，计划 10 次（病例 1 图 7）。以总量 60Gy 评价，左肺、右肺、双肺平均受量分别为 556cGy、410cGy、478cGy，双肺 V20 = 5%；脊髓最大点剂量 3530cGy（病例 1 图 8）。同步放化疗期间放射性食管炎Ⅰ度，胃肠道反应Ⅱ度，血小板抑制Ⅰ度、白细胞抑制Ⅱ度，对症治疗后好转。2015 年 11 月 4 日放化疗结束，复查钡餐示病灶消失，疗效评价：CR（病例 1 图 9）。后按照治疗计划，继续给予替吉奥 60mg，2 次 / 天，d1~14 化疗 2 周期，末次化疗于 2016 年 2 月 9 日结束。

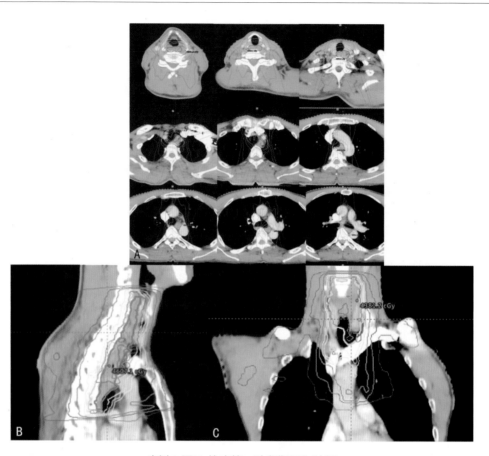

病例1图7 放疗第二阶段靶区与计划

注：A：横断面；B：矢状面；C：冠状面

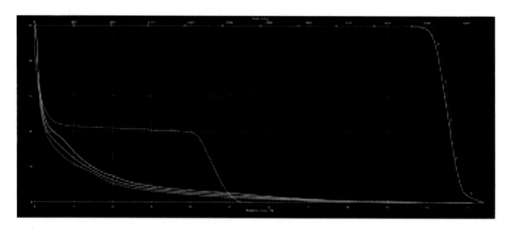

病例1图8 放疗第二阶段DVH图

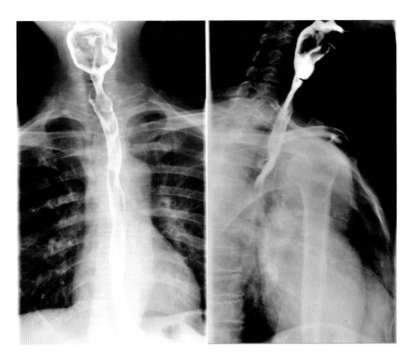

病例 1 图 9 放疗结束时钡餐

四、诊疗结局及随访

患者放化疗结束后仍诉咽部不适感，轻度进食阻挡，偶有疼痛不适，无饮水呛咳，无胸背部疼痛，未特殊处理。2016 年 4 月 20 日复查 CT（病例 1 图 10）：①颈段食管壁增厚，较前 2015 年 11 月 9 日变化不著；②纵隔小淋巴结。钡餐：颈段食管癌治疗后病变基本消失（病例 1 图 11）。疗效评价 CR。

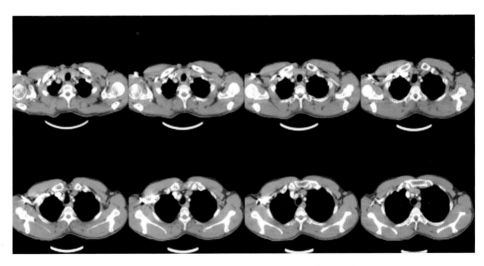

病例 1 图 10 放疗结束 2 个月复查 CT

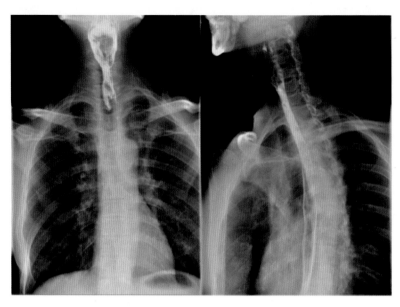

病例1图11 放疗结束2个月复查钡餐

随访：2016年8月4日、2016年12月27复查CT，均提示：①颈段食管壁增厚，较前2016年8月3日略好转；②纵隔小淋巴结，变化不著。食管钡餐造影：颈段食管癌治疗后病变基本消失。末次随访于2017年4月27日，钡餐造影示：颈段食管癌治疗后，较前（2016年12月27日）病变区食管略狭窄。CT结果同前。

五、主要治疗经验

1. 颈段食管与下咽解剖关系紧密，颈段食管癌患者的首发症状往往表现为咽部不适，很容易漏诊、误诊，因此对于咽部疾病患者，切不可忘记食管镜检查，以排除食管疾患。

2. 本例患者在T、N分期方面应用了MRI检查，由于MRI功能显像技术的进步，其在食管癌长度、浸润深度及淋巴结转移与否的判断上，有其自身优势，可尝试在有条件的医院开展和研究。

3. 对于早期食管鳞癌患者，选择性淋巴结照射尚存在争议，根据既往文献及山东省肿瘤医院数据，T_{1b}/T_2患者局部淋巴结转移率高达30%。因此，对于早期患者，尤其是身体一般情况好的，建议进行选择性淋巴区域放疗。颈部食管距离心脏、肝脏较远，且双肺照射剂量也不会太大，在脊髓受量能耐受的前提下，可将根治剂量提升至66Gy，以便控制提高局部控制率。

（刘成新）

病例 2　胸上段食管鳞癌同步放化疗

例 1：

一、病历摘要

患者男性，65 岁，因"进食阻挡感半年加重 1 个月，诊为胸上段食管癌半月余"于 2015 年 10 月 20 日入院。

病史：患者半年前无明显诱因出现进食梗阻感，以进食硬质食物为著，无声音嘶哑，无饮水呛咳，无咳嗽、咳痰，无恶心、呕吐，无胸闷、憋气，无胸骨后疼痛不适，未治疗。1 个月前进食阻挡感加重，可半流质饮食，偶伴有进食后疼痛，半月余前就诊于某军区医院，行胃镜：距门齿 20~25cm 管腔狭窄，见隆起溃烂坏死；取活检病理：食管鳞状细胞癌。为行进一步治疗就诊于山东省肿瘤医院。

既往高血压病史数年，最高 160/100mmHg，间断口服罗布麻治疗，冠心病 3 年，未治疗，无其他内科合并症。

入院查体：T：36.5℃，P：84 次 / 分，R：21 次 / 分，BP：139/86mmHg，H：165cm，W：68Kg，BS：1.73m^2，PS：0 分，NRS 2002：1 分，NRS：0 分。老年男性，营养中等。全身浅表淋巴结未触及肿大。颈软，气管居中。两肺呼吸音清，无异常呼吸音，未闻及干湿性啰音。心率 84 次 / 分，心律，心音有力，未闻及病理性杂音。腹平坦，全腹无压痛及反跳痛，未扪及明显包块。四肢及神经系统无异常。

辅助检查：2015 年 10 月 13 日胃镜：距门齿 20~25cm 管腔狭窄，见隆起溃烂坏死。活检病理：食管鳞状细胞癌（某军区医院）。

入院诊断：

1. 胸上段食管鳞癌（cTxNxMx 待分期）。
2. 原发性高血压病（2 级，极高危组）。
3. 冠状动脉粥样硬化性心脏病。

二、查房记录

（一）第一次查房

住院医师：患者老年男性，既往有高血压及冠心病史。半年前出现进食梗阻感，1 个月前症状加重，胃镜示：距门齿 20~25cm 管腔狭窄，见隆起溃烂坏死。活检病理为鳞癌。查体未见明显食管癌相关体征。目前患者仍诉进食梗阻，可进半流质饮食。血常规正常。

主治医师：该患者主因进食阻挡感入院，外院胃镜检查示病变位于距门齿 20~25cm 处，病理为鳞癌。入院后脑胸上腹部加强 CT：胸上段食管管壁显著不均匀增厚。纵隔内双侧气管食管沟可见肿大淋巴结，大者位于右侧，短径约 0.6cm，可见强化。影像学意见：①结合临床，胸上段食管癌；纵隔淋巴结肿大，转移可能大；②上腹部及颅脑扫描未见明显异常（病例 2 图 1）。

从目前检查来看，临床分期考虑 $cT_3N_1M_0$，ⅢA 期；建议给予同步放化疗，并行超声内镜进一步明确 T、N 分期。

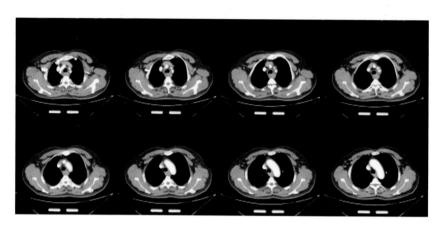

病例 2 图 1 治疗前 CT

主任医师：从患者目前的各项影像学及病理诊断结果来看，胸上段食管鳞癌的诊断成立。该患者有冠心病、高血压基础疾病，在肿瘤治疗过程中，需严密监测血压及心电图的变化情况，尤其是心脏受量更要严格控制。化疗期间，注意液体总量及滴速的控制，避免由于输液过快过多引起急性心衰。

（二）第二次查房

住院医师：患者症状、体征同前。我院 X 线钡餐造影（病例 2 图 2）示：胸上段食管（平 T_{2-4} 范围）示长约 6.5cm 的管腔不规则狭窄及充盈缺损，局部可见较大龛影形成。病变狭窄横径宽约 0.5cm，该区黏膜中断，蠕动消失，钡剂通过缓慢。影像学意见：食管癌（溃疡型）。患者拒绝行食管超声内镜检查。

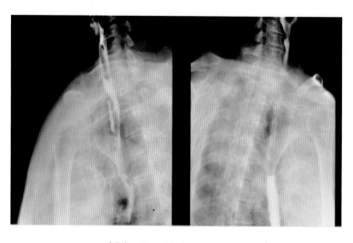

病例 2 图 2 治疗前食管造影

　　主治医师: 经多次与影像科沟通,确认患者合并纵隔淋巴结转移,明确分期为 $cT_3N_1M_0$,Ⅲa 期。符合我院正在开展的一项食管癌多中心Ⅲ期临床研究,向患者及家属充分交待病情、放化疗的必要性及可能的并发症,取得理解合作,并签署知情同意书,已随机分配至选择野高剂量组。同步放化疗,化疗方案为替吉奥 + 顺铂。以食管原发肿瘤及转移淋巴结区为靶区,总剂量 59.4Gy/33 次。

　　主任医师: 患者一般情况可,可以耐受高剂量同步放化疗。需特别注意的是该患者为溃疡性食管癌,放化疗过程中可能因食管病变消退较快而出现食管纵隔瘘、食管气管瘘等情况,一旦出现瘘,中位生存期通常不超 3 个月。需密切注意患者体温、胸背部疼痛、饮水呛咳等情况,定期监测食管 X 线、血常规、肝肾功能,及时对症处理。同时严密监测血压及心电图的变化情况,必要时可请相关科室协助处理。

三、治疗经过

　　2015 年 10 月 27 日开始行同步放化疗,具体化疗方案:替吉奥 60mg,2 次 / 天,d1~14 + 顺铂 40mg,d1~3。GTV 为食管原发肿瘤,CTVp 为 GTV 头脚方向各外放 3cm,环周外放 5mm(遇有解剖屏障时做适当调整),CTVn 包括 101 组、104 组、105 组、106 组、部分 108 组淋巴结区,PTV 为 CTV 各方向外放 5mm。行 IMRT,95% PTV 1.8Gy/ 次,暂给予 23 次。按 59.4G 评价 DVH 图显示危及器官受量:左肺、右肺、双肺的 V20 分别为 10%、24%、13%,平均受量分别为 645cGy、1422cGy、1043cGy;脊髓最大点剂量 2995.9cGy;心脏 V30 = 5%,平均剂量 259.9cGy(病例 2 图 3、病例 2 图 4)。放疗至第 8 次时,诉进食梗阻伴饮水呛咳,未见呕吐,无发热,电子胃镜检查排除梗阻及食管穿孔等并发症,继续原计划放疗。2016 年 11 月 18 日第 2 周期同步化疗。2016 年 11 月 24 日大孔径 CT 复位,疗效评价为 PR,后行食管钡餐检查:食管癌治疗后病变较 2015 年 10 月 22 日明显好转。41.4Gy/23 次后修改靶区,以食管病灶头脚方向各外放 3cm,环周外放 5mm(遇有解剖屏障时做适当调整)及转移淋巴结引流区为 CTV,行第二阶段 IMRT,95% PTV 1.8Gy/ 次,计划 10 次。以总量 59.4Gy 评价,右肺 V20 = 12%,平均受量 709cGy;左肺 V20 = 17%,平均受量 905cGy;双肺 V20 = 14%,平均受量 805cGy;脊髓最大受量 3989cGy;心脏基本不受量(病例 2 图 5、病例 2 图 6)。2015 年 12 月 8 日放化疗结束。同步放化疗期间放射性食管炎Ⅰ度,胃肠道反应Ⅰ度,骨髓抑制 0 度,未处理。

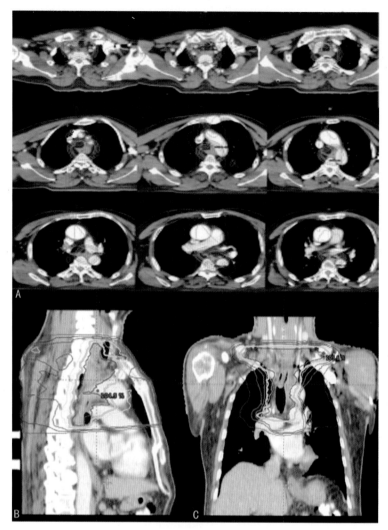

病例 2 图 3 放疗第一阶段靶区与计划

注：A：横断面；B 矢状面；C 冠状面。

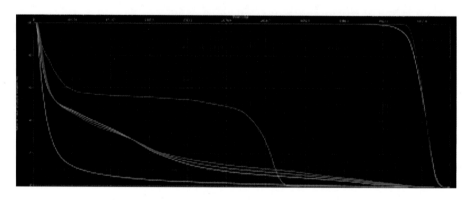

病例 2 图 4 放疗第一阶段 DVH 图

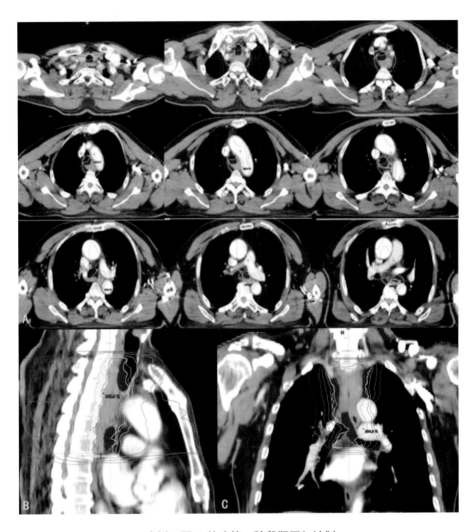

病例 2 图 5　放疗第二阶段靶区与计划

注：A：横断面；B：矢状面；C：冠状面。

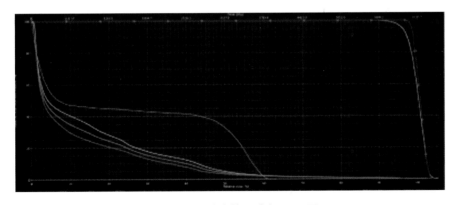

病例 2 图 6　放疗第二阶段 DVH 图

四、诊疗结局及随访

放化疗结束后未再诉饮水呛咳等不适，无吞咽疼痛，无胸背部疼痛，略有进食阻挡感。复查钡餐示病灶较放疗结束时变化不著（病例2图7）。2016年1月8日复查CT：①结合临床，胸上段食管癌，纵隔淋巴结肿大，转移可能大，均较前2015年10月21日略示好转；②右肺上叶支气管扩张伴多发含气囊肿；③双肺炎症，左肺为著；④腹部及颅脑未见异常（病例2图8）。CT疗效评价SD。根据食管癌多中心Ⅲ期临床研究要求，同步放化疗后序贯单药替吉奥60mg，2次/天，d1~14，每3周为1周期，共2周期化疗。序贯化疗期间胃肠道反应Ⅰ度，骨髓抑制0度。

随访：2016年3月1日、2016年6月1日、2016年9月6日复查胸部、上腹部CT示：①胸上段食管癌治疗后，纵隔小淋巴结，均较前变化不著；②右肺上叶支气管扩张伴多发含气囊肿；③双肺炎症较前好转。钡餐较2016年1月11日变化不著。

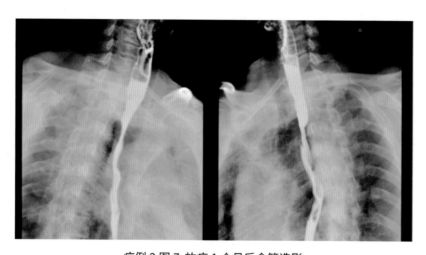

病例2图7 放疗1个月后食管造影

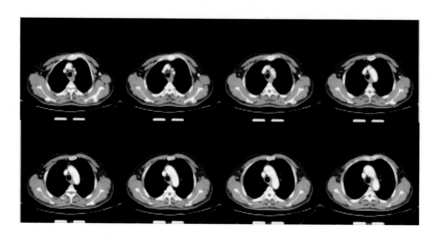

病例2图8 放疗1个月后CT图像

五、主要治疗经验

1. 患者入院后完善各项检查，根据多模态影像检查结果确定 TNM 分期。遗憾的是，该患者拒绝行超声内镜，故不能再次确认 T、N 分期，也不能用钛夹标记肿瘤上下范围，今后应在入院伊始即充分告知患者及家属食管超声内镜检查的必要性，取得其理解支持。钡餐检查看似简单，但在食管癌诊疗中无可替代，尤其在观察食管尖深溃疡方面有独特优势。

2. 放疗过程中出现不明原因的发热、胸背部疼痛、进食阻挡感加重、饮水呛咳等情况时，特别是溃疡型患者，需重点排查食管气管瘘、食管纵隔瘘。高度疑诊食管瘘时，钡餐亦可用泛影葡胺代替。

3. 同步化疗方案可选择 PF 或 TP 方案，疗效满意，耐受性好。

4. 以顺铂为基础的化疗可出现明显的胃肠道不良反应，卡铂的骨髓抑制更明显，因此对不同的化疗方案，要及时补液及复查血常规。全部治疗结束后，需定期随诊。

例 2：

一、病历摘要

患者男性，58 岁，汉族。因"进食梗阻 2 个月余"于 2015 年 12 月 24 日入院。

病史：患者 2 个月余前无明显诱因出现进食阻挡感，进行性加重，目前可进食半流质食物，不伴进食疼痛，无饮水呛咳，无胸背部疼痛，无声音嘶哑，无口吐黏涎，无发热。2015 年 12 月 16 日某医院胃镜检查示：进镜距门齿 20~25cm 可见黏膜隆起，表面黏膜粗糙，管腔狭窄。病理示：食管鳞癌。颅脑 + 胸部 CT：胸上段食管癌，纵隔淋巴结转移。B 超检查：肝囊肿；双锁骨上肿大淋巴结。骨扫描未见异常。为进一步治疗就诊于山东省肿瘤医院。

2006 年行甲状腺囊肿切除术。否认家族性遗传性病史及肿瘤相关病史。

入院查体：T：36.5℃，P：72 次 / 分，R：19 次 / 分，BP：140/90mmHg，H：163cm，W：64Kg，BS：1.67m²，NRS2002：1 分，KPS：90 分，NRS：0 分。中年男性，营养中等，神志清，精神好。两肺呼吸音清，无异常呼吸音，未闻及干湿性啰音。心率 72 次 / 分，心律齐，心音有力，未闻及病理性杂音。全腹无压痛及反跳痛，未扪及明显包块。肝脾肋下未触及肿大。四肢及神经系统无异常。

辅助检查：

2015 年 12 月 16 日胃镜：进镜距门齿 20~25cm 可见黏膜隆起，表面黏膜粗糙，管腔狭窄，考虑食管占位。病理为鳞癌。

2015 年 12 月 19 日颅脑 + 胸部 CT 示：胸上段食管癌，纵隔淋巴结转移。

2015 年 12 月 19 日 B 超：肝囊肿；双锁骨上肿大淋巴结。

2015 年 12 月 19 日骨扫描：未见异常。

2015 年 12 月 19 日心脏彩超示：三尖瓣反流。

入院诊断：

1. 胸上段食管鳞癌（$cT_3N_1M_0$，Ⅲ期，AJCC/UICC 2002 年第六版）。

2. 甲状腺囊肿切除术后。

3. 三尖瓣反流。

4. 肝囊肿。

二、查房记录

（一）第一次查房

住院医师：患者 2 个月前出现进食梗阻感，胃镜检查示进镜距门齿 20~25cm 见黏膜隆起，表面黏膜粗糙，管腔狭窄，活检病理示鳞癌。B 超示双锁骨上肿大淋巴结。CT 示胸上段食管癌，纵隔淋巴结转移。胸上段食管鳞癌诊断明确。

主治医师：该患者 CT 显示 106recR、105 区淋巴结转移，B 超检查示双锁骨上淋巴结肿大，经与影像科沟通，考虑右侧锁骨上淋巴结转移可能性较大，修正分期为 $cT_3N_1M_{1a}$，Ⅳa 期，因 AJCC/UICC 2009 年第七版仅有病理分期，不适宜指导放疗，故仍采用 AJCC/UICC 2002 年第六版进行分期。为进一步明确病变范围、淋巴结情况及有无放化疗禁忌证，建议行超声内镜、钡餐等检查。

主任医师：同意上述分析及诊疗建议。该患者为胸上段食管癌，手术难度相对较大，放疗为首选。进一步完善相关检查后，如无放化疗禁忌证，建议行同步放化疗。

（二）第二次查房

住院医师：入院后超声内镜示：距门齿 20~26cm 食管低回声占位，各层次结构消失，部分层次外膜连续性中段。超声探查区域探及数枚肿大淋巴结。内镜诊断：①食管癌，部分层次侵及外膜；②慢性胃炎。刷检细胞学查到癌细胞，病理：（食管 24cm 处）鳞癌；（食管 29cm 处）鳞状上皮中 - 重度不典型增生。钡餐造影（病例 2 图 9）示：胸上段食管示长约 7cm 的管腔不规则狭窄及充盈缺损，病变狭窄横径宽约 0.5cm，该区黏膜中断，蠕动消失，钡剂通过缓慢。

主治医师：患者已行超声内镜、钡餐造影检查，未发现深溃疡。根据第一次查房布置情况，各项工作均已就绪，向患者及家属充分交代病情及放化疗的必要性、可能的并发症，其表示理解，决定入组本院食管癌多中心Ⅲ期临床研究，该患者被随机分入累及野高剂量组，已签署知情同意书。指定同步放化疗，化疗方案为：替吉奥 + 顺铂。以食管原发肿瘤以及转移淋巴结区为大体靶区，行精确放疗，1.8Gy/ 次（详见治疗过程）。

主任医师：患者食管癌并锁骨上、纵隔淋巴结转移（$cT_3N_1M_{1a}$，Ⅳa 期），诊断明确。需要注意的是，除距门齿 20~26cm 的原发肿瘤外，食管 29cm 处鳞状上皮中 - 重度不典型增生病灶也应包括在放疗靶区。患者一般情况可，可以耐受同步放化疗。放化疗期间密切观察放化疗不良反应，定期监测血常规、肝肾功能，及时对症处理。

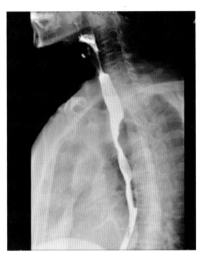

病例 2 图 9 治疗前食管造影

三、治疗经过

2015-12-30 开始行同步放化疗，具体方案：替吉奥 60mg，2 次 / 天，d1~14 + 顺铂 40mg，d1~3。GTVp 为食管原发肿瘤（包括胃镜显示 29cm 处重度不典型增生），CTVp 为 GTVp 头脚方向各外放 3cm，环周外放 5mm（遇有解剖屏障时做适当调整），CTVn 包括 106recR、105 淋巴结区，CTV 各方向外放 5mm 为 PTV。行 IMRT 精确放疗（病例 2 图 10），1.8Gy/ 次，计划 23 次。2016 年 1 月 29 日行第 2 周期同步化疗。2016 年 2 月 2 日大孔径 CT 复位，疗效评价为 PR；食管钡餐检查（病例 2 图 11）示：食管癌治疗后病变基本消失。复位后，以食管病灶头脚方向各外放 3cm、环周外放 5mm（遇有解剖屏障时做适当调整）及转移淋巴结引流区为 CTV，行二阶段精确放疗（病例 2 图 12），1.8Gy/ 次，计划 10 次，95% 等剂量线为处方剂量包绕 PTV。2016 年 2 月 16 日放化疗结束。期间放射性食管炎Ⅰ度，胃肠道反应Ⅱ度，血小板抑制Ⅰ度，对症治疗后均好转。复查钡餐示病灶消失（病例 2 图 13），疗效评价 CR。CT 有待同步放化疗后 1 个月后复查。

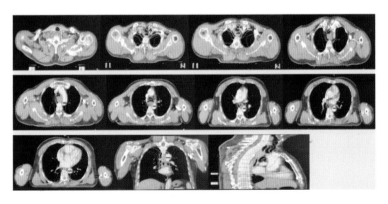

病例 2 图 10 第一阶段放疗靶区及计划

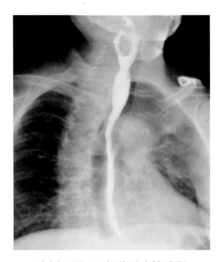

病例 2 图 11 复位时食管造影

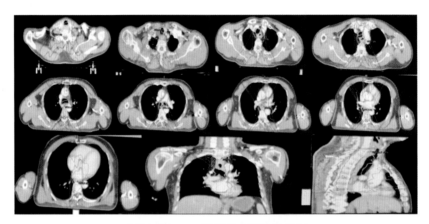

病例 2 图 12 二阶段放疗靶区及计划

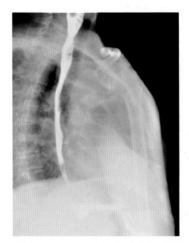

病例 2 图 13 放疗结束时食管造影

四、诊疗结局及随访

患者放化疗结束后诉上腹部不适,持续打嗝、嗳气,无吞咽疼痛,无饮水呛咳,无胸背疼痛,对症治疗后好转。复查钡餐示病灶消失(病例 2 图 14),疗效评价 CR。2016 年 3 月 14 日复查 CT:①胸上段食管癌治疗后,纵隔小淋巴结;②双肺炎症(考虑为 I 级急性放射性肺损伤)。CT 疗效评价 CR。根据食管癌多中心Ⅲ期临床研究要求,同步放化疗后序贯单药替吉奥 60mg,2 次 / 天,d1~14,每 3 周为 1 周期,共 2 周期化疗。序贯化疗期间患者胃肠道反应为 I 度,骨髓抑制 I 度。

随访:2016 年 6 月 8 日钡餐示:结合临床:食管癌治疗后病变基本消失(病例 2 图 15)。复查 CT:①胸上段食管癌治疗后,纵隔小淋巴结,均较前(2016 年 3 月 15 日)变化不著;②双肺炎症较前好转(病例 2 图 16)。

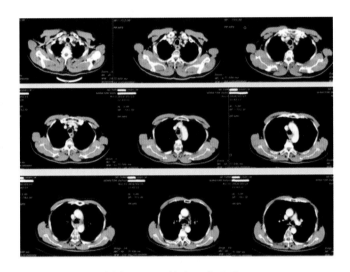

病例 2 图 14 放疗 1 个月后 CT

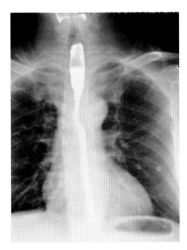

病例 2 图 15 放疗 4 个月后食管造影

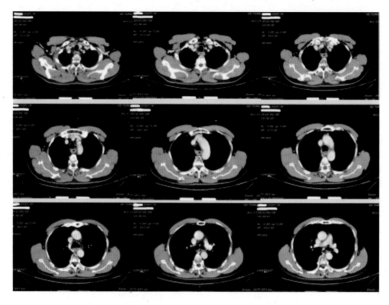

病例 2 图 16 放疗 4 个月后 CT

五、主要治疗经验

1. 患者入院后完善各项检查，结合食管造影、超声内镜等多种技术手段确定食管癌病变位置及病变长度，除了 PET/CT、DWI-MRI 等技术外，更应该重视食管超声内镜和钡餐的价值，如果有条件的话，可以使用钛夹来标记肿瘤上下范围。

2. 食管上皮的不典型增生是食管癌最直接的癌前病变。大部分食管上皮高度不典型增生患者已经存在原位癌或浸润性癌，且相当部分高度不典型增生患者会转变成浸润性癌，放疗患者中应该纳入放疗靶区。

3. 积极入组临床试验，替吉奥联合顺铂的化疗方案在食管鳞癌患者中安全、有效，长期结果有待随访。

4. 该患者放疗靶区为累计野（IFI），也可采用选择性淋巴结照射（ENI），需要包括相应的高危淋巴引流区（CTVnd），具体靶区参见"局部晚期食管癌根治性同步放化疗知识点"。

5. 治疗过程中密切监测患者放化疗不良反应，及时对症处理。全部治疗结束后，需定期随诊。

（刘成新）

病例 3　局部晚期胸上段食管鳞癌同步放化疗

一、病历摘要

患者女性，48 岁，汉族，山东茌平县人，因"声音嘶哑 4 个月"于 2015 年 7 月 27 日入院。

病史：患者 2015 年 3 月无明显诱因出现声音嘶哑，不伴疼痛，无吞咽困难，无胸闷憋气，无恶心呕吐。自服阿莫西林等药物治疗，无明显改善。××市人民医院颈胸部增强 CT：双侧锁骨上区及纵隔内多发淋巴结增大；食管中段结节影，请结合临床。颈部淋巴结针吸细胞学穿刺活检并免疫组化：CK7（－），Vimentin（－），TTF-1（－），p63（＋），CK5/6，CD56（－），Syn（－），Ki67（＞75%），支持低分化鳞癌。现为求进一步诊疗，来山东省肿瘤医院就诊。自发病以来，饮食可，大小便正常，体重无明显变化。患腰椎间盘突出症 5 年，未治疗。无高血压、冠心病、糖尿病史，无传染病史。否认外伤史，无药物过敏史。无烟酒等不良嗜好。否认肿瘤家族病史。

入院查体：T：36.6℃，P：84 次 / 分，R：22 次 / 分，BP：118/83mmHg，H：155cm，W：60kg，BS：1.55m^2，KPS：90 分。中年女性，发育正常，营养中等。双侧锁骨上触及淋巴结肿大，右侧 4cm×3cm，左侧 3cm×2cm，均边界不清，质硬，固定，无压痛。头颅及五官正常。颈软，气管居中。两肺叩诊清音，双侧呼吸音清，未闻及干湿啰音或异常呼吸音。心率 84 次 / 分，心律规整，心音有力，未闻及病理性杂音。全腹无压痛及反跳痛，未扪及明显包块，肝脾肋下未触及。四肢及神经系统无异常。

辅助检查：

2015 年 7 月 5 日超声：双侧颈部及双侧锁骨下多发低回声团块，考虑转移性淋巴结或占位可能性大。

2015 年 7 月 6 日电子胃镜：食管狭窄，考虑腔外压迫所致。

2015 年 7 月 21 日颈胸部增强 CT：双侧锁骨上区及纵隔内多发淋巴结增大；食管中段结节影。

2015 年 7 月 22 日颈部淋巴结针吸细胞学：CK7（－），Vimentin（－），TTF-1（－），p63（＋），CK5/6，CD56（－），Syn（－），Ki67（＞75%），支持低分化鳞癌。

入院诊断：

1. 纵隔肿瘤（来源待查）。
2. 腰椎间盘突出症。

二、查房记录

（一）第一次查房

住院医师：患者因声音嘶哑就诊，外院 CT 示双侧锁骨上区及纵隔内多发淋巴结增大；食管中段结节影。入院查体示双侧锁骨上淋巴结肿大，间接鼻咽镜检查示右侧声带固定不动。淋巴结针吸细胞学穿刺活检支持低分化鳞癌。目前诊断为纵隔占位。

主治医师：该患者因声音嘶哑入院，已有颈胸部加强 CT 及颈部淋巴结针吸病理结果，但尚不能确定低分化鳞癌的来源。根据影像学检查及淋巴结转移规律，初步判断肿瘤来源于食管及肺的可能性较大，建议行纤维食管镜检查。

主任医师：根据患者外院影像学及病理诊断结果，恶性肿瘤诊断确定，下一步完善检查，会诊外院颈部、胸部 CT，会诊外院活检病理；行上腹部 CT 平扫 + 增强检查；行骨扫描检查；行超声食管内镜检查。待检查结果回示后明确诊断，确定下一步治疗方案。

（二）第二次查房

住院医师：患者症状、体征同前。头颅、上腹部加强 CT 未见明确异常。会诊自带颈胸部 CT 示：①上纵隔、双侧锁骨上及下颈部淋巴结转移伴包膜外侵犯，侵及食管，不除外累及气管；②食管壁增厚，请结合临床或进一步检查。电子胃镜检查：距门齿 21~26cm 隆起性肿物，表面局部黏膜破溃，NBI 阳性，碘染色局部着色，质硬。超声内镜：病变段食管壁低回声占位，黏膜层、黏膜下层与肌层层次结构消失，部分层次外膜连续性中断。活检病理结合免疫组化，符合低分化鳞癌。全身骨扫描未见明显异常。

主治医师：该患者入院后完善各项辅助检查，尤其是食管超声内镜对食管癌的 T、N 分期优势明显，修正诊断为胸上段食管鳞癌（$cT_3N_1M_{1a}$）。此期别的胸上段食管癌无手术指征，患者年龄不大，身体状况较好，应行放疗为主的综合治疗，建议行同步放化疗。

主任医师：同意上述诊疗建议。患者 KPS 90 分，既往无心肺基础疾病，无远处转移灶，无放化疗禁忌证，建议行同步放化疗。鉴于患者淋巴结转移广泛，建议行累及野放疗，化疗方案可选替吉奥 + 顺铂。同步放化疗毒副反应会增加，注意毒副反应的监测及处理。

三、治疗经过

2015 年 8 月 6 日开始行同步放化疗。具体方案为替吉奥 60mg d1~14 + 顺铂 40mg d1~3。以食管原发病灶、转移淋巴结前后左右外扩 5mm，食管病灶上下外扩 30mm 形成 CTV，再各方向外扩 5mm 形成 PTV，外放后将解剖屏障包括在内时需做调整（病例 3 图 1）。行 IMRT，95% PTV 1.8Gy/ 次，暂计划 23 次。按 59.4Gy 评估，危及器官受量为：右肺平均剂量 963cGy，V20 = 18%，左肺平均剂量 1015cGy，V20 = 21%，双肺平均剂量 984cGy，V20 = 19%，脊髓最大剂量 3171cGy，心脏平均剂量 697cGy，V30 = 13%。同步化疗 2 周期。治疗期间胃肠反应 II 度，骨髓抑制 0 度，应用胃复安、甲地孕酮对症治疗后好转。放疗 23 次后复位，评价疗效 PR，继续行食管肿物及转移淋巴结的累及野 IMRT，95% PTV 1.8Gy/ 次，加量 10 次。按 59.4Gy 评估，危及器官受量为：右肺平均剂量 963cGy，V20 = 18%，左肺平均剂量 1015cGy，V20 = 21%，双肺平均剂量 984cGy，V20 = 19%，脊髓最大剂量 3171cGy，心脏平均剂量 697cGy，V30 = 7%。放疗 25 次时出现 2 度放射性食管炎，小量频服康复新液、食道炎合剂后好转。2015 年 9 月 21 日完成放疗，复查胸部 CT 检查：①胸上段食管癌并双锁上及纵隔淋巴结转移；②左肺下叶炎症；③右侧心膈角区淋巴结略肿大。食管造影未见器质性病变。评价疗效 PR。同步治疗结束后继续行同方案化疗 2 周期，出现 2 度白细胞和血红蛋白降低，2 度胃肠反应，对症处理后好转。2015 年 11 月 5 日化疗结束后复查胸部 CT：①胸上段食管癌并双锁上及纵隔淋巴结转移，较前 2015 年 9 月 21 日好转；②左肺下叶炎症，较前好转；③右侧心膈角区淋巴结略肿大，较前变化不著。食管造影未见器质性病变。疗效评价 PR。

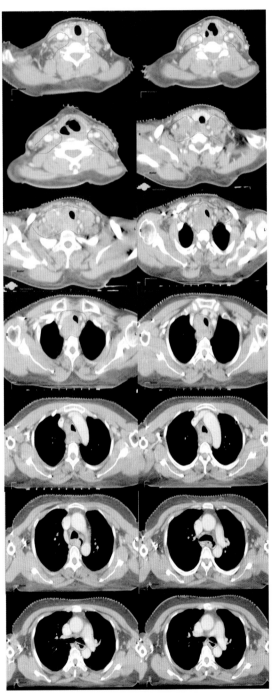

病例 3 图 1 放疗靶区

四、诊疗结局及随访

患者放化疗结束后定期复查，未发生放化疗相关不良反应，病灶逐渐退缩，目前疗效评价 CR（病例 3 图 2）。

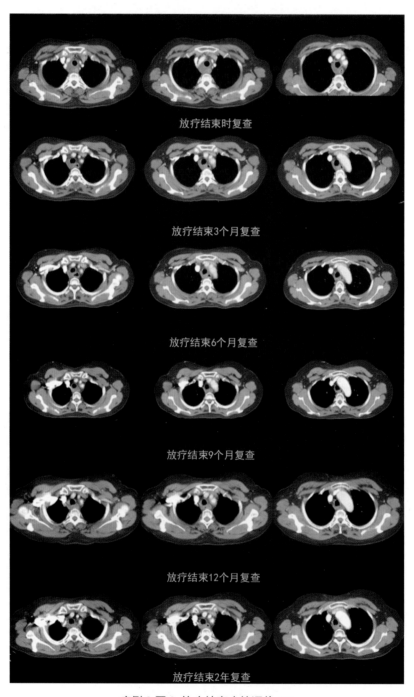

病例 3 图 2 放疗结束疗效评价 CR

五、主要治疗经验

1. 患者初入院时症状及外院检查结果均不支持食管癌，但根据淋巴结转移规律，没有轻易排除该诊断，行食管超声镜检查后得以确诊。可见超声内镜在食管癌诊断和 T、N 分期中具有无可替代的重要作用。

2. 同步放疗联合替吉奥＋顺铂的化疗方案在不可手术食管鳞癌患者中可安全、有效地使用，长期结果有待随访。

3. 治疗过程中密切监测患者放化疗不良反应，及时对症处理。全部治疗结束后，需定期随诊。

（王中堂）

病例 4 胸中段食管癌累及野高剂量同步放化疗

一、病历摘要

患者男性，58 岁，汉族。因"进食阻挡感 2 个月余"于 2016 年 1 月 22 日入院。

病史：患者 2015 年 11 月中旬无明显诱因出现进食阻挡感，无吞咽疼痛，无胸背部疼痛不适，无声音嘶哑及饮水呛咳，无发热及乏力，未诊治。后症状逐渐加重，2016 年 1 月于某省级医院胃镜检查：距门齿 28~31cm 食管见一不规则肿物，诊断为食管癌。活检病理示：鳞状细胞癌，Ki-67 80%。颈部彩超检查：右侧颈部肿大淋巴结。颈部淋巴结穿刺活检病理示：查见转移性鳞状细胞癌，结合病史考虑来自食管，免疫组化：Ki-67 40%。为行进一步治疗就诊于山东省肿瘤医院，门诊以食管癌收入院。既往史、个人史及家族史无特殊。

入院查体：T：36.6℃，P：80 次 / 分，R：20 次 / 分，BP：132/78mmHg，H：170cm，W：73Kg，BS：1.89m^2，KPS：90 分，NRS2002：1 分，NRS：0 分。全身浅表淋巴结未触及肿大。心肺腹未查及阳性体征。双下肢无水肿。

辅助检查：

2016 年 1 月 18 日胃镜：距门齿 28~31cm 食管见一不规则肿物，肿物表面凹凸不平，结节感，充血糜烂，溃疡形成，取 B5，质脆。（某省级医院）。

2016 年 1 月 20 日食管肿物活检病理示：鳞状细胞癌，Ki-67 80%。颈部淋巴结穿刺活检病理示：查见转移性鳞状细胞癌，结合病史考虑来自食管，免疫组化：Ki-67 40%（某省级医院）。

入院诊断：胸中段食管鳞癌（cT$_x$N$_x$M$_{1a}$，Ⅳa 期）。

二、查房记录

（一）第一次查房

住院医师：患者中年男性，临床表现为进食阻挡感，且进行性加重，胃镜提示距门齿

28~31cm 食管见一不规则肿物，肿物表面凹凸不平，结节感，充血糜烂，溃疡形成，活检病理示鳞癌。颈部肿大淋巴结穿刺活检病理提示转移性鳞癌。胸中段食管鳞癌诊断成立。

主治医师：该患者已有病理诊断。病灶位于距门齿 28~31cm 食管，提示胸中段食管鳞癌，颈部淋巴结有病理提示转移，分期为 M_{1a}。下一步完善血液学检查及大小便常规、心电图，并进一步完善肿瘤分期检查，行颅脑颈胸上腹部 CT 及食管钡餐。

主任医师：同意明确的诊疗建议。建议行食管超声内镜检查，明确 T、N 分期。另外，食管钡餐在确定病变大体类型、长度及发现恶性溃疡方面具有其他影像学手段无可替代的价值，也必须做。

（二）第二次查房

住院医师：患者血细胞分析及肝肾功大致正常，血清 CEA、NSE、Cyfra21-1、大小便常规及心电图正常。经反复沟通后，患者仍拒绝行超声内镜检查，已签署拒绝检查协议书。颅脑颈胸部及上腹部 CT 检查（病例 4 图 1）提示：①符合食管癌并双侧锁骨上、纵隔及腹腔淋巴结转移 CT 表现；②颅脑平扫未见异常。食管钡餐（病例 4 图 2）示：胸中段食管局部扩张受限，钡剂通过受限，局部黏膜破坏中断，诊断：食管癌。

主治医师：患者已完成相关检查，已有病理诊断，CT 检查提示食管癌并双侧锁骨上、纵隔及腹腔淋巴结转移。目前诊断：胸中段食管鳞癌（$cT_4N_1M_{1a}$，Ⅳa 期 AJCC2002 版）。建议行同步放化疗 + 巩固化疗。

主任医师：患者一般情况可，同意行同步放化疗 + 巩固化疗。同患者沟通，入组多中心临床研究（NROG-001），签署知情同意书，参与随机分组。患者随机分到累及野高剂量组，具体治疗方案为：放疗靶区为食管病灶及转移淋巴结引流区，放疗剂量 59.4Gy/33 次；同步化疗方案为替吉奥 + 顺铂，巩固化疗方案为替吉奥。治疗期间密切观察放化疗不良反应。

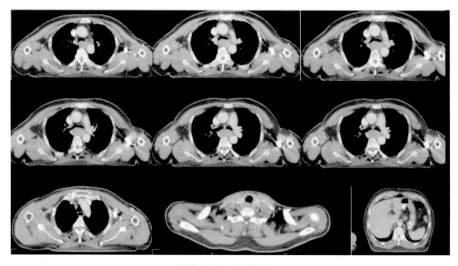

病例 4 图 1 治疗前 CT

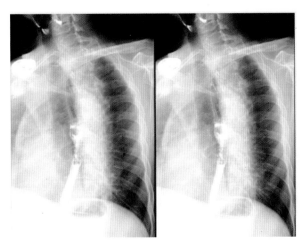

病例4图2 治疗前食管钡餐

三、治疗经过

患者入院后完善各项相关检查，行累及野同步放化疗＋巩固化疗。放疗方案：以食管癌原发灶为GTVp，上下外放3cm、环周外放5mm为CTVp（遇有解剖屏障时做适当调整），双侧锁骨上、纵隔及腹腔转移淋巴结区为CTVn，CTV各方向外放5mm为PTV（病例4图3）。放疗剂量为1.8Gy/次，每周5次，照射23次，复位后依据病变化情况缩野后继续放疗（病例4图4）1.8Gy/次，共10次，总剂量达59.4Gy/33次。同步行两周期全身化疗，具体方案为替吉奥60mg，2次/天，d1~14＋顺铂40mg，d1~3，期间胃肠道反应Ⅲ度，骨髓抑制Ⅱ度。同步放化疗后食管钡餐检查（病例4图5）示：结合临床，食管癌治疗后，病变基本消失。CT（病例4图6）示：①结合临床，胸中段食管癌治疗后改变；②双锁上、纵隔淋巴结肿大，考虑转移。同步放化疗后行两周期替吉奥巩固化疗。

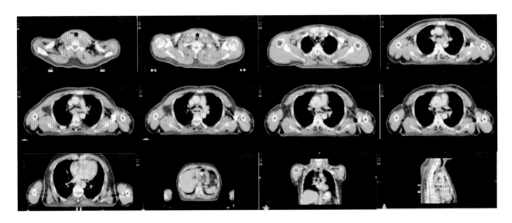

病例4图3 第一阶段放疗靶区与计划

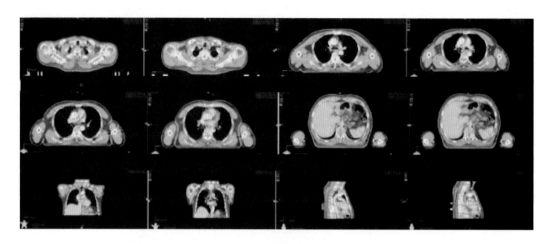

病例 4 图 4 二阶段放疗靶区与计划

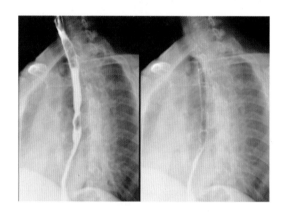

病例 4 图 5 治疗后食管钡餐

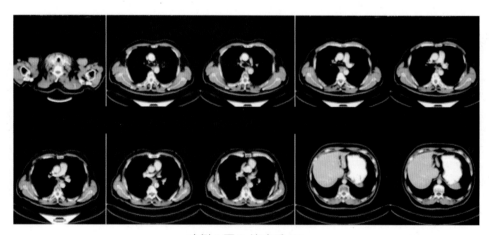

病例 4 图 6 治疗后 CT

四、诊疗结局及随访

患者治疗后 3 个月，复查钡餐（病例 4 图 7）示病灶消失，疗效评价 CR，复查 CT（病例 4 图 8）转移淋巴结较前缩小，部分消失，疗效 PR。

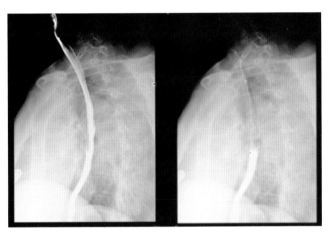

病例 4 图 7 治疗后食管钡餐

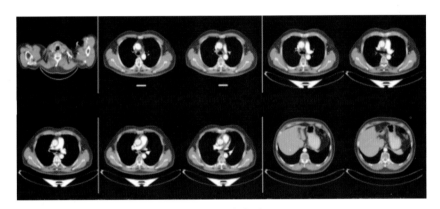

病例 4 图 8 治疗后 CT

五、主要治疗经验

1. 对于影像学上可疑转移淋巴结积极完善穿刺或切检获得病理细胞学诊断，能够更好地指导患者综合治疗。颈部彩超提示有淋巴结转移时，最好有 CT 或 MRI 等检查，以利于后期患者治疗效果的评价。

2. 对于选择性患者，积极入组临床研究，以更好地指导患者综合诊疗，同时更好地服务临床，以指导临床诊疗。

3. 本例患者同步放化疗时采用替吉奥＋顺铂的化疗方案，在治疗中体现了很好的耐受性及近期疗效。更多的数据期待更多高水平的临床试验。

（孙洪福）

病例 5 胸中段食管鳞癌选择野标准剂量同步放化疗

一、病历摘要

患者男性，58 岁，汉族，农民。因"进食阻挡感 4 个月余"于 2016 年 4 月 11 日入院。

病史：患者于 2015 年 12 月底无明显诱因出现进食阻挡感，无吞咽疼痛，无胸背部疼痛，无声音嘶哑及饮水呛咳，未诊治。症状进行性加重，2016 年 3 月底仅能进食流质饮食，于某市级医院胃镜检查示：食管距门齿 28~30cm 处可见不规则黏膜隆起，表面糜烂，质脆，局检 3 块。诊断为食管癌。活检病理示：（食管）鳞状细胞癌。某市中心医院平扫 CT 示：①双肺肺气肿并左肺上叶多发肺大疱；②左肺下叶小结节，建议随诊观察；③食管中段壁增厚，考虑肿瘤并局部食管腔狭窄，请结合胃镜检查。ECT 示：全身骨显像未见异常。颈部超声示：甲状腺右叶囊性肿物。现为进一步治疗就诊于山东省肿瘤医院，门诊以食管鳞癌收入院。既往史、个人史及家族史无特殊。

入院查体：T：36.5℃，P：80 次／分，R：20 次／分，BP：104/84mmHg，H：178cm，W：61Kg，BS：1.80m^2，KPS：90 分，NRS2002：1 分，NRS：0 分。浅表淋巴结未触及肿大，心肺腹未查及阳性体征。双下肢无水肿。

辅助检查：

2016 年 3 月 24 日胃镜：食管距门齿 28~30cm 处可见不规则黏膜隆起，表面糜烂，质脆，局检 3 块。诊断：食管癌；慢性浅表性胃炎。（某市级医院）

2016 年 3 月 27 日病理：（食管）鳞状细胞癌。（某市级医院）

2016 年 4 月 1 日平扫 CT：①双肺肺气肿并左肺上叶多发肺大疱；②左肺下叶小结节，建议随诊观察；③食管中段壁增厚，考虑肿瘤并局部食管腔狭窄，请结合胃镜检查。（某市级医院）

2016 年 4 月 4 日 ECT：全身骨显像未见明显异常。（某市级医院）

入院诊断：胸中段食管鳞癌（$cT_xN_0M_x$，AJCC2002 版）

二、查房记录

（一）第一次查房

住院医师：患者中年男性。有进食阻挡感，且症状进行性加重。胃镜检查示食管距门齿 28~30cm 处病灶，活检病理示鳞癌。CT 检查提示：食管中段壁增厚，考虑肿瘤并局部食管腔狭窄。ECT、颈部超声无异常。

主治医师：患者已有病理诊断，食管鳞癌诊断明确。需完善血液学检查、大小便常规及心电图。完善分期检查，行胸部＋上腹部加强 CT、颅脑 MRI 扫描。

主任医师：同意以上诊疗意见，建议行食管超声内镜和钡餐检查。依据检查结果指导下一步诊疗。

（二）第二次查房

住院医师：患者已完成既定检查。血常规、肝肾功能、电解质、血凝基本正常，血清CEA、Cyfra21-1正常。食管超声内镜：距门齿28~30cm食管左后壁低回声占位，食管壁层次结构消失，外膜连续性中断，与周边间隙分界不清，超声探查区域未见肿大淋巴结。加强CT（病例5图1）示：胸中段食管壁示增厚，管腔狭窄，外膜面及周围脂肪间隙模糊。诊断：①结合病史，考虑胸中段食管癌；②双肺气肿，肺大疱。食管钡餐（病例5图2）示：胸中段食管（平T_{5-6}范围）长约3.0cm管腔不规则狭窄及充盈缺损，狭窄横径宽约0.7cm，该区黏膜中断，蠕动消失，钡剂通过缓慢。颅脑MRI扫描未见明显异常。

主治医师：患者食管超声内镜检查提示食管壁层次结构消失，外膜连续性中断，与周边间隙分界不清，T分期为T_4。胸部CT检查未见明显淋巴结转移，颅脑MRI及全身骨扫描检查未见转移征象。患者目前诊断：胸中段食管鳞状细胞癌（$cT_4N_0M_0$，AJCC2002版）。

主任医师：同意上述诊断意见。患者拒绝行手术治疗，已签署拒绝治疗协议书。同意行同步放化疗＋巩固化疗。同患者沟通，入组多中心临床研究（NROG-001），签署知情同意书，参与随机分组。患者随机分到选择野标准剂量组。具体治疗方案为：放疗靶区为食管病灶及高危淋巴引流区，1.8Gy/次，23次后缩野给予食管原发灶加量至50.4Gy/28次，同步化疗方案为：替吉奥＋顺铂，巩固化疗方案为替吉奥。治疗期间密切观察放化疗不良反应。

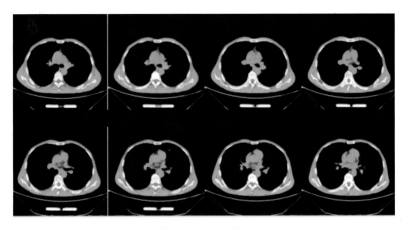

病例5图1　治疗前CT

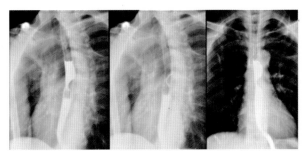

病例5图2　治疗前食管钡餐

三、治疗经过

入院后完善相关辅助检查，行同步放化疗 + 巩固化疗。放疗方案：以食管癌原发灶为
GTVp，上下外放 3cm、环周外放 5mm 为 CTVp（遇有解剖屏障时做适当调整），106、107、
108 及部分 110 组淋巴引流区为 CTVn，CTV 各方向外放 5mm 为 PTV（病例 5 图 3）。放疗剂
量为 1.8Gy/ 次，每周 5 次，放疗 23 次。复位后缩野以食管癌原发灶为 GTV，食管癌原发灶
上下外放 3cm、环周外放 5mm 为 CTV（遇有解剖屏障时做适当调整），再外放 5mm 为 PTV
（图 4），1.8Gy/ 次，总剂量为 50.4Gy/28 次。同步给予替吉奥 60mg，2 次 / 天，d1~14 + 顺铂
40mg，d1~3 方案化疗 2 周期。期间放射性食管反应 II 度，胃肠道反应 I 度，骨髓抑制 0 度，
对症治疗后好转。复查 CT 检查（图 5）：①结合病史，考虑胸中段食管癌；管壁增厚治疗后
较前 2016 年 4 月 18 日略好转；②双肺气肿，肺大疱。食管钡餐（病例 5 图 6）：食管癌治疗
后较前片好转，疗效评价 PR。后继续口服替吉奥 60mg，d1~14，1 次 /3w，共 2 周期。

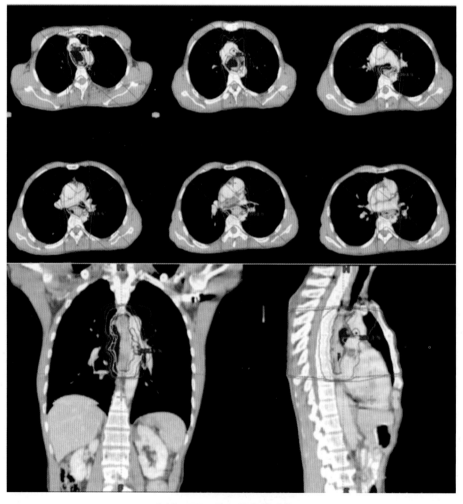

病例 5 图 3 第一阶段放疗靶区

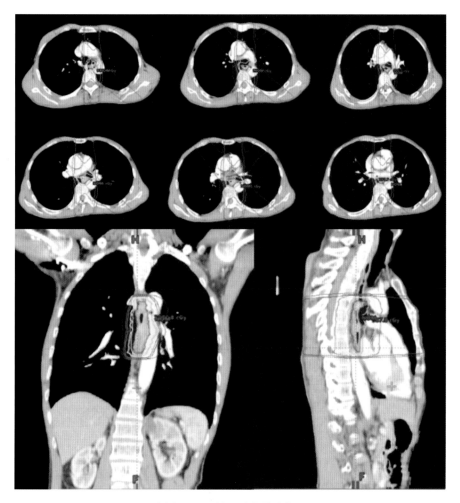

病例 5 图 4 第二阶段放疗靶区

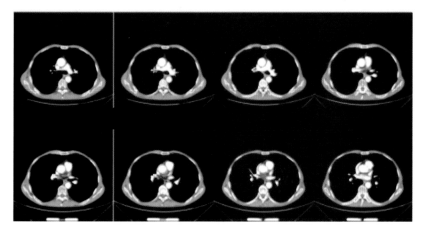

病例 5 图 5 治疗后 CT

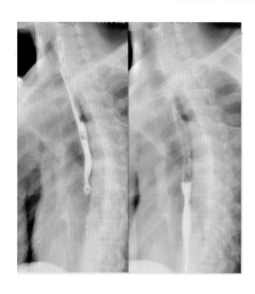

病例 5 图 6 治疗后食管钡餐

四、诊疗结局及随访

治疗后两个月复查食管钡餐(病例 5 图 7)示:食管癌较前片(2016 年 6 月 7 日)变化不明显。复查 CT(病例 5 图 8)示:①结合病史,考虑胸中段食管癌,胸中段食管管壁略增厚,较前(2016 年 6 月 6 日)基本变化不著;②双肺气肿,肺大疱;双肺炎症。治疗后 7 个月复查食管钡餐(病例 5 图 9)及 CT(病例 5 图 10)均示病情稳定。

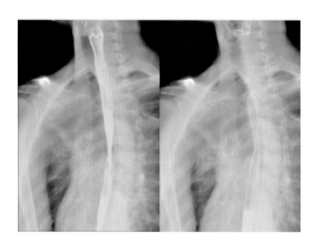

病例 5 图 7 治疗 2 个月后食管钡餐

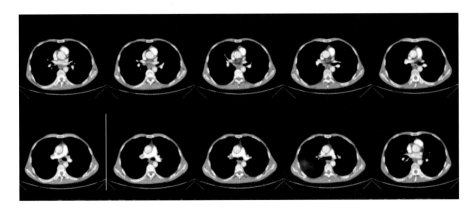

病例 5 图 8　治疗 2 个月后 CT

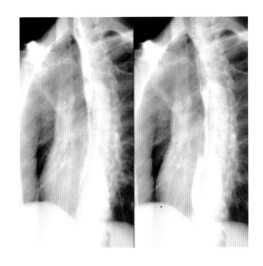

病例 5 图 9　治疗 7 个月后钡餐

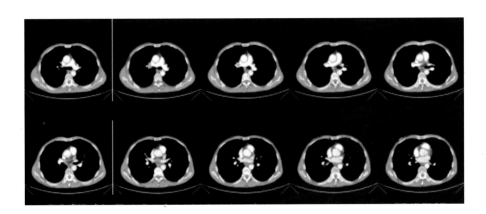

病例 5 图 10　治疗 7 个月后 CT

五、主要治疗经验

1. 在食管癌的非手术分期检查中,超声内镜占有重要地位。超声内镜是 T 分期的金标准,可以明确肿瘤局部浸润的范围深度,明确肿瘤 T 分期。超声内镜可了解食管周淋巴结的部位、大小、形态结构状态等信息,从而指导 N 分期。

2. 该患者拒绝手术治疗,同步放化疗是其标准治疗模式。治疗方案,采用了选择野标准剂量的治疗模式。该患者治疗期间体现了良好的安全性和耐受性,治疗后 7 个月复查提示病情稳定。

3. 治疗过程中密切监测患者放化疗不良反应,及时对症处理。治疗结束后,需定期随诊。

(孙洪福)

病例 6 胸中段食管鳞癌序贯放化疗

一、病历摘要

患者男性,73 岁,汉族,因"发现左锁骨上肿物 1 年余"于 2016 年 2 月 23 日入院。

病史:患者于 1 年余前无意间发现左锁骨上肿物,约 1.0cm × 0.5cm 大小,固定,无压痛,无进食阻挡感,无胸骨后疼痛,未治疗。2016 年 1 月左锁上肿物明显增大,2016 年 2 月 15 日在当地医院行该肿物穿刺,细胞学示:非小细胞癌,考虑鳞癌。病理示:低分化癌,符合鳞状细胞癌。胸部 CT 示:支气管炎,右肺炎;左颈部淋巴结肿大。腹部超声:肝胆胰脾肾未见异常。胃镜示:食管距门齿 29cm 见一大小约 1.0cm 隆起性病变,表面黏膜欠光滑。食管隆起性病变;糜烂性胃炎。取活检病理示:(食管距门齿 29cm)小组织 4 块,高级别鳞状上皮内瘤变,组织破碎,请结合临床。患者自发病以来,进食、睡眠可,大小便正常,体重无明显变化。高血压病史 31 年,因心肌梗死行冠脉支架置入病史 14 年,糖尿病史 14 年,高血脂病史 14 年,否认传染病史、外伤史,无手术史、输血史、药物过敏史。否认肿瘤家族史。

入院查体:T:36.3℃,P:87 次 / 分,R:21 次 / 分,BP:132/79mmHg,BS:1.78m^2,KPS:90 分,NRS:0 分。老年男性,营养中等,神志清,精神好。左锁骨上可触及约 3cm × 4cm 肿大淋巴结,质韧,固定,无压痛,边界不清,余浅表淋巴结未触及肿大。头颅及五官无异常。颈软,无抵抗。双肺呼吸音清,未闻及干湿性啰音或异常呼吸音。心率 87 次 / 分,心律齐,心音有力,未闻及病理性杂音。全腹无压痛及反跳痛,未扪及明显包块。肝脾肋下未触及。脊柱、四肢及神经系统无异常。

辅助检查:

2016 年 2 月 15 日左锁上肿物穿刺细胞学:非小细胞癌,考虑鳞癌。

2016年2月17日左锁上肿物穿刺病理：符合低分化癌。

2016年2月18日CT：纵隔内未见肿大淋巴结，双肺纹理增多，右肺中叶见斑片状高密度影，右侧叶间胸膜略增厚，左颈部可见软组织密度肿块，边界欠清。诊断：支气管炎，右肺炎；左锁骨上淋巴结肿大。

2016年2月18日超声：肝胆胰脾肾未见异常。

2016年2月18日胃镜：食管距门齿29cm见一大小约1.0cm隆起性病变，表面黏膜欠光滑，余黏膜光滑。胃窦黏膜充血，红白相间，以红相为主，多发片状糜烂，食管隆起性病变；糜烂性胃炎。

2016年2月20日胃镜活检病理:(食管距门齿29cm)高级别鳞状上皮内瘤变，组织破碎，请结合临床。

入院诊断：

1. 胸中段食管鳞癌（$cT_xN_xM_x$分期待定）

左锁骨上淋巴结转移。

2. 冠状动脉支架植入术后。

3. 高血压病（3级，高危）。

4. 2型糖尿病。

二、查房记录

（一）第一次查房

住院医师：患者老年男性，既往高血压病、高血脂病、糖尿病、冠脉支架置入史。1年余前发现左锁骨上肿物，无进食阻挡感，2016年1月肿物明显增大，穿刺细胞学示：非小细胞癌，考虑鳞癌。病理示：低分化癌，符合鳞状细胞癌。胃镜发现食管距门齿29cm见一大小约1.0cm隆起性病变。取活检病理"高级别鳞状上皮内瘤变，组织破碎，请结合临床。入院完善血常规、肝肾功能检查，无明显异常。血清肿瘤标志物：CEA 188ng/ml，NSE 22.20ng/ml，CA72-4、CA19-9正常。

主治医师：该患者主因发现左锁骨上肿物，无其他食管癌症状，外院左锁骨上肿物穿刺提示鳞癌，胃镜示病变位于距门齿29cm处，病理提示高级别鳞状上皮内瘤变，但组织破碎。建议重新复查食管镜并取活检明确病理，为进一步明确病变范围、淋巴结情况及有无放化疗禁忌证，建议行超声内镜、钡餐检查及强化CT检查。

主任医师：从患者目前的各项影像学及病理诊断结果来看，胸中段食管鳞癌的临床诊断成立。但是仍需要进一步检查明确患者T、N、M分期，超声内镜不但在食管癌分期方面有重要价值，而且对于拟行放疗者确定放疗靶区方面有特殊的地位，应常规给予超声内镜检查。另外，食管钡餐在确定病变大体类型、长度及发现恶性溃疡方面作用明显。因该患者为胸中段食管癌伴有锁骨上区淋巴转移，手术无法根治性切除，且该患者年纪较大，伴发基础疾病较多,无法耐受手术,因此放化疗为首选。建议进一步完善相关检查后再制订下一步治疗方案。

（二）第二次查房

住院医师：患者症状、体征无变化。入院后胸部 CT 示（病例 6 图 1）：食管癌、左颈部及左侧锁骨上淋巴结转移；纵隔稍大淋巴结；颅脑扫描未见异常。食管超声：食管肿物（侵达浆膜层，性质待病理及细胞学），胃底黏膜隆起糜烂僵硬感（性质待病理），胃体小弯侧上段隆起凹陷样改变（性质待病理），非萎缩性胃炎伴隆起、糜烂。食管镜刷检细胞学：查到癌细胞（考虑鳞癌，细胞体积小，请结合组织学）。食管镜活检病理：（食管活检）鳞状细胞癌。（胃底及胃体上段活检）慢性萎缩性胃炎伴肠上皮化生。骨扫描示右侧第 6 前肋，右侧坐骨呈放射性异常浓集灶，余无明显异常。

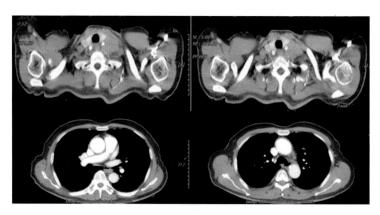

病例 6 图 1　治疗前胸部 CT

主治医师：患者超声内镜示胸中段食管癌，诊断明确。骨扫描提示第 6 肋骨及右侧坐骨代谢异常，但患者无明显骨痛等不适，因患者曾行心脏支架植入，不宜行 MRI 检查以明确有无骨转移，建议暂观察，定期复查骨扫描。因 AJCC/UICC 2009 年第七版仅有病理分期，不适合放疗科，故仍采用 AJCC/UICC 2002 年第六版进行分期，明确分期为胸中段食管鳞癌并左颈部、左锁骨上淋巴结转移（$cT_3N_1M_{1a}$，Ⅳa 期）。根据分期，考虑可行放化疗，但需考虑患者伴随疾病，恐无法耐受同步放化疗，建议行序贯放化疗。

主任医师：同意上述诊疗分析和建议。需要注意的是，该患者年纪较大，合并基础疾病较多，建议暂先行单纯放疗，以食管原发肿瘤、转移淋巴结及部分高危淋巴引流区为靶区，拟行 IMRT，2.0Gy/ 次，1 次 / 天，5 次 / 周，计划 60Gy/30 次。与患者及其家属沟通病情及放化疗必要性、可能的并发症，征得其理解，并签署知情同意书。放化疗期间密切观察不良反应，定期监测血压、血常规、血糖、肝肾功能，及时对症处理，放疗剂量达 40Gy/20 次时复位，评估疗效。

三、治疗经过

2016 年 3 月 4 日开始行精确放疗，靶区：CTV 为食管原发肿瘤及上下 3cm、前后左右各 0.5cm 及 102L、104L、105L、106L、107L、108L、110L 组淋巴引流区，CTV 边界外放 0.6cm 为

PTV，行 IMRT，2.0Gy/ 次，第一阶段计划 20 次（病例 6 图 3）。以总量 60Gy 评价计划，危及器官受量为：脊髓最大受量 4576cGy，心脏平均受量 2144cGy，左肺平均受量 1146cGy，V20 = 23%。2016 年 4 月 8 日大孔径 CT 复位，疗效评价为 SD。复位后，重新勾画靶区：CTV 为食管原发肿瘤及上下 3cm、前后左右各 0.5cm 及 102L、104L、105L、106L，CTV 边界外放 0.6cm 为 PTV，行第二阶段 IMRT（病例 6 图 4），2.0Gy/ 次，计划 10 次，95% 等剂量线为处方剂量包绕 PTV。以总量 60.0Gy 评价计划，危及器官受量：心脏平均受量 1285.3cGy，左肺平均受量 1117.5cGy，右肺平均受量 939.8cGy，双肺平均受量 1030.1cGy，V20 = 11%。肝脏平均受量 12.2cGy，脊髓最大点 3050.9cGy。2016 年 4 月 21 日放疗结束。放疗期间放射性食管炎Ⅱ度，胃肠道反应Ⅱ度，骨髓抑制 0 度，对症治疗后均好转。

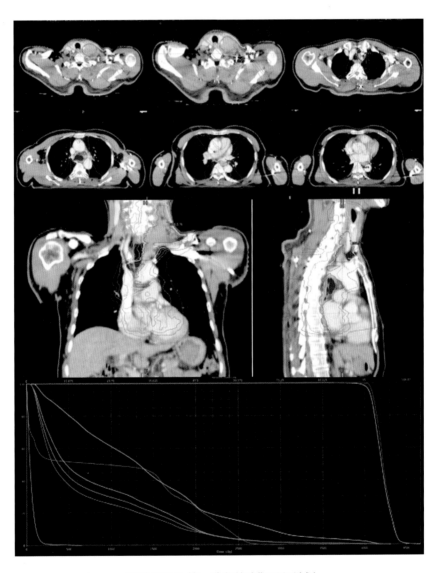

病例 6 图 2　第一阶段放疗靶区与计划

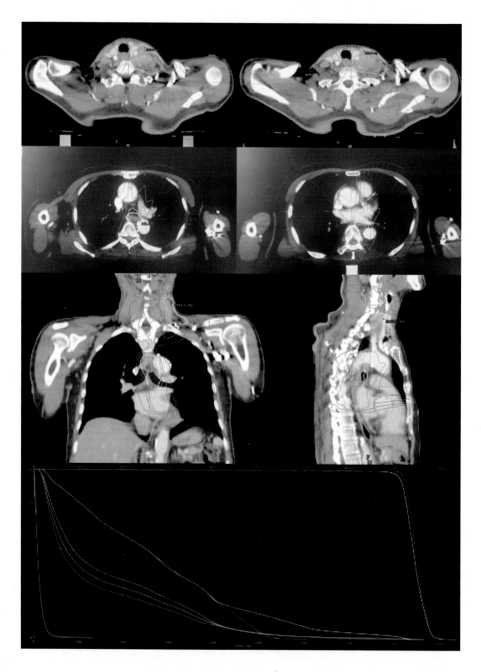

病例 6 图 3 第二阶段放疗靶区与计划

四、诊疗结局及随访

放疗后复查钡餐示（病例 6 图 5）：食管癌治疗后，病变消失。复查 CT 示（病例 6 图 6）：食管癌治疗后，较前（2016 年 2 月 24 日）好转；左侧锁骨上及左颈后三角区淋巴结转移治疗后，较前缩小；纵隔小或稍大淋巴结，部分略缩小，部分变化不著。疗效评价 SD。于 2016 年 5

月29日、2016年6月9日、2016年7月1日、2016年7月26日行替吉奥50mg，2次/天，d1~14＋奈达铂120mg d1化疗4个周期，过程顺利，期间胃肠反应Ⅰ度，骨髓抑制Ⅰ度。期间复查CT，疗效评价SD。

随访：2016年11月9日复查CT示：①结合临床，食管癌治疗后，较前（2016年9月9日）基本变化不著；②左侧锁骨上及左颈后三角区淋巴结转移治疗后，较前好转；③纵隔小或稍大淋巴结，变化不著；④右侧部分肋骨密度稍高，变化不著；⑤颅脑及上腹部扫描未见明显异常。
X线检查：结合临床，食管癌治疗后，病变消失。

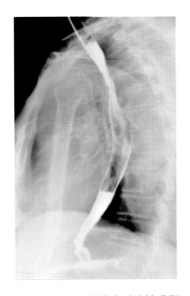

病例6图4　放疗结束时食管造影

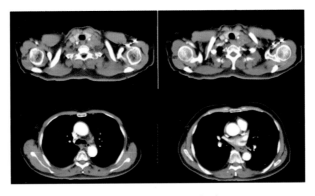

病例6图5　放疗结束后复查CT

五、主要治疗经验

1. 患者入院后完善各项检查，结合食管造影、超声内镜等多种技术手段确定食管癌病变位置及病变长度，如果有条件的话，可用钛夹标记肿瘤上下范围。

2. 患者骨扫描提示骨代谢异常,但无骨痛症状,无法行 MRI 进一步检查,可密切随访,暂不行激进治疗。

3. 对于年纪较大或不耐受同步放化疗的患者,可单纯放疗,或序贯放化疗,不能勉强进行同步放化疗。

4. 该患者年纪较大,合并基础疾病较多,单纯放疗第一程为选 ENI,第二程改为 IFI。

5. 治疗过程中密切监测患者放化疗不良反应,及时对症处理。全部治疗结束后,需定期随诊。

(丁秀平)

病例 7 胸中段食管鳞癌同步放化疗

一、病历摘要

患者男性,67 岁,汉族,因"进食梗阻感 4 个月余"于 2017 年 4 月 28 日入院。

病史:患者 4 个月余前无明显诱因出现进食阻挡感,以进食质硬固体食物为著,无胸骨后疼痛,无反酸、烧心,2017 年 4 月 27 日于当地医院行胃镜检查示:距门齿 28~33cm 见菜花状隆起病变,取活检 3 块,贲门开闭好,黏膜正常。胃底正常,胃体黏液池清,胃角弧形,胃窦麻疹样变,以红为主,幽门圆形,开闭正常,病理结果未归。为求进一步诊治门诊以"食管癌?"收入院。患者自发病以来,精神、睡眠可,大小便正常,体重无明显减轻。2000 年行甲状腺囊肿切除术。高血压病史 4 年,服用吲达帕胺治疗,血压控制可。糖尿病史 4 年,血糖控制可,无冠心病、高血脂病史,否认传染病史。否认外伤史、药物过敏史。否认肿瘤家族病史。

入院查体:T:36.4℃,P:88 次 / 分,R:21 次 / 分,BP:134/89mmHg,BS:1.75m^2,KPS:90 分,NRS:0 分。老年男性,营养中等,神志清,精神好。全身浅表淋巴结未触及肿大。头颅及五官无异常。颈前可见陈旧性手术瘢痕,颈软,无抵抗。两肺呼吸音清,未闻及干湿性啰音或异常呼吸音。心率 88 次 / 分,心律齐,心音有力,未闻及病理性杂音。全腹无压痛及反跳痛,未扪及明显包块。肝脾肋下未触及。脊柱、四肢无畸形,活动自如。神经系统无异常。

辅助检查:2017 年 4 月 27 日胃镜:距门齿 28~33cm 见菜花状隆起病变,取活检 3 块。

入院诊断:

1. 胸中段食管癌?(病理及分期待定)。

2. 甲状腺囊肿切除术后。

3. 高血压病(2 级,高危)。

4. 2 型糖尿病。

二、查房记录

(一) 第一次查房

住院医师：患者老年男性，既往高血压病、糖尿病、甲状腺囊肿切除术史。4 个月余前出现进食梗阻感，进行性加重，2017 年 4 月 27 日胃镜检查发现"距门齿 28~33cm 见菜花状隆起病变"。活检病理后证实为食管鳞癌。入院后 B 超示：肝囊肿；双锁骨上肿大淋巴结。CT 检查示（病例 7 图 1）：胸中段食管管壁增厚，管腔狭窄，周围脂肪间隙模糊，明显强化，长约 5.5cm。右锁上、纵隔示多发增大淋巴结，大者短径约 1.5cm。甲状腺左侧叶阙如，右侧叶内示低密度灶。肝实质内示囊性密度灶。腹腔及腹膜后未见明显增大淋巴结。查体未见明显阳性体征。

主治医师：该患者主因进食阻挡感入院，无其他食管癌症状，外院胃镜检查提示病变位于距门齿 28~33cm 处，病理示食管鳞癌。CT 提示胸中段食管癌，右锁骨上、纵隔淋巴结肿大。结合目前检查暂定分期为 cT3N1Mx，因 AJCC/UICC 2009 年第七版仅有病理分期，不适合放疗科，故仍采用 AJCC/UICC 2002 年第六版进行分期。为进一步明确病变范围、远处转移情况及有无放化疗禁忌证，建议行钡餐及骨扫描检查。

主任医师：同意上述分析和诊查建议。食管钡餐在确定病变大体类型、长度及发现恶性溃疡方面作用明显。MRI 也可以用于探索性研究，其在靶区勾画及疗效预测方面的价值有待进一步研究。因该患者为胸中段食管癌，右侧锁骨上及纵隔淋巴结转移，手术无法根治性切除，放化疗为首选。进一步完善相关检查后，如无放化疗禁忌证，建议行同步放化疗。

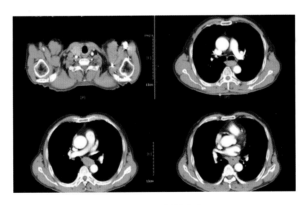

病例 7 图 1　治疗前胸部 CT

(二) 第二次查房

住院医师：患者症状、体征同前。入院后食管钡餐示（病例 7 图 2）：胸中段食管（平 T_{7-8} 范围）示长约 6cm 的管腔不规则狭窄及充盈缺损，狭窄横径宽约 1.5cm，该区黏膜中断，蠕动消失，造影剂通过缓慢。骨扫描结果：全身诸骨未见异常代谢。患者已行 CT 检查，拒绝行胸部 MRI 检查。

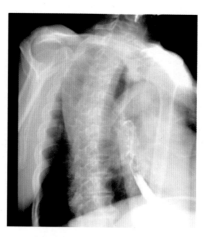

病例7图2 治疗前食管造影

主治医师：结合患者检查结果，目前诊断：胸中段食管癌并锁骨上、纵隔淋巴结转移（$cT_3N_1M_{1a}$，Ⅳa期）。根据第一次查房布置情况，各项工作均已就绪，与患者及其家属沟通病情及放化疗必要性、可能的并发症，患者及家属表示理解，并签署知情同意书。

主任医师：老年男性患者，目前诊断及临床分期明确。该患者虽年纪较大，但一般情况好，可以耐受同步放化疗。具体化疗方案为：替吉奥60mg，2次/天，d1~14 + 顺铂40mg，d1~3。放疗以食管原发肿瘤以及高危淋巴引流区为靶区，拟行IMRT，1.8Gy/次，1次/天，5次/周，计划59.4Gy/33次。放化疗期间密切监测血常规、肝肾功能，及时对症处理。放疗剂量达41.4Gy/23次时复位，评估疗效。

三、治疗经过

2017年5月11日开始行同步放化疗，具体化疗方案同上。放疗靶区（病例7图3）：CTV食管原发肿瘤及上下3cm，食管原发肿瘤及上下3cm、前后左右各0.5cm及104R、部分105、部分106、107、108、110、腹部1、2、3、7组淋巴引流区，CTV边界外放0.6cm形成PTV，行IMRT，1.8Gy/次，计划23次。危及器官受量为（按总剂量59.4Gy评估计划）：左肺平均剂量1662cGy，V20 = 29%；右肺平均剂量1458cGy，V20 = 25%；双肺平均剂量1549cGy，V20 = 27%；脊髓最大剂量3858cGy；心脏平均剂量3078cGy，V30 = 40%。2017年6月10日患者行第2周期同步全身化疗。2017年6月14日行大孔径CT复位，疗效评价为PR，食管钡餐检查示：食管癌治疗后病变基本消失。复位后，重新勾画靶区：食管原发肿瘤及上下3cm、前后左右各0.5cm及104R、部分105、部分106、108、110组淋巴引流区，重新制订计划行第二阶段IMRT（病例7图4），1.8Gy/次，计划10次，按总剂量60Gy评估计划，危及受量：左肺平均剂量1596cGy，左肺V20 = 23%；右肺平均剂量1312cGy，V20 = 20%，双肺平均剂量1460cGy，V20 = 21%；脊髓最大剂量3514.0cGy；心脏平均剂量3903cGy，V30 = 39%。2017年6月27日放化疗结束。同步放化疗期间放射性食管炎Ⅱ度，胃肠道反应Ⅱ度，2017年5月26日、2017年6月7日出现Ⅱ度白细胞抑制，2017年5月29

日、2017 年 6 月 4 日出现Ⅲ度血小板抑制，予升白、升血小板处理后恢复正常。

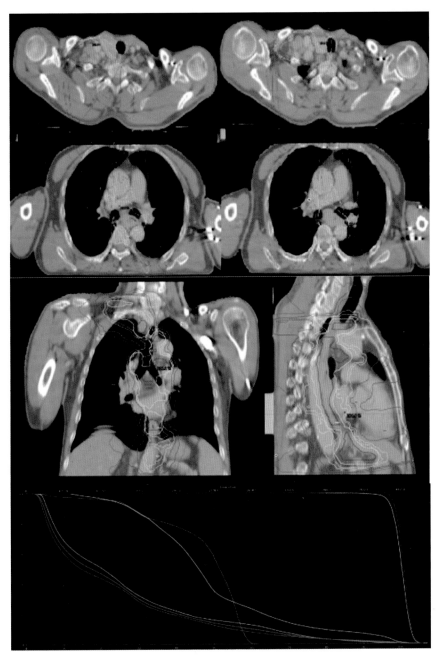

病例 7 图 3 第一阶段放疗靶区与计划

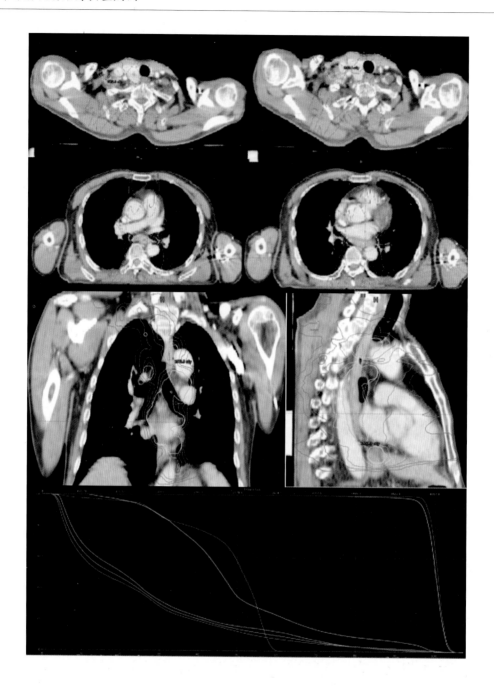

病例 7 图 4 第二阶段放疗靶区与计划

四、诊疗结局及随访

同步放化疗后 2018 年 8 月 1 日复查钡餐示（病例 7 图 5）：结合临床，食管癌治疗后，局部扩张受限。复查胸上腹部 CT（病例 7 图 6）：①胸中段食管癌并右锁上、纵隔淋巴结转移均较前好转；②甲状腺左侧叶阙如，请结合临床；右侧叶低密度灶，观察；③肝囊肿。

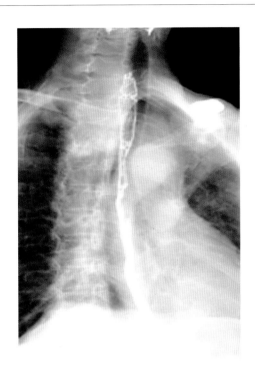

病例 7 图 5 治疗后食管造影

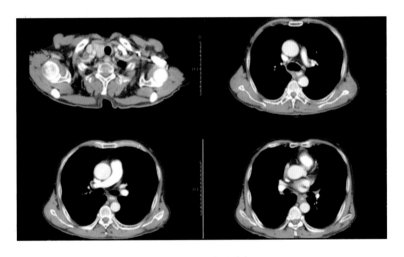

病例 7 图 6 治疗后胸部 CT

五、主要治疗经验

1. 该患者为局部晚期食管鳞癌,虽年龄偏大,但一般情况好,因此选择了同步放化疗方案。

2. 替吉奥联合顺铂的化疗方案在食管鳞癌患者中可安全、有效地使用,患者耐受性尚可。

3. 该患者为 ENI,即原发肿瘤及高危淋巴引流区。

4. 治疗过程中密切监测患者放化疗不良反应，及时对症处理。全部治疗结束后，需定期随诊。

（丁秀平）

病例 8　胸下段食管癌同步放化疗

一、病历摘要

患者男性，79 岁，因"进食梗阻感 3 个月余"于 2016 年 4 月 11 日入院。

病史：患者于 2016 年 1 月无明显诱因出现进食梗阻感，偶有进食烧灼感，能进半流质食物，进食后偶感胸闷。2016 年 4 月 9 日就诊于某县人民医院，食管钡餐示：食管下段偏心性狭窄，黏膜破坏、中断，与周围分界截然，范围约 6cm，扩张受限，食管壁僵硬，蠕动差；胃黏膜粗糙，迂曲。诊断：食管癌；胃炎。为进一步确诊及治疗就诊于山东省肿瘤医院。既往无冠心病、无高血压、无糖尿病史。否认传染病史。否认外伤史，无手术史，无输血史。无药物过敏史。饮酒 40 余年，每日约 500g，吸烟 40 余年，每日约 30 支。否认家族性遗传性病史及肿瘤相关病史。

入院查体：T：36.4℃，P：80 次 / 分，R：20 次 / 分，BP：140/88mmHg，H：168cm，W：76Kg，BS：1.82m^2，KPS：80 分，NRS2002：1 分，NRS：0 分。老年男性，营养中等，神志清醒，精神好。全身浅表淋巴结未触及肿大。头颅及五官正常。颈软，无抵抗。双侧呼吸音清，无异常呼吸音，未闻及干湿性啰音。心率 80 次 / 分，心律齐，心音有力，无病理性杂音。全腹无压痛及反跳痛，肝脾肋下未触及。四肢及神经系统无异常。

辅助检查：食管造影示：食管下段偏心性狭窄，黏膜破坏、中断，与周围分界截然，范围约 6cm，扩张受限，食管壁僵硬，蠕动差；胃黏膜粗强，迂曲。诊断：食管癌；胃炎。

入院诊断：

1. 胸下段食管占位。
2. 胃炎。

二、查房记录

（一）第一次查房

住院医师：患者老年男性，因"进食梗阻感 3 个月余"入院。患者 2016 年 1 月无明显诱因出现进食梗阻感，偶有进食烧灼感，无恶心、呕吐，无声音嘶哑，无饮水呛咳。2016 年 4 月 9 日就诊于某县人民医院，食管钡餐示下段食管癌。查体未见明显阳性体征。入院后查血清肿瘤标志物：CEA、Cyfra21-1、CA19-9 均高于正常，NSE 正常；血常规、肝肾功、电解质、血凝等未见明显异常。

　　主治医师：该患者主因进食梗阻感入院，无其他食管癌症状，外院食管钡餐检查（病例8图1）示食管下段癌。为明确诊断建议行食管镜、病理活检及相关影像学检查。

　　主任医师：患者目前仅有食管钡餐结果，如果要诊断食管癌，还需要进一步完善检查，如食管镜、加强CT或磁共振等，明确病理诊断和TNM分期。超声内镜在食管癌T、N分期及确定放疗靶区方面有其独特的重要价值，应尽量建议患者做。规劝患者戒酒。

　　（二）第二次查房

　　住院医师：患者症状、体征同前。胸部＋上腹部加强CT（病例8图2）：①食管癌并纵隔淋巴结转移；②腹腔内稍大淋巴结；③右肺纤维灶；双肺气肿并局部肺大疱形成；④左侧肾上腺饱满。胃镜：食道中下段距门齿32~38cm处黏膜僵硬，右侧壁见不规则溃疡隆起型新生物突出，质脆，触之易出血，表面覆盖污秽物，进镜困难，新生物处活检5块，刷细胞学送病检。细胞学查到癌细胞。病理示：（食管活检）中分化鳞状细胞癌。患者拒绝行超声内镜检查。综合上述信息初步诊断：胸下段食管鳞癌（$cT_3N_2M_0$，ⅢB期 UICC 第6版）。

　　主治医师：根据患者的症状、食管钡餐片、CT及食管镜和病理学检查，胸下段食管鳞癌诊断成立，临床分期为$T_3N_2M_0$ⅢB期。患者CT示：腹腔稍大淋巴结、左侧肾上腺饱满，暂不考虑与肿瘤有关，继续密切观察。患者有双肺气肿及局部肺大疱形成，但目前一般情况良好，各脏器功能正常，无放疗禁忌证，建议首选放化同步治疗，放疗期间注意控制双肺照射剂量和体积，减低肺损伤发生。

　　主任医师：同意上述诊断及治疗建议。患者一般情况尚可，可以耐受同步放化疗。与患者及家属沟通，充分交代病情及放化疗可能并发症，安排同步放化疗，具体化疗方案为：氟尿嘧啶3.5g civ 72h ＋顺铂40mg，d1~3，q21d，以食管原发肿瘤、转移淋巴结区及高危淋巴结引流区为靶区，行精确放疗，2Gy/次，每周5次，暂定20次，后调整放疗计划，靶区不再包括高危淋巴结引流区，剂量分割同前。放化疗期间密切观察放化疗不良反应，定期监测血常规、肝肾功能，及时对症处理。

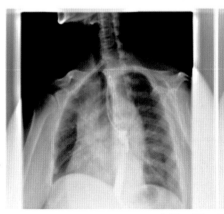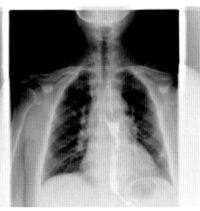

病例8图1　治疗前钡餐

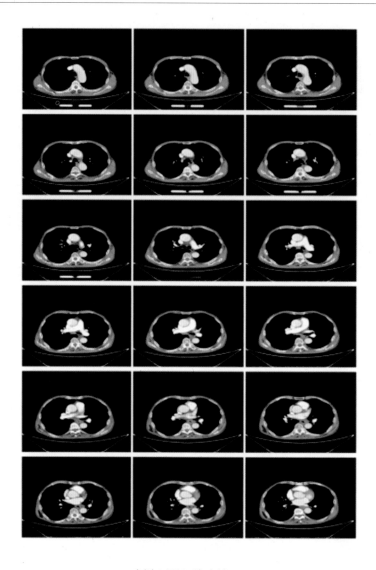

病例 8 图 2 治疗前 CT

三、治疗经过

向患者及家属充分交代病情及放化疗可能的并发症，取得理解，并签署知情同意书。于 2016 年 4 月 17 日开始行同步放化疗，化疗方案为氟尿嘧啶 + 顺铂，以食管原发肿瘤、转移淋巴结区及高危淋巴结引流区（107、108、110、腹部 1、2、3、7 组）为靶区，行 IMRT（病例 8 图 3），常规分割，2Gy/ 次，计划 20 次，按总量 50Gy 评价，危及器官受量为：脊髓最大受量为 4473cGy，左肺、右肺、双肺平均受量分别为 1334Gy、1179cGy、1247cGy，V20 分别为 10%、6.6%、8.2%。2016 年 5 月 13 日大孔径 CT 复位，评价疗效为 PR，考虑老年男性，长期吸烟史，既往肺大疱多而广，肺质量较差，病变以食管原发病灶及转移淋巴结为靶区，行二阶段精确放疗（病例 8 图 4），2Gy/ 次，计划 5 次。2016 年 5 月 18 日放化疗结束。

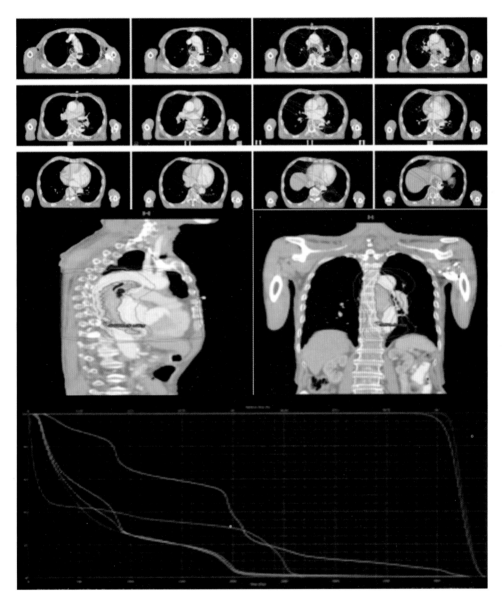

病例 8 图 3 一阶段放疗靶区与计划

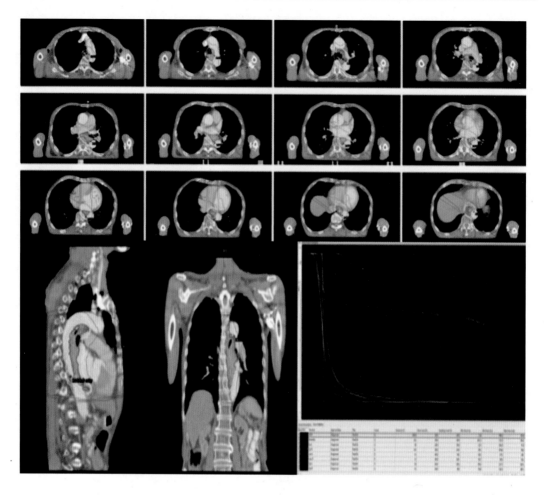

病例 8 图 4 二阶段放疗靶区与计划

四、诊疗结局及随访

患者放疗结束后未诉明显不适，进食梗阻较入院好转，无吞咽疼痛，无饮水呛咳，无恶心、呕吐。2016 年 6 月 7 日行 CT 示：食管癌并纵隔淋巴结转移治疗后，较前（2016 年 4 月 12 日）示好转。（病例 8 图 5）食管造影示：胸下段食管示长约 3cm 管腔不规则狭窄及充盈缺损，狭窄横径宽约 0.5cm，该区黏膜中断，蠕动消失，造影剂通过缓慢。（病例 8 图 6）。

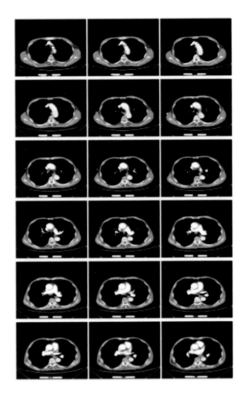

病例 8 图 5 治疗后 CT

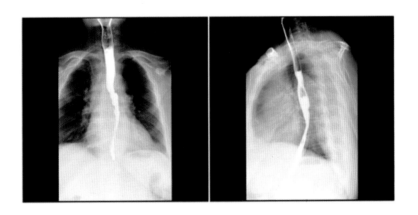

病例 8 图 6 治疗后食管造影

随访:2016年8月8日复查CT示:①结合临床,食管癌并纵隔淋巴结转移治疗后,较前(2016年6月6日)示好转;②腹膜后稍大淋巴结,较前变化不著;③双肺纤维灶及双肺气肿并局部肺大疱,较前变化不著;另双肺少许炎症,较前进展;左肺小结节,变化不著,建议观察(病例8图7)。2016年9月19日复查CT示:①食管癌并纵隔淋巴结转移治疗后,较前(2016年8月8日)略好转;②腹膜后稍大淋巴结,较前变化不著;③双肺纤维灶及双肺气肿并局部肺大疱，较前变化不著；另双肺少许炎症，较前进展；左肺小结节，变化不著，建议观察"（病例8图8）。

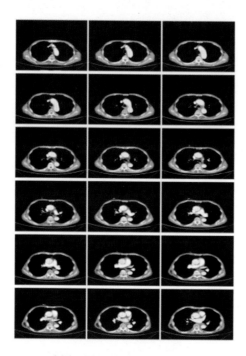

病例8图7 治疗后2个月CT

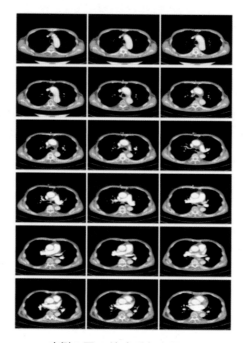

病例8图8 治疗后4个月CT

五、主要治疗经验

1. 患者入院后需完善各项检查，根据纤维胃镜确定病理诊断，强化 CT 确定原发灶（T）、淋巴结（N）、扫描野内的远处器官转移（M）情况。超声内镜在食管癌分期方面有重要价值，尤其是拟行放疗者确定 T、N 分期及靶区有特殊的地位，应常规进行。该患者拒绝行超声内镜，故不能特别明确 T 分期以及不能用钛夹标记肿瘤上下范围。如果经济条件允许，PET/CT 亦可完善。钡餐检查在食管癌患者中必不可少，其在观察食管溃疡方面有独特优势。

2. 该患者老年男性（79 岁），长期吸烟史，既往肺大疱多而广，肺质量较差，无法耐受手术治疗，但身体一般情况好，经评估能耐受放化联合治疗，为更好的控制肿瘤，减少放射损伤，可选用同步放化疗。

3. 放疗计划应结合患者具体情况个性化制订，需特别注意控制双肺照射剂量和体积，减低肺损伤发生。胸下段食管鳞癌放疗应包括食管原发病灶、转移淋巴结及高危淋巴结引流区，其中高危淋巴引流区应包括 107、108、110，腹部 1、2、3、7 组。

4. 同步化疗方案可选择 PF 或者 TP 方案，顺铂＋替吉奥亦为一线化疗方案，患者大多可耐受。

（孔玲玲）

病例 9　胸下段食管鳞癌同步放化疗

一、病历摘要

患者男性，64 岁，汉族，山东泰安人，因"进行性吞咽困难伴疼痛 1 个月余"于 2017 年 1 月 16 日入院。

病史：患者于 1 个月余前出现进食阻挡感，进行性加重，于 2017 年 1 月 11 日于 ×× 医院胃镜检查示：食管距门齿 29~35cm 处见不规则溃疡，苔污秽，边缘不规则隆起。刷检细胞学查见癌细胞。病理示：（食管 29~35cm）鳞状细胞癌。B 超：双侧颈部及双侧锁骨上窝未见明显异常。胸腹部平扫 CT：①双肺慢性支气管炎；②符合食管癌并局部及网膜囊区淋巴结转移 CT 表现；③上腹部平扫未见明显异常。为进一步治疗就诊于山东省肿瘤医院。自发病以来，饮食可，大小便正常，体重无明显变化。既往无高血压病、冠心病、糖尿病史，否认传染病史。否认外伤史，无手术史，无输血史。无药物过敏史。否认肿瘤家族史。

入院查体：T：36.7℃，P：72 次 / 分，R：19 次 / 分，BP：99/64mmHg，H：170cm，W：69.5Kg，BS：1.80m^2，KPS：80 分，NRS：1 分。老年男性，营养中等，神志清醒，精神好。自主体位，查体合作。全身浅表淋巴结未触及肿大。头颅及五官正常。颈软，气管居中。两肺呼吸音稍低，无异常呼吸音，未闻及干湿性啰音。心率 72 次 / 分，心律齐，心音有力，未闻及病理性杂音。全腹无压痛及反跳痛，未扪及明显包块。肝脾肋下未触及。四肢及神经系统无异常。

辅助检查：

2017年1月11日胃镜：食管距门齿29~35cm处见不规则溃疡，苔污秽，边缘不规则隆起。胃镜诊断：食管癌？病理诊断：（食管29~35cm）鳞癌。

2017年1月12日B超：双侧颈部及双侧锁骨上窝未见明显异常。

2017年1月13日胸腹部平扫CT：①双肺慢性支气管炎；②符合食管癌并局部及网膜囊区淋巴结转移CT表现；③上腹部平扫未见明显异常。

入院诊断：

1. 胸下段食管鳞癌（cT$_3$N$_1$M$_{1a}$，Ⅳa期，AJCC/UICC 2002年第六版）。
2. 浅表性胃炎。
3. 慢性支气管炎。

二、查房记录

（一）第一次查房

住院医师： 患者老年男性，既往身体健康。1个多月前出现进食阻挡感，进行性加重，当地医院胃镜检查示：食管距门齿29~35cm处见不规则溃疡，活检病理示食管鳞癌。B超未发现双侧颈部及双侧锁骨上窝转移淋巴结。胸腹部平扫CT示：符合食管癌并局部及网膜囊区淋巴结转移CT表现。查体未见明显阳性体征。入院后血常规基本正常，肿瘤标志物Cyfra21-1、癌胚抗原均正常。

主治医师： 该患者从目前检查来看，临床初步诊断为胸下段食管鳞癌cT$_3$N$_1$M$_{1a}$，Ⅳa期，因AJCC/UICC 2009年第七版仅有病理分期，不适合放疗科，故仍采用AJCC/UICC 2002年第六版进行分期。为进一步明确病变范围、淋巴结或远处转移情况及有无放化疗禁忌证，建议行胸腹部强化CT检查、钡餐检查。

主任医师： 从患者目前的各项影像学及病理诊断结果来看，胸下段食管鳞癌的诊断是成立的。但仍需要进一步检查，食管钡餐在确定病变大体类型、长度及发现恶性溃疡方面作用明显，MRI也可以用于探索性研究，其在靶区勾画及疗效预测方面的价值有待进一步研究。患者为胸下段食管癌，病变较长，年纪较大，患者及家属拒绝手术治疗，故放化疗为首选。进一步完善相关检查，排除放化疗禁忌证后开始治疗。

（二）第二次查房

住院医师： 患者症状、体征同前。我院2017年1月16日胸上腹部CT（病例9图1）：胸中下段食管壁不均匀性增厚，管腔不规则狭窄，内膜面凹凸不平，外膜面模糊，周围脂肪间隙密度增高，增强后呈中等不均匀强化。纵隔及腹腔见大者短径约0.9cm肿大或稍大淋巴结。影像学意见：结合临床，食管癌；纵隔淋巴结肿大，考虑转移；腹腔淋巴结稍大，转移不除外。食管X线造影检查（病例9图2）：胸中下段食管（平T$_{7~9}$范围）示长约8.0cm的管腔不规则狭窄及充盈缺损，狭窄横径宽约 1.0cm，该区黏膜中断，蠕动消失，造影剂通过缓慢。

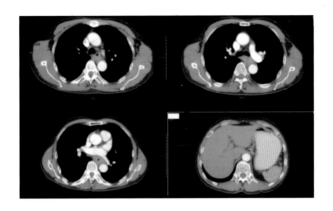

病例 9 图 1　治疗前胸部 CT

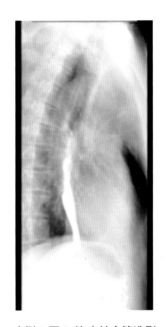

病例 9 图 2　治疗前食管造影

主治医师：结合上述检查结果，目前患者诊断考虑为胸下段食管癌并纵隔、腹腔淋巴结转移（$cT_3N_1M_{1a}$，Ⅳa 期，AJCC/UICC 2002）。根据第一次查房布置情况，各项工作均已就绪，向患者及家属充分交代病情及化放疗的必要性、并发症，其表示理解，同意行序贯化放疗，已签署知情同意书。

主任医师：同意上述诊疗意见。化疗方案建议采用多西他赛＋顺铂。放疗靶区：食管病变及转移淋巴结所在的纵隔、上腹部淋巴引流区，常规分割至 60Gy。放化疗期间密切观察放化疗不良反应，定期监测血常规、肝肾功能，及时对症处理。

三、治疗经过

2017 年 1 月 18 日开始行全身化疗，具体化疗方案为：多西他赛 120mg d1 + 顺铂 40mg d1~3。2017 年 2 月 8 日行第 2 周期。2017 年 2 月 15 日 PET–CT 检查示：食管癌治疗后，胸中下段食管癌伴 FDG 高代谢；纵隔及腹腔淋巴结肿大，部分伴 FDG 轻度代谢，考虑转移。考虑到病变范围长，累及纵隔及腹腔，若即行放疗，预期不良反应较明显，恐不能耐受同步化疗，建议再原方案化疗 1 周期后序贯放疗。2017 年 3 月 1 日行第 3 周期化疗。

2017 年 3 月 9 日开始行精确放疗，具体靶区勾画（病例 9 图 3、病例 9 图 4）：GTVp 为胸下段食管病灶，纵向外扩 3.0cm、四周外扩 0.5cm 为 CTVp，再各方向均匀外放 0.5cm 为 PTVp；纵隔及网膜囊区转移淋巴结为 GTVn，均匀外扩 0.5cm 为 CTVn，再各方向均匀外扩 0.5cm 为 PTVn，各 CTV 遇有解剖屏障时适当调整，PTV 不再调整。处方剂量均为 2.0Gy/ 次，暂计划 25 次。以总量 60Gy 评价，危及器官受量为：左肺、右肺、双肺的平均剂量分别为 1498cGy、906.0cGy、1161.0cGy，V20 分别为 32%、9%、19%，脊髓最大剂量 3790cGy，心脏平均剂量 2561cGy。2017 年 3 月 30 日大孔径 CT 复位，原发灶较前略缩小，纵隔淋巴结较前明显缩小，继续放疗。2017 年 4 月 14 日食管钡餐（病例 9 图 5）：胸段食管（平 $T_{7~8}$ 范围）示长约 6.0cm 管腔狭窄及充盈缺损，该区黏膜中断，蠕动消失，造影剂通过缓慢，影像学意见：食管癌治疗后较前明显好转。2017 年 4 月 17 日放疗结束出院。放化疗期间放射性食管炎 I 度，胃肠道反应 II 度，骨髓抑制 I 度，对症治疗后均好转。

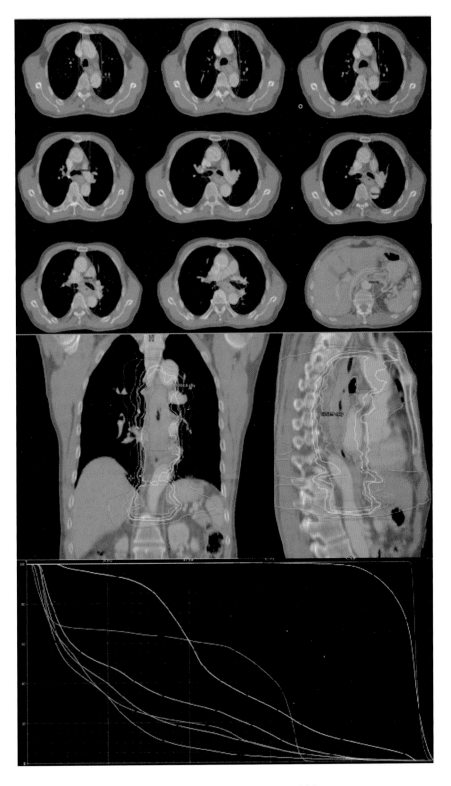

病例 9 图 3 一阶段放疗靶区与计划

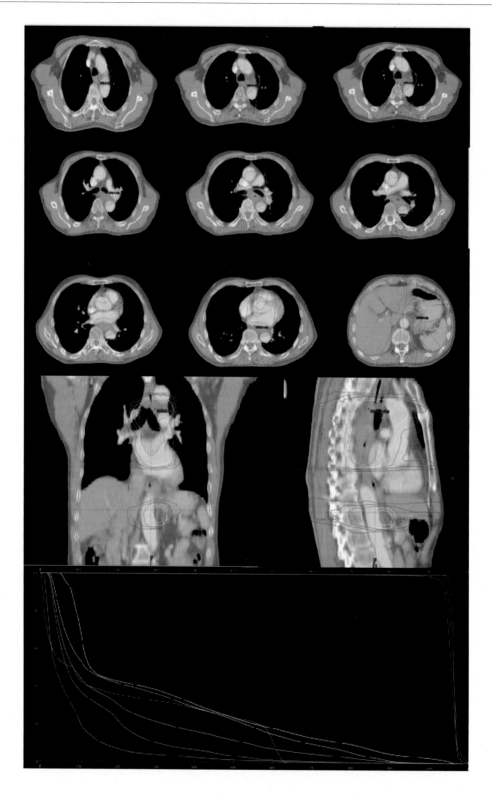

病例 9 图 4 第二阶段放疗靶区与计划

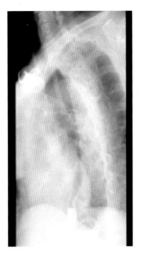

病例 9 图 5 放疗期间食管造影

四、诊疗结局及随访

放疗结束后于 2017 年 05 月 29 日复查钡餐示（病例 9 图 6）:食管癌治疗后病变基本消失。胸部及上腹部 CT 示（病例 9 图 7）:胸中下段食管壁不均匀性增厚，管腔不规则狭窄，内膜面凹凸不平，外膜面模糊，周围脂肪间隙密度增高，增强后呈中等不均匀强化。纵隔、肺门及腹腔见大者短径约 0.9cm 淋巴结。双肺见斑片影、条索影。影像学意见：①结合临床，食管癌，较前 2017 年 1 月 16 日好转；纵隔淋巴结肿大，考虑转移，基本变化不著；腹腔淋巴结稍大，转移不除外，较前缩小；②双肺炎症。复查考虑患者放疗后出现双肺炎症，考虑间质性肺炎可能性较大，痰培养未查到致病菌，给予头孢曲松 4g，一天一次，抗感染治疗，甲强龙 80mg，12 小时 / 次，治疗 3 天，40mg，12 小时 / 次，治疗 10 天，20mg 12 小时 / 次，治疗 7 天，同时给予祛痰、平喘、抑制胃酸、提高免疫力等治疗，复查 CT 示炎症好转。

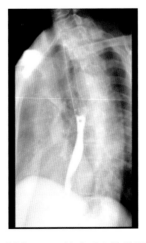

病例 9 图 6 放疗后食管造影

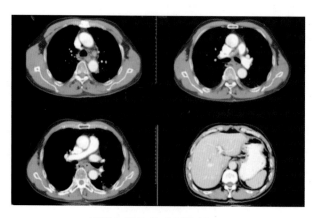

病例 9 图 7 治疗后胸部 CT

随访：2017 年 07 月 18 日胸部及上腹部 CT（病例 9 图 8）：①结合临床，食管癌，较前 2017 年 05 月 29 日好转；纵隔淋巴结肿大，考虑转移，基本变化不著；②双肺炎症，较前好转。

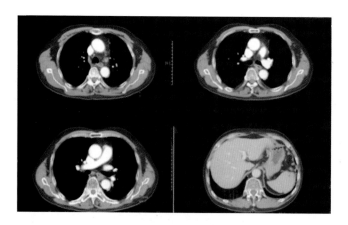

病例 9 图 8 治疗后随访胸部 CT

五、主要治疗经验

1. 患者入院后完善各项检查，结合食管造影、内镜等多种技术手段确定食管癌病变位置及病变长度，除了先进的 PET/CT、DWI-MRI 等技术外，更应该重视食管超声内镜和钡餐的价值，如果有条件的话，可以使用钛夹来标记肿瘤上下范围。

2. 一旦发现放射性肺炎，应立即使用肾上腺皮质激素控制炎症。急性期可用泼尼松，症状消失后逐渐减量，疗程视病情而定，一般不少于 6 周。伴细菌感染时，需选用有效抗生素。吸氧、止咳、解痉平喘等对症及支持治疗也很重要。

3. 应用预防野照射的放射治疗是食管癌患者的常用治疗手段，但是不能回避的是它带来的相对较严重的放射治疗相关毒性。该患者放疗靶区为累及野（IFI），IFI 能缩小放射野的体积，从而降低放射治疗的相关毒性。研究表明野内复发和远处转移是治疗失败的主要原因，局部晚期食管癌患者行 IFI 放疗是安全的。相比预防野照射，IFI 并不会降低总生存时间或局部区域淋巴结控制，且区域淋巴结的失败并不会影响总生存时间，针对孤立性区域淋巴失败给予挽救性治疗也能使生存获益。IFI 相关毒性显著降低，患者更容易耐受。

4. 治疗过程中密切监测患者放化疗不良反应，及时对症处理。全部治疗结束后，需定期随诊。

六、局部晚期食管癌根治性同步放化疗的相关知识点

1. 同步放化疗在局部晚期食管癌中的地位　我国大多数食管癌患者就诊时已属中晚期，仅 20% 可行根治性手术，绝大多数要依靠放疗及其他学科的综合治疗。

放疗是食管癌的重要治疗手段。由于损伤小，受食管邻近重要组织和器官的限制小，患者容易耐受，故适应范围比手术广。原则上，颈段和胸上段食管癌手术创伤大，并发症发生率高，而放疗损伤小，并发症少，应以放疗为首选；胸下段食管癌易发生胃旁和腹腔淋巴结转移，放疗的疗效差，而手术的疗效较好，应以手术为首选。胸中段食管癌放疗与手术的疗效相当，应根据具体情况选择手术或放疗，但常因肿瘤侵犯气管、支气管肺门或胸主动脉，手术切除率较胸下段低。

单纯放疗的中位生存期仅 6~12 个月，5 年生存率 10% 左右。化疗在食管癌的治疗起步较晚，目前 DDP + 5-Fu 仍被认为是标准的化疗方案，近期疗效约 35%~55%，缓解期不到 6 个月。

RTOG 85-01 奠定了局部晚期食管癌同步放化疗的地位。目前，同步放化疗是不能手术或拒绝手术局部晚期食管癌患者的标准治疗模式。对无法手术的中晚期食管癌，多数临床随机或非随机对照试验均显示，同步放化疗可在提高局部控制率的同时，提高生存率，降低远处转移率。如 Hironaka 等报道食管癌 53 例放化疗（5-Fu + DDP + 60Gy 放疗）对比 45 例手术，5 年生存率分别为 46%、51%，差异无统计学意义（$P = 0.47$）。Laurent 等报道了同步放化疗 VS 放化疗联合手术对中晚期可切除食管癌的 III 期临床研究（FFCD 9102），结果显示两组的中位生存期、2 年生存率基本一致，而放化疗组的 3 个月死亡率更低，住院时间缩短。

近年来，新的联合化疗方案也尝试用于临床研究，如替吉奥 + 顺铂。替吉奥是一种新型的口服氟尿嘧啶类抗癌药物，它具有增强临床疗效、减少胃肠道毒性、增强放疗效果的作用。日本学者在 Oncology 杂志发表了替吉奥 + 顺铂同步放疗治疗局部晚期食管癌的 II 期研究结果，共 116 例入组，同步放化疗分为两阶段进行，第一阶段：替吉奥 [80 mg/(m^2·d),d1~14] + 顺铂（70 mg/m^2, d1）；放疗为包括相应淋巴引流区在内的选择野照射，30Gy/15 次；21 天 / 周期。中间休息 2 周，再进行第二阶段的重复。106 位患者（91.4%）完成了两阶段的放化疗。结果显示，最常见的治疗毒性反应是骨髓抑制（白细胞减少，3 度 28.4%,4 度 9.5%),非血液毒性相对较轻。II、III、IVa 期患者 CR 率分别为 91.7%、67.6%、36.4%，总生存率分别为 7.0 年、2.6 年、1.3 年。初步研究结果表明，两阶段的同步放化疗方案对局部晚期食管癌疗效好，但有中等治疗毒性。2014 年韩国学者公布了一项替吉奥 + 顺铂同步放疗治疗局部晚期食管癌的 II 期研究结果，共 59 例入组，替吉奥 [70 mg/(m^2·d), d1~14, d 22~35] + 顺铂（75 mg/m^2, d1, 22），21 天 / 周期；放疗为累及野照射，总剂量为 50.4Gy；55 例（90%）患者完成了 2 周期同步化疗。

放化疗结束后，25 例行食管癌手术，其中 15 例达病理完全缓解。最常见的 3/4 度血液毒性反应是白细胞减少（30.5%）、中性粒细胞减少（23.7%）；3/4 度非血液毒性包括食管炎（8.5%）、疲劳（5.1%）。1 年、2 年和 3 年总生存率分别为 76%、65% 和 54%，无疾病进展生存率分别为 61.1%、48.3% 和 37.3%。初步研究结果表明：两个周期的同步放化疗方案对局部晚期食管癌有较高的病理完全缓解率，治疗毒性可耐受。

2. 食管癌同步放化疗 GTV 的多模态影像确定　食管癌传统放疗定位主要通过钡餐造影来判断病灶范围，钡餐可清楚地显示自下咽至贲门的食管癌的上下界，既能显示轮廓、黏膜等形态的改变，又可观察扩张、蠕动等功能的改变，具有直观、全面、动静态相结合的特点，对于发现病变、确定病灶长度、明确定位有重要作用。另外，食管钡餐在发现恶性溃疡方面作用独特，但无法显示食管癌外侵及其与周边组织器官的关系。食管内镜超声（EUS）采用内镜引导下超声检查，其优点是可以检查食管的管壁情况，还可以显示食管癌的浸润深度及临近组织器官的受侵情况，对食管癌非手术治疗的临床分期有很大的帮助，尤其是拟行放疗的食管癌患者确定 GTV 方面有特殊地位，但对于食管狭窄明显，内镜无法通过的患者则无法进行。CT 是勾画 GTV 的主要影像学手段，能比较准确地显示食管癌外侵以及与周围组织器官的关系、扫描野内的淋巴结转移、器官转移情况等等，但无法精确确定病变长度，食管癌灶旁淋巴结转移与原发瘤区分有一定困难，不能反映黏膜完整性和食管蠕动性，不能准确诊断肿瘤浸润深度。PET-CT 对食管癌病变定性检出敏感性高达 69%~100%，PET-CT 可提供代谢状态方面的生物学信息。MRI DWI 也可以用于探索性研究，其在靶区勾画及疗效预测方面的价值有待进一步研究。食管癌 GTV 包括食管原发肿瘤（GTVp）和转移淋巴结（GTVn），判断 GTV 建议结合食管钡餐造影、强化 CT 扫描、MRI、PET-CT、内镜 /EUS 多模态信息，综合判断。

对于 3D-CRT 和 IMRT 来说，除了传统的临床检查以外，多模态的医学影像检查已成为常规，其中 CT、MRI 应用最广泛。功能影像（使用多示踪剂的 PET、功能 MRI 等）可揭示肿瘤细胞的代谢状态、乏氧或增殖等生物学信息，这些信息对于预测疗效非常重要。但如何结合这些多模态影像进行食管癌 GTV 确定，仍未形成统一的共识。

3. 食管癌的靶区勾画　目前，食管癌靶区的定义在国内外各中心存在着非常大的差异。RTOG 85-01 照射范围包括全食管、全纵隔、锁骨上淋巴结引流区，RTOG 94-05 则采用累及野技术，两者之间 CTV 体积差异较大。

食管癌放疗目前多数主张适当缩小照射范围。以往胸段食管癌多采用野宽 6cm，病灶上下端各外扩 3~4cm，一前野、两后斜野的三野照射模式。颈段及颈胸交界处食管癌，因躯体轮廓变化较大，给放射野的设置带来很大困难，虽然也可采用一前野、两后斜野的照射方法，但在颈部和颈胸交界的斜坡处需采用等密度材料填充，以免剂量分布不均匀。随着适形放疗的逐渐普及，颈段及颈胸交界处食管癌建议最好采用适形调强放疗。

上述靶区的差异与目前放疗设备的亚毫米误差相比，其影响显而易见。由于靶区遗漏造成的局部区域失败以及由于放射野扩大造成的治疗相关毒性反应在临床上并不少见。尽管

NCCN 2014 版食管癌治疗指南中建议放疗靶区采用选择性淋巴结区照射，但迄今为止，国内外尚无选择野 VS 累及野治疗食管鳞癌患者的随机对照研究。CTVp 建议在 GTVp 纵轴方向扩 3~4cm，环周 1cm；CTVn 为 GTVn 所在区域，有时还应包括选择性区域，这需要依据食管肿瘤位置进行判断，因为特定部位淋巴结转移的风险和原发肿瘤的部位有关。山东省肿瘤医院对日本食管疾病协会（JES）纵隔淋巴结进行了 CT 分区定义，通过研究胸组淋巴结转移规律总结出选择性淋巴结照射靶区为：

颈段、胸上段：双侧 101、双侧 104、105、106、部分 108 组

胸中段：双侧 101、双侧 104、105、106、107、108、部分 110、腹部 1、2、3、7 组

胸下段：107、108、110、腹部 1、2、3、7 组

上段跨中段：双侧 101、双侧 104、105、106、107、108 组

中段跨上段：105、106、107、108、部分 110 组

中段跨下段：部分 105、部分 106、107、108、110、腹部 1、2、3、7 组

下段跨中段：107、108、110、腹部 1、2、3、7 组

全段：双侧 101、双侧 104、105、106、107、108、110、腹部 1、2、3、7 组

PTV：在 CTV 各方向外放 5mm。

4. 食管鳞癌的放疗剂量　随着先进放疗技术和新的化疗方案的出现，食管鳞癌放疗剂量的提高是否会对患者带来更高的生存获益呢？ RTOG 85-01 和 94-05 研究结果使得同步放化疗剂量 50.4Gy 成为标准剂量。RTOG 94-05 结果显示，高剂量组（64.8Gy）与标准剂量组（50.4Gy）相比无生存或局部控制优势，两组中位生存期（12.9m VS 18.1m）、2 年生存率（31% VS 40%）、局部失败率（56% VS 52%）的差异均无显著性。MD Anderson 癌症中心回顾性分析了 1998-2012 年间 193 例同步放化疗的食管鳞癌患者发现，与低剂量组（≤ 50.4Gy，n = 137）相比，高剂量组（> 50.4Gy，n = 56）明显减少了局部失败率（17.9% VS34.3%，P = 0.024），提高了 5 年无区域复发生存率（68.7% VS 55.9%，P = 0.052），但总生存、肿瘤完全缓解率、远处转移率无差异；3 级皮肤毒性（12.5% VS 2.2%，P < 0.001）、≥ 3 级食管狭窄（32.1% VS18.2%，P = 0.037）也明显增加。目前，虽然国内大多研究中心采用 60~70Gy 的剂量，但 2011 版卫生部食管癌标准化诊治指南和 NCCN2014 版食管癌诊疗指南均推荐同步放化疗标准放疗剂量为 50~50.4Gy。施学辉等进行的食管癌后程加速超分割放疗的随机分组研究取得了阳性结果，其照射方法为，常规照射 41.6Gy/4.6 周后，改为 1.5Gy，2 次 / 天，27Gy（18 次，9 天），总剂量为 68.4Gy/6.4 周。后程加速超分割放疗组 1、3、5 年生存率分别为 72.1%、41.9%、32.6%，而常规照射组为 47.6%、19.0%、14.3%。对于中国食管鳞癌患者，哪种放疗剂量更好，尚需更多的循证医学证据支持。

（孙明萍）

病例 10 早期食管癌放疗

例 1:

一、病历摘要

患者男性,60 岁,山东肥城人,因"进食梗阻感 1 个月"于 2017 年 10 月 7 日入院。

病史:患者 1 个月前无明显诱因出现进食阻挡感,以进食硬质食物时为著,无黏液反流,无声音嘶哑,无饮水呛咳,无胸背部疼痛,无反酸、烧心,无恶心、呕吐等症状。后进行性加重,至某市级医院行胃镜检查示:距门齿 22~33cm 可见黏膜隆起,表面糜烂。镜下诊断:食管癌。活检病理:(食管)鳞状细胞癌。CT 检查:食管中段管壁略厚,欠规则,管壁强化,双肺门及纵隔未见明显肿大淋巴结,肝多发血管瘤。为进一步明确诊断及治疗就诊于山东省肿瘤医院。既往史、个人史无特殊。否认家族性遗传性病史及肿瘤相关病史。

入院查体:T:36.6℃,P:70 次 / 分,R:20 次 / 分,BP:140/90mmHg,H:166cm,W:68Kg,BS:1.74m^2,KPS:90 分,NRS2002:1 分,NRS:0 分。老年男性,营养中等。浅表淋巴结未触及肿大。咽部无充血水肿。颈软,气管居中。双侧呼吸音清,未闻及干湿性啰音。心率 70 次 / 分,心律规整,心音有力,未闻及病理性杂音。腹平坦,未见胃肠型,未见蠕动波。

辅助检查:

2017 年 9 月 20 日胃镜:距门齿 22~33cm 可见黏膜隆起,表面糜烂。镜下诊断:食管癌。活检病理:(食管)鳞状细胞癌。(某市级医院,病理号 1709516)。

2017 年 10 月 5 日胸、腹部平扫 CT:食管中段管壁略厚,欠规则,管壁强化。(某市级医院,CT 号 85000)。

入院诊断:

1. 胸中下段食管鳞癌(cT$_x$N$_0$M$_0$)。
2. 肝血管瘤。

二、查房记录

(一)第一次查房

住院医师:患者老年男性,因"进食梗阻感 1 个月"入院。无明显诱因,以进食硬质食物时为著,进行性加重,胃镜示:食管距门齿 22~33cm 可见黏膜隆起,表面糜烂,活检病理为食管鳞癌。CT 示:食管中段管壁略厚,欠规则,管壁强化。血清肿瘤标志物 Cyfra21-1 正常。

主治医师:该患者已有活检病理,明确诊断为食管鳞癌,外院 CT 为平扫,建议进一步完善胸上腹部增强 CT、食管造影、EUS 检查,进一步明确分期。

主任医师:同意上述诊疗意见。建议行食管超声内镜检查、颅脑 MRI 扫描,目前临床分期后制订治疗方案。

（二）第二次查房

住院医师：患者症状、体征同前。EUS：距门齿 20~35cm 食管壁增厚，黏膜层增厚为主，距门齿 25~30cm 部分黏膜层、黏膜下层及肌层次结构消失，外膜完整连续。CT 示：胸中段食管管壁偏心性增厚，局部呈结节状，周围脂肪间隙略示模糊；双肺门及纵隔未见明显肿大淋巴结；结合临床，考虑胸中段食管癌（病例 10 图 1）。食管造影：胸中段食管管腔略不规则狭窄，狭窄横径宽约 0.8cm，该区黏膜中断，蠕动消失，钡剂通过尚可（病例 10 图 2）。

主治医师：根据患者的症状、食管钡餐片、CT 及食管镜和病理学检查，进一步明确诊断及分期：胸中段食管鳞癌（$cT_2N_0M_0$，Ⅱ A 期 UICC 第 6 版）。根据第一次查房布置情况，各项工作均已就绪。有手术指征，建议行新辅助放化疗 + 手术，向患者及家属充分交代病情后，其拒绝手术和化疗。进一步沟通，无效，拟行单纯放疗。

主任医师：反复向患者及家属说明目前病情及最适合的治疗方案，患方仍拒绝手术及化疗，并签署拒绝治疗知情同意书。患者目前一般情况可，无基础疾病，建议行根治性放疗，采用 IMRT，常规分割。放疗期间需密切观察不良反应，尤其是食管纵隔瘘、食管气管瘘等情况，观察患者症状变化，尤其是发热、饮水呛咳、胸背部疼痛等，定期监测血常规、肝肾功能、食管造影，及时对症处理。

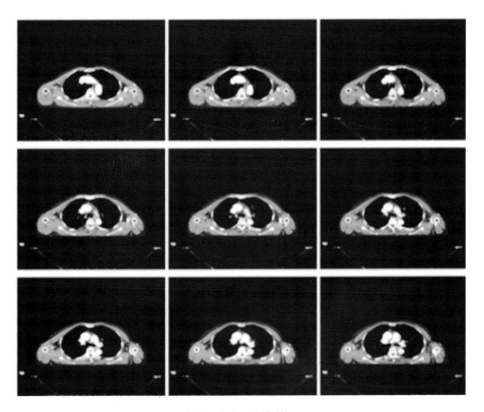

病例 10 图 1 治疗前 CT

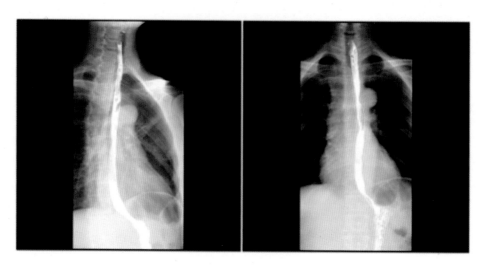

病例 10 图 2　治疗前食管造影

三、治疗经过

GTVp 为食管原发肿瘤，CTVp 为 GTVp 头脚方向各外放 3cm，环周外放 5mm，CTVn 包括部分 105、106、107、108 及部分 110 组淋巴结区，CTV 各方向外放 5mm 为 PTV，行 IMRT，95% 等剂量线包绕 PTV，2.0Gy/ 次，暂计划 20 次（病例 10 图 3）。20 次后复查食管造影示：食管癌治疗后病变基本消失（病例 10 图 4）。2017 年 11 月 8 日大孔径 CT 复位，然后以食管原发肿瘤及上下 3cm、环周 5mm 为 CTV，外扩 5mm 形成 PTV 行二阶段 IMRT，95% 等剂量线为处方剂量包绕 PTV，2.0Gy/ 次，计划 10 次（病例 10 图 5）。2017 年 11 月 21 日放疗结束。期间无明显不良反应。复查 CT 示：结合临床，考虑胸中段食管癌，右侧气管食管沟区淋巴结肿大（径约 0.7cm）（病例 10 图 6）。

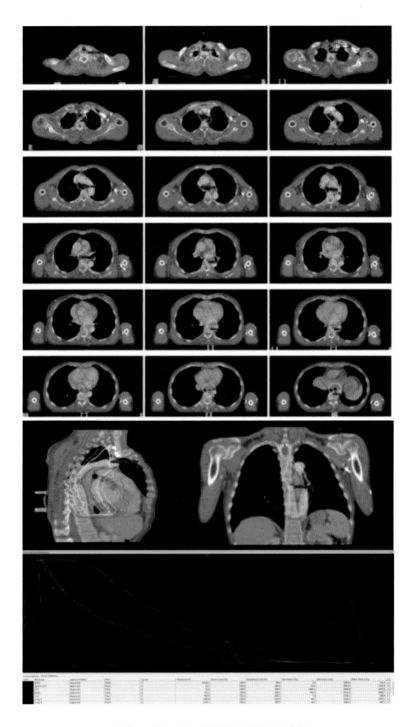

病例 10 图 3　第一阶段放疗靶区与计划

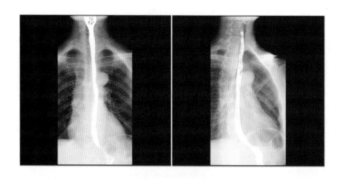

病例 10 图 4 放疗期间食管造影

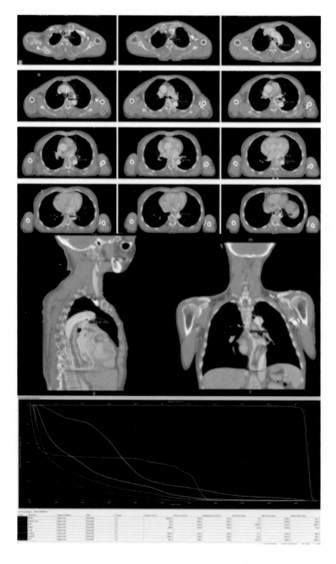

病例 10 图 5 二阶段放疗靶区与计划

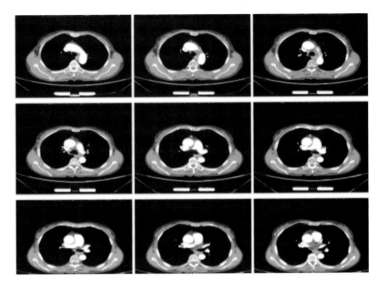

病例 10 图 6　治疗后 CT

四、诊疗结局及随访

患者放疗结束后未诉明显不适，进食梗阻感明显好转。

随访：2018 年 2 月 1 日（放疗结束 2 个多月后）复查 CT：①结合临床，胸中段食管癌治疗后，较前片（2017 年 12 月 1 日）示变化不著；②右侧气管食管沟区淋巴结肿大，变化不著（病例 10 图 7）。食管造影：结合临床，食管癌，较前（2017 年 11 月 21 日）基本变化不著（病例 10 图 8）。

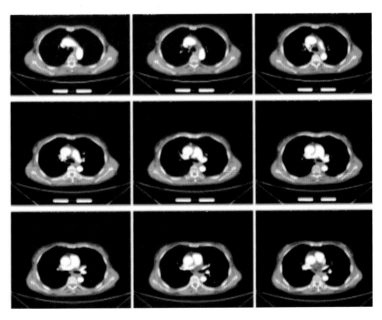

病例 10 图 7　治疗后 2 个月复查 CT

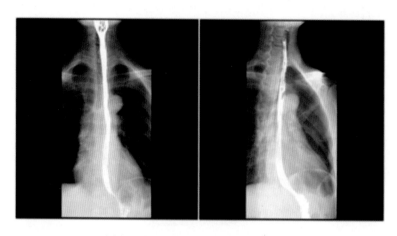

病例 10 图 8　治疗后 2 月复查食管造影

五、主要治疗经验

1. 早期食管癌临床症状大多隐匿，主要包括进食后食管轻度哽噎感、异物感、闷胀感等，症状轻微，易被患者忽视。

2. 患者入院后需完善分期检查。超声内镜可确定 T、N 分期并标记上下界，作用独到，应常规进行。

3. 近年来，早期食管癌包括 Tis、T1a 和经选择的 T1b 常采用内镜下处理。但部分患者由于年龄、意愿或其他内科疾病而不能手术，根治性放疗成为主要治疗手段。

例 2

一、病历摘要

患者男性，67 岁，汉族，因"上腹部疼痛不适 1 个月"于 2017 年 4 月 10 日入院。

病史：患者 1 个月前无明显诱因出现上腹部疼痛，阵发性刺痛，饥饿时常诱发，程度轻，可自行缓解，无反酸、烧心，无胸骨后疼痛，无恶心、呕吐，进行性加重，自服阿莫西林及头孢类抗生素治疗，未见明显效果。某市级医院行胃镜检查示："食管距门齿 33~35cm 见一大小约 0.8cm×1.0cm 的广基隆起及片状充血黏膜，隆起部位表面结节样改变，充血粗糙，NBI 下为拒染区域；EUS：病变位于黏膜层、黏膜下层，局部深及固有肌层，余食管黏膜光滑，粉红色，血管纹理清晰，舒缩好。胃角见一直径约 1.0cm 的深溃疡，覆白苔，周围黏膜水肿充血隆起，胃窦黏膜充血变薄，多发糜烂，红白相间，以红相为主。镜下诊断：食管癌，胃角溃疡，浅表性萎缩性胃炎。活检病理：（食管）低分化癌；（胃体）萎缩性胃炎；（胃角）溃疡。CT 检查：食管下段管壁轻度非均匀性增厚并强化，可疑占位，请结合内镜；全腹 CT 平扫未见明显异常。为进一步明确诊断及治疗就诊于山东省肿瘤医院。既往史、个人史无特殊。母亲 10 年前因乳腺癌去世，父亲因脑出血去世。否认家族性遗传性病史。

入院查体：T：36.5℃，P：82 次 / 分，R：20 次 / 分，BP：120/84mmHg，H：178cm，W：62Kg，BS：1.80m²，KPS：90 分，NRS2002：1 分，NRS：0 分。老年男性，营养中等。浅表淋巴结未触及肿大。颈软，气管居中。双侧呼吸音清，未闻及干湿性啰音。心率 82 次 / 分，心律规整，心音有力，未闻及病理性杂音。腹平坦，未见胃肠型，未见蠕动波。

辅助检查：

2017 年 3 月 18 日胃镜：食管癌，胃角溃疡，浅表性萎缩性胃炎。

2017 年 3 月 21 日活检病理:(食管）低分化癌;(胃体）轻度萎缩性胃炎;(胃角）溃疡（某市级医院）。

2017 年 4 月 5 日胸部增强 CT、全腹 CT 平扫示：食管下段管壁轻度非均匀性增厚并强化，可疑占位，请结合内镜；全腹 CT 平扫未见明显异常（某市级医院）。

入院诊断：

1. 胸下段食管低分化癌（$cT_2N_0M_x$）。
2. 浅表性萎缩性胃炎、胃溃疡。

二、查房记录

（一）第一次查房

住院医师：患者老年男性，因"上腹部疼痛不适 1 个月"入院。某市级医院胃镜示：食管距门齿 33~35cm 见一大小约 0.8cm×1.0cm 的广基隆起及片状充血黏膜，镜下诊断:食管癌。EUS：病变局部深达固有肌层，胃角溃疡，浅表性萎缩性胃炎。活检病理示（食管）低分化癌。CT 示：食管下段管壁轻度非均匀性增厚并强化。查血细胞分析无异常，血清肿瘤标志物 Cyfra21-1、NSE、SCC 均正常。

主治医师：根据患者的 CT、胃镜、EUS、胃镜结果，目前诊断为：胸下段食管低分化鳞癌（$cT_2N_0M_0$ ⅡA 期，UICC 第 6 版）。建议会诊外院病理及 CT，并进一步完善食管造影、颅脑 MRI、心电图及全身骨扫描检查。

主任医师：结合患者目前各项影像学及病理诊断结果，胸下段食管鳞癌的诊断是成立的。进一步完善相关检查，排除远处转移，制订治疗方案。

（二）第二次查房

住院医师：患者症状、体征同前。我院会诊病理示食管鳞癌，会诊 CT：①结合临床，胸下段食管癌；②双肺及腹部扫描未见异常。食管造影：胸中下段食管（约平 $T_{6~8}$ 范围）局部外膜面欠规则，黏膜略紊乱，未见明确狭窄，该区造影剂通过尚顺利（病例 10 图 9）。颈部及颅脑 MRI 扫描、全身骨扫描、心电图未见明显异常。

主治医师：根据我院检查结果，进一步证实前述诊断及分期。根据第一次查房布置情况，各项工作均已就绪，向患者及家属充分交代病情，建议患者行新辅助放化疗 + 手术，患者及家属拒绝手术，并签署拒绝手术知情同意书，可接受放化疗治疗，建议行同步放疗。

主任医师：患者胸下段低分化鳞癌（$cT_2N_0M_0$，ⅡA 期）诊断明确，目前一般情况可，无基础疾病，可耐受同步放化疗。建议化疗方案采用替吉奥 + 顺铂，放疗采用 IMRT，以食管原发肿瘤及高危淋巴结引流区为靶区，总剂量 50.4Gy/28 次。放疗期间需密切观察放疗不良反应，尤其是食管纵隔瘘、食管气管瘘等情况，密切观察患者症状变化，定期监测血常规、肝肾功能、食管造影，及时对症处理。

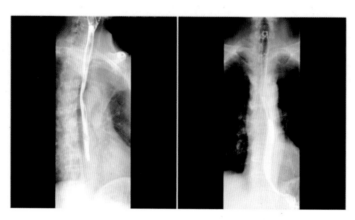

病例 10 图 9 治疗前食管造影

三、治疗经过

向患者及家属充分交代病情及放化疗可能的并发症，并签署知情同意书。2017 年 4 月 19 日开始同步放化疗，化疗方案为：替吉奥 70mg，2 次 / 天，d1~14 + 顺铂 40mg，d1~3。放疗 GTVp 为食管原发肿瘤，CTVp 为 GTVp 头脚方向各外放 3cm，周围外放 5mm，CTVn 包括 107、108、110、腹部 1、2、3、7 组，CTV 各方向外放 5mm 为 PTV，行 IMRT，95% 等剂量线为处方剂量包绕 PTV，1.8Gy/ 次，每周 5 次，暂计划 23 次（病例 10 图 10）。2017 年 5 月 19 日大孔径 CT 复位，评价疗效 CR，继续原计划加照 5 次（病例 10 图 11），总量达 50.4Gy。2017 年 5 月 24 日放疗结束。后未继续化疗。

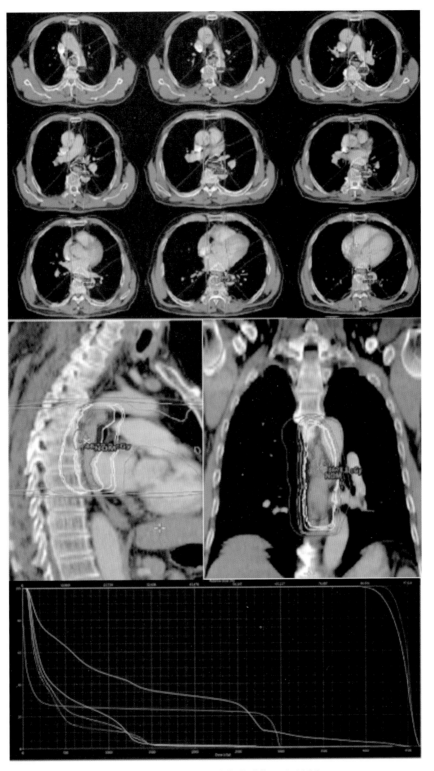

病例 10 图 10　第一阶段放疗靶区与计划

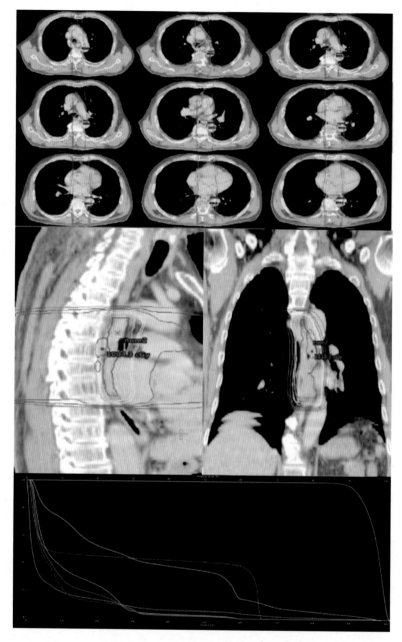

病例 10 图 11　第二阶段放疗靶区与计划

四、诊疗结局及随访

患者放化疗结束后未诉明显不适，上腹部疼痛明显好转。治疗后食管造影（病例 10 图 12）示：食管癌治疗后病变基本消失。

随访：治疗完成 20 天后（2017 年 6 月 14 日）复查 CT（病例 10 图 13）示：食管癌治疗后,局部管腔扩张受限,建议结合临床。治疗 2 个多月后（2017 年 8 月 9 日）再次复查 CT（病例 10 图 14）示：胸中下段食管癌治疗后较前 2017 年 6 月 14 日好转。食管造影（病例 10 图 15）示：食管癌治疗后病变基本消失。

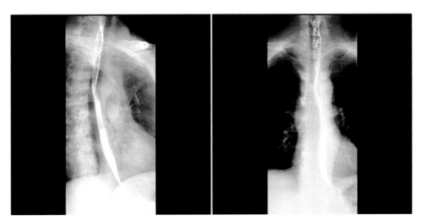

病例 10 图 12　治疗后食管造影

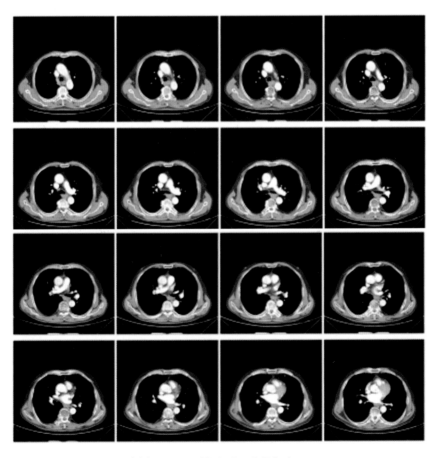

病例 10 图 13　治疗后 1 个月复查 CT

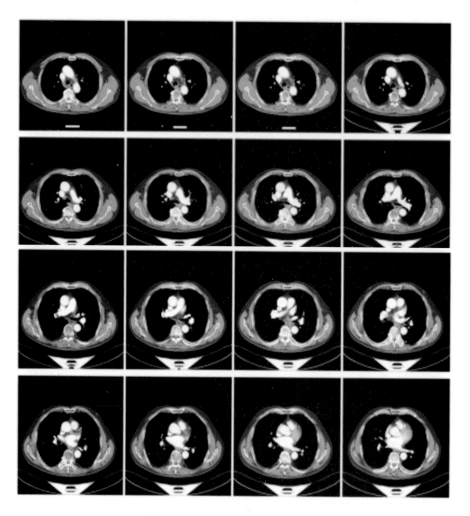

病例 10 图 14 治疗后 3 个月复查 CT

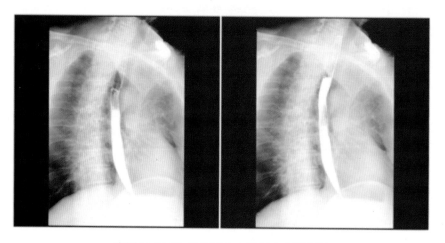

病例 10 图 15 治疗后 3 个月复查食管造影

五、主要治疗经验

1. 早期食管癌临床症状大多隐匿，主要包括进食后食管轻度哽噎感、异物感、闷胀感等，症状轻微，易被患者忽视。

2. 患者入院后需完善分期检查。超声内镜可确定 T、N 分期并标记上下界，作用独到，应常规进行。

3. 近年来，早期食管癌包括 Tis、T_{1a} 和经选择的 T_{1b} 常采用内镜下处理，但部分患者由于年龄、意愿或其他内科疾病而不能手术，根治性放疗成为主要治疗手段。

六、早期食管癌的相关知识点

1. 食管癌前状态和癌前病变　食管癌前状态是与食管病变相关并有一定癌变率的良性疾病，包括慢性食管炎、Barrett 食管、反流性食管炎等。已证实食管癌前病变是与食管癌的发生密切相关的病理变化，食管鳞状上皮异型增生与鳞癌发生密切相关，属鳞癌的癌前病变，Barrett 食管相关异型增生是腺癌的癌前病变。

2. 早期食管癌的定义　早期食管癌指病灶局限于黏膜层（Tis、T_{1a}）、黏膜下层（T_{1b}），未侵及食管外膜，不伴有淋巴结转移的食管癌。食管上皮发生重度异型增生，在异型增生的部位出现多点原位癌，进一步发展成为早期浸润癌。起病隐匿，发病过程漫长，可无症状，或有进食后轻度哽噎感、异物感、闷胀感等症状，由于症状轻微，易被忽略，这也是早期食管癌发现困难的主要原因。侵犯固有肌层者（T_2）病程、症状与之类似，在此一并展示、讨论。

3. 早期食管癌的治疗　对于局限于黏膜层的早期食管癌，常用的内镜治疗技术主要包括内镜下黏膜切除术（EMR）、内镜下黏膜剥离术（ESD）等。内镜下切除治疗主要用于淋巴结转移风险低且可能完整切除的早期食管癌病变。根据中国早期食管癌筛查及内镜诊治专家共识（2014 年）的建议，目前早期食管癌内镜下切除的绝对适应证为：病变局限在上皮层或黏膜固有层（T_{1a}）；食管黏膜重度异型增生（Tis）。对于侵及黏膜下层（T_{1b}）、固有肌层的早期食管癌（T_2），若患者心肺功能可耐受且自愿，非颈段低危患者（病灶 < 2cm，分化程度良好）推荐根治性切除术。尽管内镜下切除及根治性手术可以取得较好的疗效，但部分患者由于高龄或伴发严重内科病不能接受这种有创性手术，根治性放疗则成为一种有效的替代性治疗手段。

4. 早期食管癌的放疗　根治性放疗作为非手术治疗的主要方法在食管癌治疗中发挥着非常重要的作用，很多文献报道，相同期别的患者选择根治性手术或根治性放化疗的 5 年 OS 基本相似。食管癌根治性放疗靶区勾画范围目前仍存在较大争议，对于早期食管癌，是否应行 ENI 成为研究的热点，但仍无较为一致的结论，且目前尚无选择野 VS 累及野治疗早期食管癌的随机对照研究。新疆医科大学附属肿瘤医院回顾性分析了 2011—2014 年接受根治性放疗的 208 例早期食管癌患者的疗效，其中 ENI 103 例，IFI 105 例。ENI 组总有效率 85.4%，IFI 组 81%，两组差异无显著性，$P = 0.161$。ENI 组的 1、2、3 年生存率及局部控制率均高于 IFI 组，但各组间差异无显著性，$P > 0.05$。河北医科大学第四医院报道了临床Ⅰ/Ⅱ期食管癌接受 3D-CRT 的疗效，回顾性分析了 2006—2011 年的 121 例患者，ENI 61 例，IFI 60 例，放疗后 1 年、3 年、5 年生存率 ENI 组分别为 87%、57%、35%，IFI 组分别为 87%、34%、19%，$P = 0.019$，初步结论是早期食管癌根治性放疗给予 ENI 可降低局部区域失败，进而改善长期生存率。然而，这些均为回顾性研究，证据级别较低，目前仍需更高级别的前瞻性研究及随机对照研究，进一步指导早期食管癌根治性放疗靶勾画范围。根据山东省肿瘤医院数据，T_{1b}/T_2 患者局部淋巴结转移率高达 30%，因此，对于该部分患者，仍建议进行选择性淋巴结区域照射。

（孔玲玲）

病例 11 食管恶性黑色素瘤化放疗

一、病历摘要

患者女性，71 岁，因"进食阻挡感 2 个月余，进行性加重半月余"于 2016 年 9 月 26 日由门诊入院。

病史：患者 2 个月余前出现进食阻挡感，半月前进行性加重，自觉饮水困难，偶有饮水呛咳，无声音嘶哑，无胸骨后疼痛，无胸闷，无心悸，无发热。2016 年 9 月 22 日就诊某市人民医院，胃镜：距门齿约 21cm 始黏膜呈黑色，局部见隆起型新生物，表面溃疡形成，管壁僵硬，管腔狭窄，内镜不能通过。内镜诊断：食管黑色素瘤？（待病理）。病理检查示：倾向恶性黑色素瘤，免疫组化标记 CK（AE1/AE3），Vimontin（+），S-100（-），HMB45（-），Melan-A，Ki67（++），未治疗。现为进一步治疗就诊山东省肿瘤医院。

既往高血压病史 1 年，间断口服硝苯地平，血压控制可。

入院查体：T：36.5℃，P：78 次/分，R：19 次/分，BP：138/98mmHg，H：155cm，W：60Kg，BS：1.60，NRS2002：2 分，NRS：1 分，ECOG：2 分。老年女性，营养中等，神志清，精神好。全身浅表淋巴结未触及肿大。颈软，气管居中。两肺呼吸音清，未闻及干湿性啰音。心率 78 次/分，心律齐，心音有力，未闻及病理性杂音。全腹无压痛及反跳痛，未扪及明显包块，肝脾肋下未触及。四肢及神经系统无异常。

辅助检查：2016 年 9 月 22 日胃镜检查示：距门齿约 21cm 始黏膜呈黑色，局部见隆起型新生物，表面溃疡形成，管壁僵硬，管腔狭窄，内镜不能通过。内镜诊断：食管黑色素瘤？（待病理）。病理：倾向恶性黑色素瘤（某市人民医院）。

入院诊断：

1. 胸上段食管恶性黑色素瘤？
2. 原发性高血压病（Ⅰ级，中危）。

二、查房记录

(一)第一次查房

住院医师：患者老年女性，既往高血压病史 1 年，间断口服硝苯地平，血压控制可。现因"进食阻挡感 2 个月余，进行性加重半月余"入院。胃镜示：距门齿约 21cm 始黏膜呈黑色，局部见隆起型新生物，表面溃疡形成。病理：倾向恶性黑色素瘤。入院后加强 CT：①胸上段及胸中段食管占位，考虑恶性肿瘤；②纵隔淋巴结肿大（病例 11 图 1 所示）。血常规正常，血清热休克蛋白 90α 定量及 Cyfra21-1 均正常。

主治医师：该患者主因进食阻挡感入院，无其他食管癌症状，外院胃镜检查示病变位于进境距门齿 21cm 处，病理提示食管黑色素瘤。依现有检查结果，可明确诊断为食管恶性黑色素瘤。为进一步明确分期、病变范围、淋巴结情况及有无放化疗禁忌证，建议行超声内镜、钡餐检查、全身骨扫描及颅脑 MRI。

主任医师：从患者目前的各项影像学及病理诊断结果来看，胸上段食管黑色素瘤的诊断是成立的。但目前针对食管癌黑色素瘤的分期尚欠缺，故借鉴食管鳞癌进行分期。故仍需要进一步检查明确患者病变范围，需行食管超声内镜、食管钡餐检查，建议行胸部 MRI DWI 显像。因该患者为胸上段食管病变，位置较高，手术难度相对较大，围手术期并发症较高，术后患者生活质量差，且目前对于食管原发性恶性黑色素瘤尚无规范的治疗推荐，所以建议该患者行放疗为主的综合治疗。进一步完善相关检查后，如无放化疗禁忌证，建议行同步放化疗。

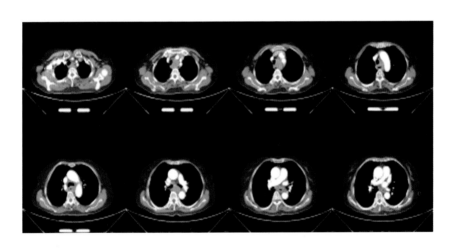

病例 11 图 1 治疗前 CT

(二)第二次查房

住院医师：患者症状、体征同前无明显变化。患者已行钡餐检查（病例 11 图 2），患者拒绝行超声内镜检查。骨扫描及颅脑 MRI 未见远处转移。会诊病理示：结合免疫组化符合恶性黑色素瘤。

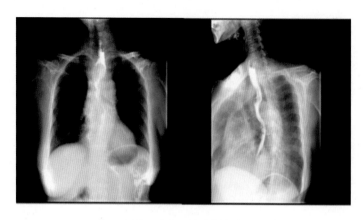

病例 11 图 2 治疗前钡餐

主治医师：根据第一次查房布置情况，各项工作均已就绪，请示主任医师后向患者及家属交代病情，患者及家属表示理解。与患者及其家属沟通后，患者决定行放化疗，考虑到患者年龄较大，体质较差（ECOG 2 分），可先化疗，序贯放疗。向患者及家属充分家待病情及放化疗的必要性、可能的并发症，取得理解合作，并签署知情同意书。请内科会诊明确化疗方案。

主任医师：同意上述诊疗意见，诱导化疗后再放疗。达卡巴嗪是治疗黑色素瘤的主要化疗药物，单用有效率在 15%~20%，中位缓解期 4 个月。替莫唑胺是达卡巴嗪的类似物，可透过血脑屏障，可口服，因而可预防脑转移，故 NCCN 推荐两者作为晚期黑色素瘤的一线治疗药物。其他可选择的药物还有顺铂、长春碱、紫杉醇等。请内科会诊后，决定给予达卡巴嗪＋顺铂方案，化疗期间密切观察不良反应，及时对症处理。诱导化疗结束后可行局部放射治疗，并根据具体情况可选用干扰素以生物治疗。

三、治疗经过

2016 年 09 月 29 日开始行诱导化疗 1 周期，具体化疗方案为：达卡巴嗪 0.2g d1~5 ＋顺铂 20mg d1~5，21 天重复。骨髓抑制 0 度，胃肠道反应 Ⅱ 度。化疗后大孔径 CT 定位，并对比前片疗效评价 SD，遂于 2016 年 10 月 12 日行放疗。

GTV 为食管原发肿瘤及 105 组、106 组转移淋巴结，CTV 为原发灶 GTV 头脚方向各外放 3cm，环周方向及淋巴结周围外放 5mm，再外放 5mm 为 PTV。处方剂量为 300cGy/ 次，1 次 / 日，5 次 / 周，暂定 10 次。制订 IMRT 放疗计划：95% 等剂量曲线包绕 PTV，按 54Gy 评价计划，左肺、右肺、双肺 V20 分别为 25%、16%、20%，平均受量分别为 1315cGy、1083cGy、1199cGy，心脏平均受量 1535cGy，脊髓最大点剂量 2763cGy。放疗 4 次后同步给予干扰素 200 万 U，肌内注射，1 次 / 天，共 5 次，放疗 10 次后因恶心、呕吐、低钾、消化道反应 Ⅳ 度而停用干扰素。2016 年 10 月 24 日大孔径 CT 复位，疗效评价 SD，继续原靶区加照 8 次，计划同第一阶段计划，2016 年 10 月 30 日出现骨髓抑制 Ⅰ 度、进食差、电解质紊乱，给予补液等对症处理后好转，未再化疗（病例 11 图 3）。

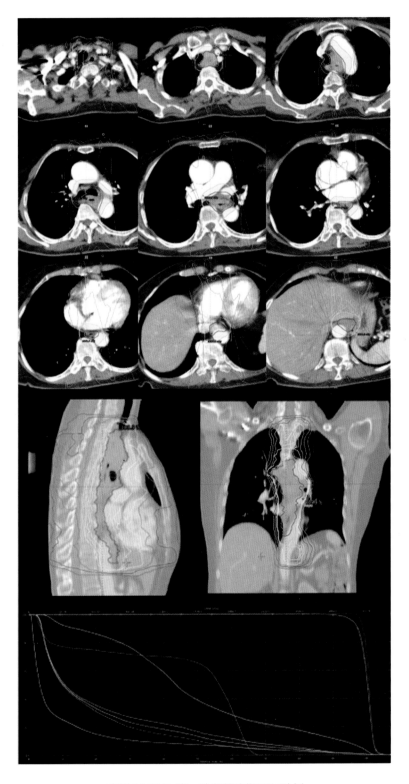

病例 11 图 3　第一阶段放疗靶区与计划

四、诊疗结局及随访

患者放化疗结束后诉上腹部不适，持续打嗝、嗳气，无吞咽疼痛，无饮水呛咳，无胸背部疼痛，对症治疗后好转。2016 年 12 月 12 日 CT 检查（病例 11 图 4）：①胸上段及胸中段食管占位，考虑恶性肿瘤，较前片（2016 年 9 月 27 日）示好转；②纵隔淋巴结肿大，大部变化不著，部分略饱满；③双肺类结节灶，良性病变可能大，变化不著，双肺炎症；④肝转移。CT 疗效评价：PR。

随访：2017 年 2 月 27 日（病例 11 图 5）CT 检查：①胸上段及胸中段食管恶性肿瘤，较前片（2016 年 12 月 12 日）变化不著；②双肺门、纵隔淋巴结转移；双肺转移；肝转移，较前均进展；胰腺多发低密度灶，考虑转移；左肩部皮下、左乳内结节灶，考虑转移；左内乳淋巴结增大；③双侧胸腔及心包积液。3 月 1 日给予口服替莫唑胺化疗。后患者未规律随访，最后一次电话随访为 2017 年 4 月 3 日，诉当地医院对症支持治疗中。

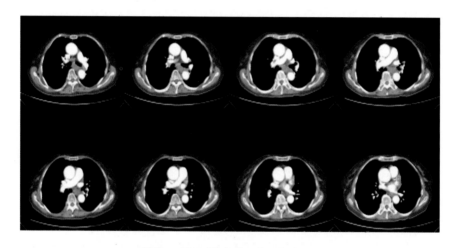

病例 11 图 4 治疗后 1 个月复查 CT

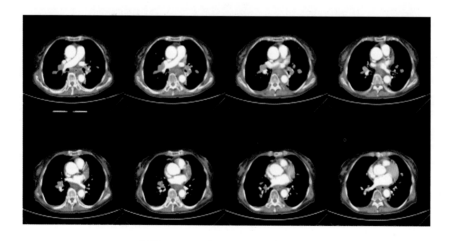

病例 11 图 5 治疗后 3 个月复查 CT

五、主要治疗经验

1. 患者入院后已有外院病理及食管镜检查，可继续完善食管超声内镜及会诊病理进一步明确诊断和分期。

2. 原发性食管恶性黑色素瘤（PMME）需要与之鉴别的是其他部位的恶性黑色素瘤转移至食管；因此，应对皮肤、眼睛、肛门、直肠和口咽、咽喉等容易发生恶性黑色素瘤部位的进行重点检查。

3. PMME 首选治疗为手术。该患者为胸上段病变，放疗在颈段及胸上段食管病变治疗中有优势，因此，提请多学科会诊进一步明确治疗原则可能会使患者能获得更大的收益。

4. 该患者应用诱导化疗后同步放疗及生物治疗，但不良反应较大，不能耐受，加之其依从性差，亦未可见性其他全身性辅助治疗。鉴于免疫治疗在皮肤黑色素瘤中取得的重大疗效，若治疗伊始加用免疫治疗有可能提高疗效。

5. 治疗过程中密切监测患者放化疗及生物治疗的不良反应，及时对症处理。全部治疗结束后，需定期随诊。

六、相关知识点

PMME 是一种临床罕见病，仅占食管恶性肿瘤的 0.1%~0.3%，男性多见，男女比约 2∶1。发病年龄在 34~77 岁，平均 59 岁。PMME 的诊断主要依靠病理学，诊断标准：①典型黑色素瘤的组织学形态；②免疫组化 HMB45（＋）、S-100（＋）为诊断金标准。S-100 标记 PMME 细胞的阳性率可高达 90% 以上，敏感度高，但特异性差，其他许多恶性肿瘤亦可阳性。人类特异性抗黑素瘤单抗 HMB-45 阳性率低，约 50% 左右，但特异性高。因此，S-100 蛋白联合 HMB-45 对 PMME 的诊断和鉴别诊断都有极高的价值。

PMME 是来源于上皮的癌，但毕竟不同于食管鳞癌及腺癌，应用 AJCC 分期并不恰当。但若按皮肤恶黑分期也不妥，因食管的毕竟是来源于黏膜。因此本例没有进行相关的 TNM 分期。

目前，对于 PMME 的治疗尚无规范可循，多借鉴皮肤黑色素瘤的治疗经验，但又与以化疗为主的皮肤黑色素瘤不同，多采用手术治疗，文献大多提倡行食管胃吻合切除术。有研究表明，PMME 总生存期 9.8 个月，局部肿物切除术后中位生存仅 9 个月，根治性切除术后中位生存期长达 14.2 个月。即使是晚期患者，如果能够耐受，也建议姑息手术以减轻症状。由于 PMME 恶性程度很高，容易发生淋巴道转移和血行播散，因此术后效果比食管癌差，半数以上的手术病例在 1 年内因发生远处转移而死亡。术后多采用放疗、化疗、生物治疗、免疫治疗、靶向治疗。

以往认为 PMME 是放射抵抗肿瘤，故很少采用。但后来发现对该类患者行姑息性放疗确有疗效。有人认为放疗可以控制交界病恶变或者雀斑样病的恶变，因此而减少局部复发。因此对因体质原因而不能手术者，可用姑息性放疗。目前放疗的抗肿瘤免疫效应机制得到广泛关注，但分割方式及总剂量如何刺激免疫尚未有统一结论。研究发现，单次给予 7.5Gy、10Gy、15Gy 的剂量照射小鼠模型，肿瘤生长受到明显抑制，而 5Gy 组则效果欠佳。进一步检测发现，7.5Gy 和 10Gy 组脾脏内浸润性 T 淋巴细胞增多，调节性 T 淋巴细胞减少，而 15Gy 组两者均增多。将 15Gy 分为 2、3、5 次照射，发现分 2 次照射组肿瘤控制最佳，此组浸润性 T 淋巴细胞最多，而调节性 T 细胞最少。因此，探索最佳剂量及分割方式，使肿瘤组织内的免疫刺激效应和抑制效应达到最佳平衡可能是关键所在。

化疗是根据肿瘤的临床分期、病理分型、生物学行为及其发展趋势，并结合患者的全身情况，使用化学药物联合生物制剂进行治疗。PMME 术后辅助化疗一般选择达卡巴嗪 + 顺铂方案。生物化学治疗作为恶性黑色素瘤的辅助治疗目前已被广泛认可，特别是对手术不能耐受或有转移者，大都采取姑息化疗。常用药物达卡巴嗪，单药有效率为 15%~20%，联合顺铂、长春新碱的有效率可达 30%~40%。曾有用卡莫司汀 + 顺铂 + 替莫唑胺治疗 20 例恶性黑色素瘤患者，结果 CR 4 例，PR 7 例，中位缓解期 10 个月，但目前尚无对 PMME 有特效的化疗方案。

干扰素和白细胞介素 -2（IL-2）是治疗黑色素瘤的生物用药。干扰素可影响癌细胞分裂，抑制肿瘤生长。IL-2 可促进免疫细胞的生长、加强免疫细胞的活性，借以攻击和杀伤癌细胞。

40%~60% 的恶性黑色素瘤患者有 BRAF 基因突变，维罗非尼、达拉非尼均是针对该靶点的药物，伊马替尼治疗 c-kit 基因突变的晚期恶性黑色素瘤可提高患者的生存率。威罗非尼是一种信号传导抑制剂，用于治疗部分晚期黑色素瘤或无法手术者。溶瘤病毒疗法治疗后，可用放疗或化疗杀伤更多的癌细胞。血管生成抑制剂可抑制新血管的成长，是正处于研究阶段的靶向治疗方案。

免疫治疗对于皮肤恶性黑色素瘤确有疗效，目前应用广泛的是 CTLA-4 单抗、PD-1/PD-L1 单抗等。Ipilimumab 作为常见的 CTLA-4 单抗药物，能特异性地与 CTLA-4 结合而阻断其与 B7 的结合，使 T 细胞得到活化和增生，起到杀死肿瘤细胞的作用。大量临床试验证明了该药的疗效，2011 年美国 FDA 批准 Ipilimumab 作为靶向免疫治疗药物，用于治疗晚期黑色素瘤，同时也是首个被证明能延长晚期黑色素瘤患者生存的药物。2015 年 FDA 进一步批准了 Ipilimumab 和 Nivolumab 作为组合应用，用于增强 T 细胞、遏制肿瘤细胞、提高抗肿瘤应答，成为现阶段免疫治疗肿瘤的研究热点。但对 PMME 治疗的经验甚少。在配合手术治疗的条件下，瘤体内使用干扰素，同时使用甲氰咪胍来支持 T 细胞抑制可能有一定的作用，但仍值得商榷。

总之，PMME 容易误诊，术后远处转移率较高，预后差，主要是因为它很容易发生淋巴及血行转移。预后与淋巴结转移、肿瘤的大小、肿瘤侵犯程度密切相关。多数患者在术后 1 年内存活，有报道称 5 年生存率仅 4%，但平均存活时间约 10 个月。

（刘成新）

病例12 胸上段局限期食管小细胞癌放化疗

一、病历摘要

患者男性，53岁，汉族。因"进食阻挡感伴声音嘶哑1个月"于2016年4月29日入院。

病史：患者2016年3月底无明显诱因出现进食阻挡感，伴口吐黏液、声音嘶哑及饮水呛咳，无胸背部疼痛，无发热。于2016年4月23日某市级医院喉镜检查示：左侧声带固定。胸部CT检查示：胸上段食管管壁明显增厚，管腔狭窄，周围脂肪间隙模糊，纵隔内双侧气管食管沟可见增大淋巴结，大者直径约2.0cm。诊断：胸上段食管管壁增厚，食管癌可疑，建议进一步检查；纵隔淋巴结肿大。电子胃镜检查示：距门齿约20cm食管左后壁可见增生性病变，病变环1/2周，腔窄无法进镜，质脆，活检4枚送病理。诊断：食管癌。活检病理示：食管低分化癌，倾向小细胞癌，建议免疫组化明确类型。

贲门失弛缓症术后37年余，无高血压、糖尿病史。否认传染病史。1年半前因外伤致右胫腓骨骨折行手术治疗。无输血史。无药物过敏史。饮酒30余年，每日约250g，不吸烟。否认家族性遗传性病史及肿瘤相关病史。

入院查体：T：36.2℃，P：80次/分，R：20次/分，BP：115/75mmHg，H：165cm，W：75Kg，BS：1.80m²，KPS：90分，NRS2002：1分，NRS 0分。中年男性，营养中等，神志清，精神好。全身浅表淋巴结未触及肿大。头颅及五官正常。颈软，气管居中。两肺呼吸音清，未闻及干湿性啰音。心率80次/分，心律规整，心音有力，未闻及病理性杂音。全腹无压痛及反跳痛，未扪及明显包块，肝脾肋下未触及。四肢及神经系统无异常。

辅助检查：

2016年4月23日胸部CT：胸上段食管管壁明显增厚，管腔狭窄，周围脂肪间隙模糊，纵隔内双侧气管食管沟可见增大淋巴结，大者直径约2.0cm。诊断：胸上段食管管壁增厚，食管癌可疑，建议进一步检查；纵隔淋巴结肿大（某市级医院）。

2016年4月24日电子胃镜：距门齿约20cm食管左后壁可见增生性病变，病变环1/2周，腔窄无法进镜，质脆，活检4枚送病理。诊断：食管癌（某市级医院）。

2016年4月26日病理：食管低分化癌，倾向小细胞癌，建议免疫组化明确类型（某市级医院）。

入院诊断：

1. 胸上段食管小细胞癌（$cT_3N_2M_x$）。

2. 贲门失弛缓症术后。

3. 右胫腓骨骨折术后。

二、查房记录

（一）第一次查房

住院医师：患者男性，53岁，因"进食阻挡及声音嘶哑1个月"入院。胸部CT示：胸上段食管管壁明显增厚，管腔狭窄，周围脂肪间隙模糊，纵隔内双侧气管食管沟可见增大淋巴结，大者直径约2.0cm。电子胃镜：距门齿约20cm食管左后壁可见增生性病变，病变环1/2周，腔窄无法进镜，活检病理：食管低分化癌，倾向小细胞癌，建议免疫组化明确类型。

主治医师：患者已有病理诊断，考虑到食管小细胞癌少见，建议请病理科会诊，并完善免疫组化进一步核实诊断，同时完善分期检查，依据检查结果，指导下一步治疗。

主任医师：原发性食管小细胞癌（PESCC）少见，约占所有食管癌的0.6%~3.0%，PESCC临床特征与SCLC相似，进展快，预后差。多发于老年人，男性多见，临床症状与影像学表现与食管鳞癌相似，以进食阻挡感、吞咽疼痛常见，但缺乏特异性。PESCC确诊依靠细胞病理学及神经内分泌标志表达，多点、多量取材能够更好的明确诊断。除了上述诊疗建议外，必要时科行全身PET/CT检查，完善食管超声和钡餐检查。

（二）第二次查房

住院医师：患者血细胞分析、肝肾功能、血凝、血清Cyfra21-1、CEA均基本正常，血清NSE 23.18ng/ml，稍高。会诊病理：食管低分化癌，倾向小细胞癌。免疫组化：CK8/18+、Syn+、CgA+、CD56+、TTF-1+、CK5/6-、P53+、LCA-，支持神经内分泌癌。钡餐造影（病例12图1）：胸中上段食管（相当于$T_{3~6}$范围）示长约7.0cm充盈缺损及狭窄区，该区管壁僵硬，黏膜中断，蠕动消失，钡剂通过缓慢。影像学诊断：食管癌。颈、胸上腹部CT（病例12图2）：胸上段食管壁不均匀性增厚，增强后示不均质强化，管腔狭窄，外膜面及周围脂肪间隙显示模糊。双侧锁骨上、纵隔内双侧气管食管沟区多发增大淋巴结，部分融合，局部与邻近结构分界不清。左侧声带形态欠规则。①结合临床，食管癌并双侧锁骨上、纵隔淋巴结转移；②考虑左侧声带麻痹，请结合临床；③双侧胸膜略增厚。

主治医师：患者病理经我院会诊，结合免疫组化倾向小细胞癌，目前分期检查已完善，诊断：胸上段食管小细胞癌（$cT_4N_2M_0$，局限期）。患者有右侧胫腓骨骨折病史，请骨外科主任医师会诊，右胫腓骨骨折术后1.5年，X线片示骨痂形成，骨折线模糊，可将外固定拆除，单拐行走，并逐渐负重，不影响放化疗。

主任医师：同意目前诊断意见。化疗是PESCC治疗的基石，放化疗综合治疗是局限期PESCC的推荐治疗模式，同步放化疗后建议继续行4周期化疗。小细胞癌对放化疗敏感，初次治疗注意肿瘤溶解综合征，需充分水化利尿。

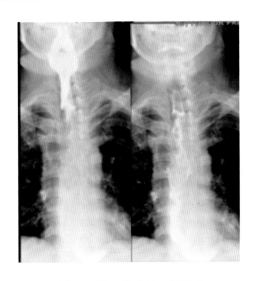

病例 12 图 1 治疗前 X 线检查

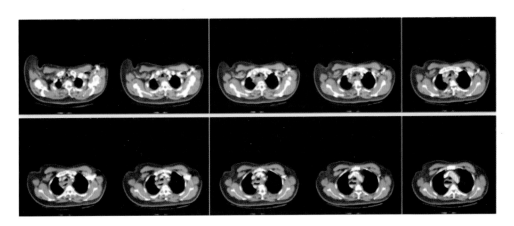

病例 12 图 2 治疗前颈、胸上腹部 CT

三、诊疗经过

2016 年 5 月 10 日行同步放化疗。GTV 为食管原发灶、双侧锁骨上及气管食管沟转移淋巴结，CTV 为食管原发灶上下外放 3cm、环周外放 5mm 及双锁上、上中纵隔及食管周淋巴引流区，CTV 外放 8mm 为 PTV，行 IMRT 治疗，95% PTV 处方剂量 2Gy/ 次 ×30 次（病例 12 图 3）。同步 EP 方案（依托泊苷 0.1g d1~5 + 顺铂 40mg d1~3，q21d）化疗 2 周期。同步放化疗后复查食管钡餐（病例 12 图 4）：食管胸上段黏膜紊乱，食管壁略僵硬，对比剂通过顺利。食管癌治疗后病变基本消失。复查 CT：（病例 12 图 5）胸上段食管壁不均匀性增厚，其内膜面欠光整，外膜面模糊，增强后示不均质强化，外膜面及周围脂肪间隙显示模糊。双侧锁骨上、纵隔内双侧气管食管沟区多发小淋巴结，边缘模糊，局部与邻近增厚食管壁分界不清。双侧胸膜略增厚。疗效 PR。后序贯 EP 方案化疗 4 周期，复查 CT 疗效 SD。

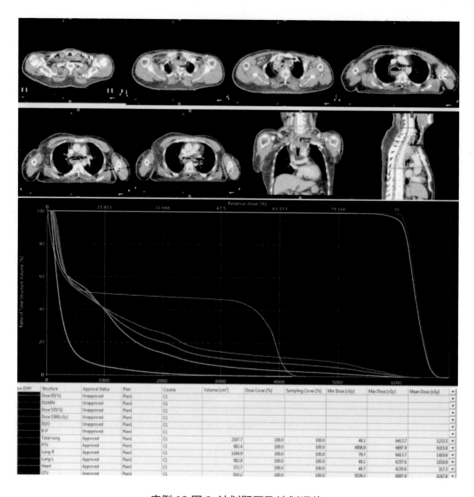

病例 12 图 3　计划靶区及计划评价

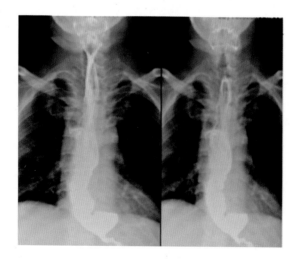

病例 12 图 4　同步放化疗后食管钡餐

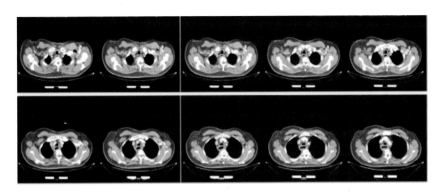

病例 12 图 5 同步放化疗后 CT

四、诊疗结局及随访

2016 年 9 月完成治疗计划后复查钡餐（病例 12 图 6）：食管病灶消失。CT（病例 12 图 7）：结合临床，食管癌并双侧锁骨上、纵隔淋巴结转移治疗后，较前（2016 年 6 月 20 日）基本变化不著。意见：结合临床，食管癌并双侧锁骨上、纵隔淋巴结转移治疗后，较前（2016 年 6 月 20 日）基本变化不著。

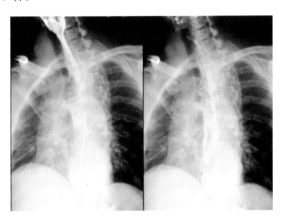

病例 12 图 6 食管钡餐

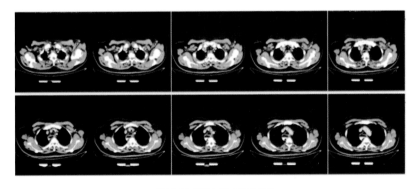

病例 12 图 7 治疗后 CT

　　随访：治疗后半年（2017 年 5 月）复查食管钡餐（病例 12 图 8）：结合临床：颈段食管癌治疗后病变基本消失。复查 CT（病例 12 图 9）：①结合临床，食管癌并双侧锁骨上、纵隔淋巴结转移治疗后，较前（2017 年 1 月 18 日）基本变化不著；②双肺炎症，双侧胸膜略增厚，变化不著。

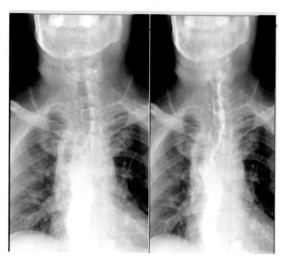

病例 12 图 8　治疗后食管钡餐片

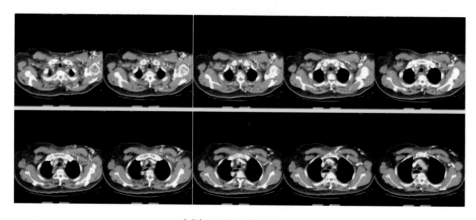

病例 12 图 9　治疗后 CT

五、主要治疗经验

1.　PESCC 少见，占所有食管癌的 0.6%~3.0%，临床特征与 SCLC 相似，进展快，预后差。确诊依靠细胞 / 病理学及神经内分泌标志物，多点、多量取材能够更好地明确诊断。该例患者结合免疫组化检查明确诊断。

2.　该患者采用了同步放化疗 + 巩固化疗的治疗模式。放疗剂量 60Gy/30F，化疗采用 EP 方案，治疗期间患者表现了良好的耐受性。近期疗效原发灶 CR。对于该患者，同步放化疗的治疗模式是一个合理的选择。

3. 由于 PESCC 对放化疗敏感，因此 PESCC 患者初次治疗时应充分采取水化利尿等措施，减少肿瘤溶解综合征发生的可能。

4. 文献报道 18 例 PESCC 患者治疗后随访期间仅 1 例患者出现脑转移。因此不建议行 PCI。

（孙洪福）

病例 13 胸下段广泛期食管小细胞癌化放疗

一、病历摘要

患者男性，71 岁。汉族。因"进食梗阻感 3 个月余"于 2016 年 4 月 28 日入院。

病史：患者 2016 年 1 月无明显诱因出现进食梗阻感，伴轻度疼痛，进食干硬食物时明显，无声音嘶哑及饮水呛咳。2016 年 4 月 21 日某市级医院电子胃镜检查：进镜 30cm 见食管后壁不规则隆起、糜烂，长约 6cm。病理示：食管肿瘤性病变，倾向小细胞癌，建议免疫组化。患者为行进一步治疗就诊山东省肿瘤医院。

2014 年因腰骶骨外伤性粉碎性骨折，行腰椎骨折支架固定术。无高血压、冠心病、糖尿病史。否认传染病史，无其他手术史，无输血史。无药物过敏史。吸烟 40 支 / 日 × 30 年，饮酒 500g/d × 30 年。否认家族性遗传性病史及肿瘤相关病史。

入院查体：T：36℃，P：72 次 / 分，R：18 次 / 分，BP：136/83mmHg，H：165cm，W：54kg，BS：1.61m²，KPS：90 分，NRS2002：2 分，NRS：0 分。老年男性，营养中等，神志清，精神好。全身浅表淋巴结未触及肿大。头颅及五官正常。颈软，气管居中。两肺呼吸音清，未闻及干湿性啰音。心率 72 次 / 分，心律规整，心音有力，未闻及病理性杂音。全腹无压痛及反跳痛，未扪及明显包块。肝脾肋下未触及。四肢活动自如。T_{12}~L_4 见一长约 15cm 纵行手术瘢痕，愈合良好。神经系统无异常。

辅助检查：

2016 年 4 月 21 日电子胃镜：进镜 30cm 见食管后壁不规则隆起、糜烂，长约 6cm。（某市级医院）

2016 年 4 月 25 日内镜病理：食管肿瘤性病变，倾向小细胞癌，建议免疫组化。（某市级医院）

入院诊断：

1. 胸下段食管小细胞癌（待分期）。

2. 腰椎骨折支架固定术后。

二、查房记录

(一)第一次查房

住院医师：患者老年男性，因"进食梗阻感3个月余"入院。患者已行食管镜检查示：进镜30cm见食管后壁不规则隆起、糜烂，长约6cm。内镜活检病理：食管肿瘤性病变，倾向小细胞癌，建议免疫组化。

主治医师：患者已有食管镜病理学初步结果，目前诊断胸下段食管癌（待病理和分期）。请病理科会诊，并免疫组化进一步明确诊断。完善颅脑胸部上腹部CT检查完善分期，完善食管钡餐检查。

主任医师：同意以上意见。PESCC分期标准通常参照AJCC分期、美国退伍军人医院分期标准，后者应用较为广泛，分为局限期和广泛期。等待病理学检查及分期检查明确后制订治疗方案。

(二)第二次查房

住院医师：血细胞分析、肾功、肝生化、电解质均正常，血清肿瘤标志物NSE、CEA略升高，CA125正常。颈部超声：双侧颈旁及双锁骨上区未见肿大淋巴结显像。颅脑胸部及上腹部CT检查（病例13图1）:胸中下段食管壁示明显增厚，纵隔内右侧气管食管沟区、主肺动脉窗区、气管隆突下可见肿大淋巴结，大者短径约1.5cm。腹腔内贲门旁可见肿大淋巴结，直径约1.1cm。腹膜后腹腔干右旁可见淋巴结，短径约0.6cm。提示：①胸中段食管癌并纵隔、腹腔淋巴结转移；②双肺气肿、肺大疱；③腹膜后淋巴结稍大；④颅脑扫描未见异常。钡餐检查（病例13图2）:胸中段食管癌。我院病理科进一步行免疫组化，诊断：（食管）小细胞癌。CT检查见腹膜后腹腔干右旁短径约0.6cm淋巴结，考虑转移，目前诊断：胸下段食管小细胞癌（$cT_4N_1M_{1a}$）。

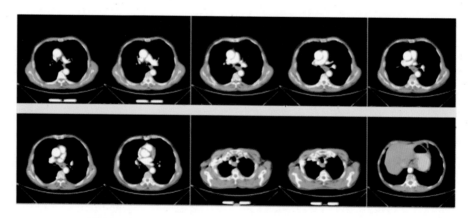

病例13图1 2016年4月29日治疗前头颅＋胸部＋上腹CT

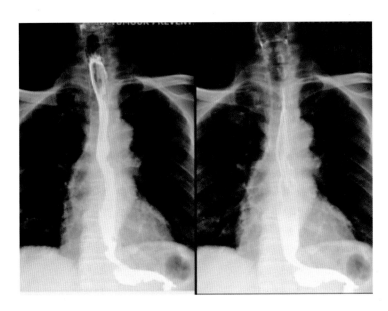

病例 13 图 2 食管钡餐

主治医师：患者目前病理诊断及分期已明确：胸下段食管小细胞癌（广泛期）。治疗以化疗为主。建议方案采用 EP 方案，首次化疗注意给予水化利尿，预防肿瘤溶解综合征。

主任医师：同意上述诊疗意见。建议 EP 方案化疗总疗程 6 周期，每 2 周期后评价疗效，依据疗效及患者反应及早加入放疗，建议放疗剂量为 60Gy。患者 CT 示双肺气肿、肺大疱，放疗计划优化时注意控制肺受量。

三、治疗经过

患者无化疗禁忌证，2016 年 5 月 3 日开始 EP 方案化疗：依托泊苷 0.1g d1~5 + 顺铂 40mg d1~3，2 周期化疗后疗效 PR，胃肠道反应 I 度，骨髓抑制 III 度。2016 年 6 月 8 日开始行 IMRT，结合化疗前 CT 勾画放疗靶区（病例 13 图 3），以食管癌原发灶为 GTVp，纵隔、腹腔及腹膜后转移淋巴结为 GTVn，食管癌原发灶上下外放 3cm、环周外放 5mm 为 CTVp，106、107、108、110 及腹部 1、2、3、7、9 组淋巴引流区为 CTVn，CTVp 外放 5mm 为 PTVp，CTVn 外放 8mm 为 PTVn，两者融合生成 PTV，2Gy/ 次 × 25 次，每周 5 次，依据 50Gy 评价放疗计划，脊髓最大剂量为 3993.3cGy，左肾平均剂量 593.7cGy，右肾平均剂量 559.2cGy，心脏 V30 为 35%，双肺平均 1680.1cGy，双肺 V20 = 23%。同步 EP 方案化疗 2 周期，放射性食管炎 I 度，胃肠道反应 I 度，骨髓抑制 II 度，复查食管钡餐（病例 13 图 4）检查：食管癌放化疗后消失。CT 检查（病例 13 图 5）：①胸中段食管癌并纵隔、腹腔淋巴结转移，较前（2016年 4 月 29 日）均显著好转；②双肺气肿、肺大疱；双肺炎症及纤维灶。疗效评价 PR。后继续行 EP 方案化疗 2 周期。

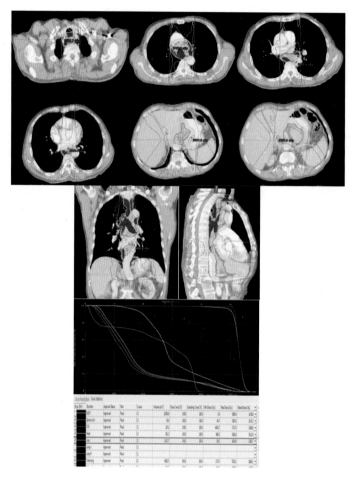

病例 13 图 3 放疗靶区与放疗计划评价

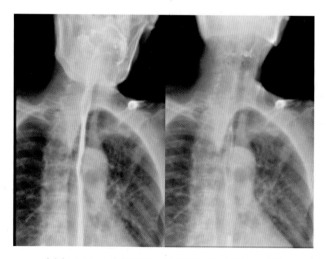

病例 13 图 4 食管钡餐（4 周期 EP 方案化疗后）

2. 应依据患者具体情况个体化制订治疗方案。该患者放疗靶区大，给予50Gy的放疗剂量，患者耐受性好。

3. 化疗方案可选择 EP 方案。

六、食管小细胞癌的相关知识点

1. PESCC 的治疗原则　由于 PESCC 发病率低，样本量少，缺乏大样本随机对照研究，因此还没有标准的综合治疗方案，目前治疗方案的选择主要是基于回顾性资料的分析。通常认为，PESCC 治疗，无论 LD 还是 ED，化疗都是综合治疗的基础，放化疗综合治疗是 PESCC 的推荐治疗模式，同步放化疗优于序贯放化疗，放疗剂量建议 50~60Gy/25~30 次。不推荐行 PCI。建议 PESCC 患者参加临床研究确立其标准治疗模式。

2. 化疗 + 放疗模式 VS 化疗 + 手术模式　关于这两种治疗模式，有两项回顾性研究进行了对比。Ding J 对 106 例 LD-PESCC 生存分析发现，手术 + 术后化疗(42 例)、同步放化疗(39 例)的 5 年生存率分别为 31.0%、23.1%，中位生存期分别为 26.0 个月、18.0 个月，两组比较没有统计学意义，提示手术 + 术后化疗与放化疗两种治疗模式疗效相当。而 Meng MB 等对 127 例 LD-PESCC 分析发现，73 例接受放化疗，中位生存期 33.0 个月，1 年、3 年生存率分别为 80.7%、50.0%，而 54 例患者接受手术 + 化疗，中位生存期为 17.5 个月，1 年、3 年生存率分别为 66.6%、24.2%，两组总生存差异有统计学意义；对于不同分期而言，Ⅰ期、Ⅱ A 期生存差异无统计学意义，Ⅱ B 期、Ⅲ期生存差异有统计学意义；对于 N（−）的亚组，放化疗（17 例）中位生存期 54.2 个月，手术 + 化疗（17 例）中位生存期 17.5 个月，$P = 0.148$，两组生存无统计学差异；而对于 N（+）的亚组，放化疗（37 例）中位生存期 44.6 个月，手术 + 化疗（24 例）中位生存期仅 12.0 个月，$P = 0.018$，差异有显著意义。以上研究提示，LD-PESCC 推荐行放化疗综合治疗，而对于 N（−）的 PESCC 患者，手术 + 化疗可能也是一种治疗模式选择。

关于化放疗顺序的研究更少。Vos B 等报道了 24 例 PESCC 患者（LD 11 例，ED 13 例），发现 LD 患者同步放化疗中位生存期 36 个月，序贯放化疗 11 个月，差异有统计学意义（$P = 0.04$），提示同步放化疗优于序贯。

3. 放疗剂量　既往文献对于不同放疗剂量没有进行分析比较。Meng MB 等 127 例 LD-PESCC 患者中，73 例接受放化疗，52 例放疗剂量可分析，其中 43 例 ≥ 50Gy，9 例 < 50Gy，73 例患者中位生存期 33.0 个月。Ding J 等的 106 例 LD-PESCC 患者中，39 例接受了同步放化疗，放疗剂量 50~60Gy，5 年生存率 23.1%，中位生存期 18 个月。依据文献报道的治疗经验，推荐放疗剂量为 50~60Gy。

4. 预防性脑照射（PCI）Nakajima Y 等报道了 18 例 PESCC 患者，其中 10 例 LD，8 例 ED。LD 接受同步放化疗，ED 接受单纯化疗。LD 中位中位生存期 17.3 个月，ED 13.9 个月，随访期间仅 1 例 LD 患者（近期疗效 CR）出现脑转移。因此不建议行 PCI。

（孙洪福）

病例 14 颈段食管鳞癌术后放疗

一、病历摘要

患者男性，69岁，汉族，山东巨野人，因"颈段食管癌术后1个月余"于2017年4月6日入院。

病史：患者于2016年10月始无明显诱因出现进食梗阻感，大口咽食时明显，无吞咽疼痛，无口吐黏液，偶有饮水呛咳，无声音嘶哑，无恶心、呕吐，无胸背部疼痛。2017年1月13日北京某肿瘤医院CT检查：①颈段食管管壁增厚，警惕为食管癌，建议结合镜检；②左侧梨状窝改变，建议追随。1月17日于该院电子胃镜检查：①食管癌（性质待病理，距门齿为16~20cm）；②余食管黏膜散在碘染色阳性灶（性质待病理）。活检病理示：（食管）鳞状细胞癌。2月9日在该院全麻下行气管断开复位+颈段食管下咽切除+游离空肠修复+双侧Ⅵ区、右侧Ⅲ~Ⅳ区清扫术，手术顺利。术后病理示：（颈段食管）食管缩窄型低分化鳞状细胞癌，肿瘤浸透肌层达纤维膜，可见神经侵犯。（环后切缘）（咽喉壁切缘）（右梨状窝切缘）（左梨状窝切缘）（食管切缘）（食管下切缘）、上切缘及基底切缘未见癌。淋巴结转移性癌（1/9）（右气管食管沟淋巴结清扫）1/1（左气管食管沟淋巴结清扫）0/3（右颈3区淋巴结清扫）0/1（右颈4区淋巴结清扫）0/4；免疫组化：CK5&6（3+），P40（2+），P63（3+），Cyclin D1（2+），EGFR（3+），HER2（－），MET（1+）。pTNM分期：pT$_3$N$_1$＞。术后恢复可，未行其他治疗，3月10日到济宁市某医院胸部CT检查："①食管术后所见，食管上段局部管壁增厚，请结合临床；②右肺少许炎症；③左肺下叶小结节，建议随访复查。"患者术后曾出现声音嘶哑，渐减轻，偶有饮水呛咳，半流质饮食，进食量可，仍偶有梗阻感。为进一步治疗来我院。自患病以来，体重下降约5kg。2年前因肺栓塞在济宁市某医院行下肢静脉血栓介入术。无高血压、冠心病、糖尿病史，否认传染病史。否认外伤史，无其他手术史，无输血史。无药物过敏史。父亲因食管癌过世。

入院查体：T：36.4℃，P：92次/分，R：23次/分，BP：129/72mmHg，H：169cm，W：52Kg，BS：1.61m^2，KPS：80分。老年男性，体型偏瘦，神志清，精神好。全身浅表淋巴结未触及肿大。头颅及五官正常。颈部可见T形手术瘢痕，愈合良好，瘢痕正中可见一金属夹，局部皮肤干燥，无溃破及渗出。气管居中，颈静脉怒张，未见颈动脉异常搏动。双侧呼吸音清，未闻及干湿性啰音或异常呼吸音。心率92次/分，心律齐，心音有力，未闻及病理性杂音。腹部正中可见竖行手术瘢痕，长约10cm，愈合良好。全腹无压痛及反跳痛，未扪及明显包块。肝脾肋下未触及。四肢及神经系统无异常。

辅助检查：

2017年1月13日CT：①颈段食管管壁增厚，警惕为食管癌，建议结合镜检；②左侧梨状窝改变，建议追随。

2017年1月17日电子胃镜：距门齿16~20cm 11点至6点位食管入口至食管可见一溃疡性肿物，肿物溃疡底深且覆以污物及白苔，溃疡堤不规则隆起，溃疡堤质脆触之易出血，肿物处食管腔偏心性狭窄，内镜通过困难但尚可通过。内镜诊断：食管癌。活检病理示：（食管）鳞状细胞癌。

2017年3月10日胸部CT：①食管术后所见，食管上段局部管壁增厚，请结合临床；②右肺少许炎症；③左肺下叶小结节，建议随访复查。

入院诊断：

1. 颈段食管低分化鳞癌术后（$pT_3N_1M_0$，ⅢA期）。

2. 肺栓塞治疗后。

3. 下肢静脉血栓介入术后。

二、查房记录

（一）第一次查房

住院医师：患者老年男性，因"颈段食管癌术后1个月余"入院。3年前因肺栓塞在外院行下肢静脉血栓介入术。2017年2月9日在北京某肿瘤医院全麻下行气管断开复位＋颈段食管下咽切除＋游离空肠修复＋双侧Ⅵ区、右侧Ⅲ～Ⅳ区清扫术。术后病理为颈段食管低分化鳞癌。术后出现声音嘶哑，渐减轻，偶有饮水呛咳，半流质饮食，进食量可，仍偶有梗阻感。查体：浅表淋巴结未触及肿大。颈部可见T型手术瘢痕，愈合良好。瘢痕正中可见一金属夹，局部皮肤干燥，无溃破及渗出。心肺查体未见明显异常。腹部正中可见竖行手术瘢痕，长约10cm，愈合良好。血常规正常，肿瘤标志物Cyfra21-1、NSE、CEA、scc均正常。

主治医师：该患者因"颈段食管癌术后1个月余"入院，术后恢复良好。结合术后病理及CT检查结果（病例14图1），诊断为颈段食管低分化鳞癌术后（$pT_3N_1M_0$，ⅢA期，UICC/AJCC TNM分期第7版2010），有术后放疗适应证，建议放疗前行食管造影及内镜检查，明确吻合口、肺功能等情况。患者曾有肺栓塞、双下肢静脉血栓，注意放疗可能加重血栓等情况发生，注意定期检测凝血功能。

主任医师：本例为颈段食管病变患者，此类患者手术难度大，不易完全切除肿瘤，术中、术后并发症多，术后生活质量较差，目前国内外多采用术前放（化）疗＋手术挽救或根治性同步放化疗，而采用先手术的患者相对较少。本例患者手术达R0切除，术后分期为$pT_3N_1M_0$，有辅助性放疗指征。鉴于切缘阴性及术后CT检查无明显异常，建议放疗靶区为术后瘤床上下3cm、环周0.5cm及双侧锁骨上淋巴引流区，放疗剂量为2Gy×25次。同意主治医师提出的放疗前、放疗中的注意事项，注意不良反应的观察及妥善处理。全身化疗在颈段食管癌术后的作用不明确，且患者年龄较大，体质一般，暂不考虑。

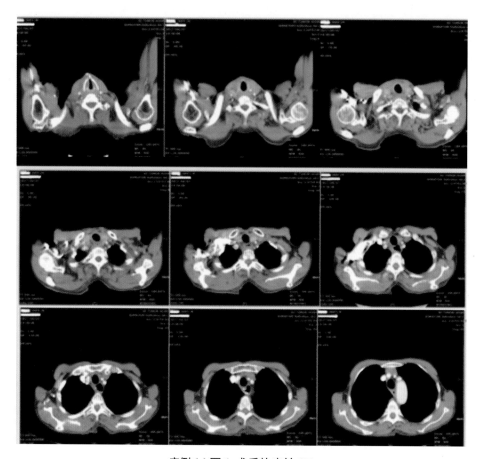

病例 14 图 1 术后放疗前 CT

三、治疗经过

2017 年 4 月 11 日起以颈段食管癌术后瘤床上下 3cm、环周 0.5cm 及双侧锁骨上淋巴结引流区为 CTV，外扩 0.5cm 为 PTV，PTV 处方剂量为 2Gy/ 次，暂定 25 次。危及器官受量：双肺 V20 ＝ 10%、双肺平均受量 4.91Gy；脊髓最大点受量 44.06Gy。放疗期间放射性食管炎Ⅰ度，小量频服康复新液治疗后好转，放疗结束时照射野内皮肤反应Ⅰ度（病例 14 图 2）。

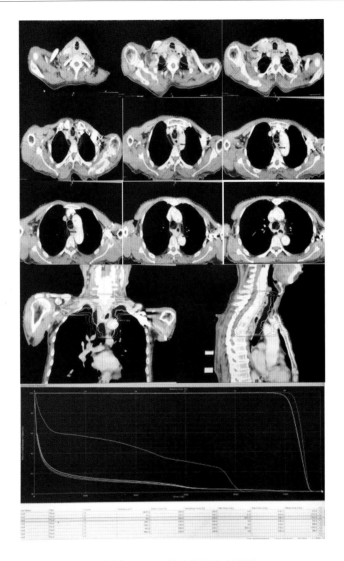

病例 14 图 2　放疗靶区与计划

四、诊疗结局及随访

患者术后未来院定期复查，2018 年 3 月 1 日电话随访无特殊异常症状。

五、主要治疗经验

1. 咽喉食管切除术（PLE）是目前颈段食管癌（CEC）治疗的标准模式，但国内此方式单独应用较少，考虑与手术难度较大、根治性手术比率低（R0 切除约 57.6%）、器官功能保留效果差以及手术相关并发症和死亡率高是主要原因。

2. 同步放化疗是颈段食管癌广泛采用的治疗方式，该方式器官功能保留效果佳，而且治疗后复发的大部分患者仍可以通过手术挽救治疗达到良好的效果。

3. 以手术、放化疗为主的多学科综合治疗模式是探索的方向。

六、相关知识点

颈段食管癌（CEC）占所有食管癌的 5% 以下，其治疗方式争议已久。早、中期 CEC 经典的治疗方式包括手术切除、放疗或两者联合。

CEC 患者手术难度大，手术不易完全切除肿瘤等原因，目前国内外多采用术前放（化）疗＋手术挽救或根治性同步放化疗治疗方式居多，而采用先手术的患者相对较少。目前放化疗为 NCCN 指南明确推荐的 CEC 治疗方式，但有专家认为，对于有咽喉保留意愿的患者，推荐初始治疗选择放疗，但对放疗反应不佳的患者可随即采取手术治疗。

目前尚无高级别证据显示术前放（化）疗＋手术挽救或根治性同步放化疗两种治疗策略孰优孰劣，因此 CEC 更需要多学科综合治疗的支持。根据中国医科院肿瘤医院罗京伟等开展的一项回顾性研究结果，初始手术治疗或初始放疗在 CEC 中的疗效相似，平均随访 15.1 个月，放疗组、手术组的 2 年无局部复发率分别为 69.9%、68.6%，无区域复发率分别为 79.5%、69.8%，无远处转移率分别为 74.3%、62.5%，2 年总生存率分别为 49.3%、50.7%，均无组间统计学差异。因此，对于有器官保留意愿的 CEC 患者，初始治疗更推荐放疗。

局部区域复发是 CEC 术后的主要失败模式，术后辅助放疗可减少局部复发，在此基础上有可能进一步提高总生存。颈段食管淋巴引流有以下特点：以纵向为主，引流至食管、气管旁淋巴结，颈静脉链淋巴结（上中下组分别为 Ⅱ、Ⅲ、Ⅳ 区）、颈后淋巴结、锁骨上淋巴结、上纵隔淋巴结及咽后淋巴结（尤其是下咽受侵时）。因此 CEC 容易发生以上部位区域性和上下双向性的淋巴结转移。

中国医科院肿瘤医院提出如下 CEC 术后放疗适应证：①手术治疗的患者，如病理证实切缘不净、残存、肿瘤侵及食管纤维膜、区域淋巴结转移，均应行术后放疗；②术后复发的患者采用术后放疗为挽救手段。

CEC 术后放疗剂量依据手术情况而定，如用空肠代或胃代者，则吻合口一般控制在剂量 50~56Gy，且分次剂量不应超过 2Gy。CEC 术后靶区勾画尚无相应的指南，也无更高的循证医学证据。本例患者放疗范围（CTV）包括术后瘤床上下 3cm（上界至环状软骨）、环周 0.5cm 及双侧锁骨上淋巴引流区，随访远期疗效良好，提示进行选择性淋巴引流区放疗是可行的。

（张　健）

病例 15　胸中段食管癌术后放化疗

一、病历摘要

患者男性，64 岁，汉族，山东省莱阳市，因"食管癌术后 18 天"于 2015 年 5 月 18 日入院。

病史：患者 2 个月前无明显诱因出现进食时胸骨后烧灼感伴进食阻挡感，进食硬质食物时明显，无发热、胸痛，无声音嘶哑、饮水呛咳，无恶心、呕吐，无反酸、嗳气，无呕血、黑便。当地医院胃镜检查示：距离门齿 27cm 见环形狭窄，进镜费力，狭窄处近端见环半腔纵行长约 2cm 糜烂，表面粗糙，管壁僵硬。活检病理示：食管高分化鳞状细胞癌。至某省级医院于 2015 年 4 月 30 日在全麻下行腹腔镜辅助经上腹右胸食管癌切除、胃食管右胸顶器械吻合术。术后病理示：食管中分化鳞状细胞癌，侵达外膜，肿物切面积 2cm×1cm，上下切缘及吻合器切缘未查见癌，右喉返淋巴结 1 枚查见转移癌，食管及贲门旁淋巴结 6 枚、送检食管旁淋巴结 3 枚、左喉返淋巴结 5 枚、隆突下淋巴结 8 枚均未查见癌转移。术后恢复良好。今为求进一步治疗来我院。自发病以来，精神、饮食可，睡眠及大小便正常，体重无明显减轻。

入院查体：T：36.4℃，P：76 次 / 分，R：19 次 / 分，BP：135/82mmHg，H：167cm，W：66Kg，BS：1.73m^2，KPS：90 分，NRS2002：1 分。老年男性，营养中等，神志清，精神好。浅表淋巴结未触及肿大。胸廓对称，右胸壁见一长约 20cm 术痕，愈合好。双侧呼吸音清，未闻及干湿性啰音。心率 76 次 / 分，律齐有力。全腹无压痛及反跳痛，未扪及明显包块。

辅助检查：2015 年 4 月 30 日：术后病理：食管中分化鳞状细胞癌，侵达外膜，肿物切面积 2cm×1cm，上下切缘及吻合器切缘未查见癌，右喉返淋巴结 1 枚查见转移癌，食管及贲门旁淋巴结 6 枚、送检食管旁淋巴结 3 枚、左喉返淋巴结 5 枚、隆突下淋巴结 8 枚均未查见癌转移。

入院诊断：胸中段食管鳞癌术后（pT$_3$N$_1$M$_0$，ⅢA 期，AJCC 第七版）

二、查房记录

（一）第一次查房

住院医师：患者入院后查血细胞分析、肝肾功均正常；血清 Cyfra21-1、NSE、CEA 均正常；颈部胸部上腹部 CT：①结合临床，食管癌术后改变；吻合口略增厚，请结合临床；②纵隔淋巴结肿大。

主治医师：患者目前诊断为胸中段食管鳞癌术后（pT$_3$N$_1$M$_0$，ⅢA 期 AJCC 第七版），术后 CT 显示吻合口增厚，纵隔淋巴结肿大；建议进一步行内镜检查明确吻合口情况，可考虑 FDG PET-CT 进一步明确纵隔淋巴结及远处器官转移情况。

主任医师：同意上述诊疗意见。患者有局部复发和远处转移的风险，有术后放化疗治疗指证。待我院病理会诊结果，明确吻合口和纵隔淋巴结情况后，再确定治疗方案。

（二）第二次查房

住院医师：我院会诊病理结果示：(食管) 高 - 中分化鳞状细胞癌，侵及纤维膜，切线未见癌，送检淋巴结（1/21）查见转移癌；PET-CT 显示为食管癌术后改变，未见确切 FDG 高代谢病变；纤维胃镜显示：吻合口轻微水肿，无复发及肿瘤残留迹象。

主治医师：我院病理诊断与原病理诊断一致，术后辅助检查提示为术后改变未见肿瘤残留及新发病变。目前诊断明确：胸中段食管鳞癌术后（pT$_3$N$_1$M$_0$，ⅢA 期）。该期别的食管鳞癌术后局部复发率高达 40%~60%，术后放疗能够提高局部控制率，辅助化疗能减少远处转移的风险，建议行术后放化疗。

主任医师：同意目前诊断及治疗建议。诸多证据表明，术后病理证实有淋巴结转移的局部晚期食管鳞癌患者可从术后辅助化放疗中获益。该患者具有明确的放化疗指征，无明确禁忌证，但鉴于体质稍差，给予序贯放化疗。放疗靶区包括高复发风险区域：瘤床及 101、104、105、106、107、108、110、1、3、5、7 及部分 9 组高危淋巴引流区（病例 15 图 1）。

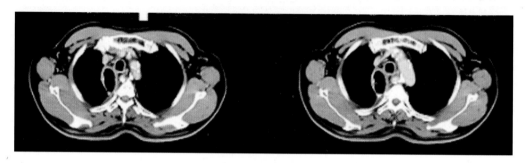

病例 15 图 1 治疗前 CT

三、治疗经过

2015 年 5 月 28 日开始放疗，负压袋固定体位，断层 CT 扫描，胸部"十字"。放疗靶区：以瘤床、101、104、105、106、107、108、110、1、3、5、7 及部分 9 组高危淋巴引流区为 CTV，各方向外扩 5mm 形成 PTV，95% 处方剂量 180cGy/ 次，共行 25 次，总量 4500cGy。IMRT，以总量 4500cGy 评价，左肺、右肺、双肺的平均受量分别为 1318.0cGy、1137.6cGy、1241.5cGy，V20 分别为 15%、7%、10%，左肾、右肾平均受量分别为 318.9cGy、237.9cGy，肝脏平均受量 1204.2cGy，心脏 V30 = 25%。2015 年 6 月 30 日放疗结束出院。之后行白蛋白结合型紫杉醇＋顺铂化疗 4 周期，化疗期间胃肠道反应 I 度，骨髓抑制 IV 度（病例 15 图 2）。

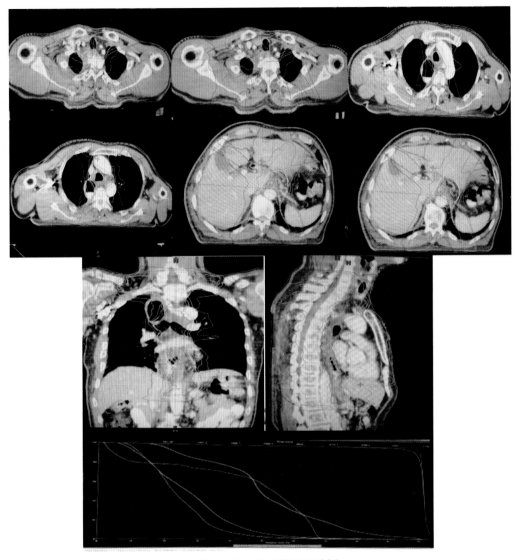

病例 15 图 2 放疗靶区与计划

四、诊疗结局及随访

患者顺利完成术后放化疗，期间骨髓抑制Ⅳ度，胃肠道反应Ⅲ度。

随访：2015 年 7 月 13 日 CT：①食管癌术后改变，吻合口略增厚，变化不著；②纵隔淋巴结肿大治疗后，变化不著；胸腔胃前方稍大淋巴结，较前缩小；右侧胸膜区结节影，变化不著；③考虑右肺炎症；右肺纤维灶。

2015 年 10 月 26 日胸部上腹部 CT：①结合临床，食管癌术后改变；吻合口略增厚，较前（2015 年 10 月 26 日）变化不著；②纵隔淋巴结肿大治疗后，变化不著；胸腔胃前方稍大淋巴结，较前缩小；右侧胸膜区结节影，变化不著；③考虑右肺炎症；右肺纤维灶。

2016年1月28日CT：①结合临床，食管癌术后改变；吻合口略增厚，较前（2015年10月26日）变化不著；②纵隔淋巴结肿大治疗后，变化不著；胸腔胃前方稍大淋巴结，较前缩小；右侧胸膜区结节影，变化不著；③考虑右肺炎症；右肺纤维灶。

2016年5月9日CT示：①结合临床，食管癌术后改变；吻合口略增厚，较前（2016年1月28日）变化不著；②右侧胸膜区结节影，变化不著；③考虑右肺炎症，好转；右肺纤维灶。食管钡餐：食管癌术后，吻合口未见明显异常。

2016年10月13日CT：①结合临床，食管癌术后改变；吻合口略增厚，较前（2016年5月10日）变化不著；②右侧胸膜区结节影，变化不著；③右肺纤维灶。食管钡餐：结合临床，食管癌术后，吻合口未见明显异常。

2017年4月26日食管钡餐：食管癌术后，吻合口及残胃未见明显异常。

2017年10月23日CT：食管术后，弓上吻合，术区结构紊乱，周围脂肪间隙模糊，右侧胸腔胃形成，术区可见金属吻合钉影，吻合口壁略示增厚。纵隔及双肺门未见明显增大淋巴结。右肺内示条索状密度增高影。右肺底胸膜区可见一结节影，中心可见高密度影，长径约1.3cm，无明显强化。食管钡餐：食管癌术后。胸腔内食管–胃弓上吻合，吻合口横径约1.2cm，边缘规则，扩张良好，造影剂通过顺利。

2018年10月11日CT：①结合临床，食管癌术后改变；吻合口略增厚，较前（2017年10月23日）变化不著；②右侧胸膜区结节影，变化不著；③右肺纤维灶。

五、主要治疗经验

1. 食管癌术后放疗靶区的制订，既要考虑CTV、PTV，还要考虑胸腔胃的受量问题。本例患者为胸中段食管癌，结合我院研究结论及有关淋巴结转移概率的文献报道，术后放疗靶区CTV除包括瘤床外，还应包括101、104、105、106、107、108、110、1、3、5、7及部分9组高危淋巴引流区，治疗过程顺利，患者耐受性良好，且随访3年余，未出现野内复发及远处转移，提示选择合适的放疗野，既可避免放疗野过大引起过度损伤，又可降低局部复发及远处转移概率。

2. 本例患者术后行PET-CT检查进一步明确术后状态，为精确靶区勾画提供了有力依据。提示有效利用多模态影像，更有助于提高医疗质量。

3. 局部晚期食管癌术后放疗降低局部复发率已被多项研究证实，尤其对于切缘阳性者，术后放疗的必要性更强。该患者术后分期为$pT_3N_1M_0$，ⅢA期，同时具有局部复发和远处转移风险，因此具有术后放化疗指征。鉴于术后同步放化疗与序贯放化疗的优势对比尚不明确，可根据患者具体的一般状况，综合评估其耐受性，合理选择同步或序贯放化疗。

（伊　艳）

病例 16　胸中段食管鳞癌术后同步放化疗

一、病历摘要

患者女性，47 岁，因"胸中段食管鳞癌术后 4 个月，3 周期化疗后 3 周"于 2017 年 6 月 14 日入院。

病史：患者 2017 年 2 月因"进行性吞咽困难 2 个月余"就诊于 ×× 医院，胃镜检查示：距门齿 28~32cm 食管黏膜不规则隆起，表面糜烂，触之易出血，活检病理示：鳞状细胞癌。2017 年 2 月 13 日全麻下行胸腔镜＋腹腔镜经右胸部、腹部、颈部三切口食管癌切除、淋巴结清扫术。术后病理：（食管）中分化鳞状细胞癌，髓质型。肿瘤体积约 4.2cm×2.8cm×1.5cm，侵穿肌层达外膜；未见明显脉管及神经侵犯；两端切缘均未见肿瘤；另送上切缘未见肿瘤；隆突下淋巴结 1/12 枚癌转移；食管旁淋巴结 3 枚、左喉返神经旁淋巴结 1 枚、右喉返神经旁淋巴结 1 枚、胃组织旁淋巴结 22 枚均未见肿瘤。术后恢复良好。2017 年 3 月 21 日起在上述医院行多西他赛＋奈达铂方案辅助化疗 3 周期，具体为：多西他赛 120mg d1 ＋奈达铂 50mg d1~2，21 天重复。化疗期间骨髓抑制Ⅱ度，消化道反应 0 度。末次化疗时间为 2017 年 5 月 20 日。现患者为行进一步治疗来山东省肿瘤医院。自发病以来，体重减轻约 8kg。否认高血压、冠心病、糖尿病史，自述对青霉素、磺胺类药物过敏。无烟酒等不良嗜好。否认家族性及肿瘤相关病史。

入院查体：T：36.5℃，P：76 次／分，R：19 次／分，BP：103/63mmHg，BS：1.57m^2，KPS：90 分，NRS2002：2 分，NRS：0 分。中年女性，消瘦貌，神志清，精神好。左颈部、右胸部、腹部可见陈旧性手术瘢痕，愈合良好。全身浅表淋巴结未触及肿大。双肺呼吸音清，未闻及干湿性啰音。心率 76 次／分，心律齐，各瓣膜听诊区未闻及病理性杂音。全腹无压痛及反跳痛，未扪及明显包块，肝脾肋下未触及。四肢及神经系统无明显异常。

辅助检查：

2017 年 2 月胃镜：距门齿 28~32cm 食管黏膜不规则隆起，表面糜烂，触之易出血。活检病理：鳞状细胞癌（×× 医院）。

2017 年 2 月 13 日术后病理：（食管）中分化鳞状细胞癌，髓质型。肿瘤体积约 4.2cm×2.8cm×1.5cm，侵穿肌层达外膜；未见明显脉管及神经侵犯；两端切缘均未见肿瘤；另送上切缘未见肿瘤；隆突下淋巴结 1/12 枚癌转移；食管旁淋巴结 3 枚、左喉返神经旁淋巴结 1 枚、右喉返神经旁淋巴结 1 枚、胃组织旁淋巴结 22 枚均未见肿瘤（×× 医院）。

入院诊断：胸中段食管中分化鳞癌术后（pT$_3$N$_1$M$_0$，ⅢA 期，AJCC/UICC 2002）化疗后。

二、查房记录

（一）第一次查房

住院医师：患者中年女性，初诊时主诉为"进行性吞咽困难 2 个月余"，在外院经胃镜活检后确诊为胸中段食管鳞癌，后胸腹腔镜下根治性手术治疗。术后病理：（食管）中分化鳞状细胞癌，髓质型。肿瘤体积约 4.2cm×2.8cm×1.5cm，侵穿肌层达外膜；未见明显脉管及神经侵犯；切缘阴性；隆突下淋巴结 1/12 枚癌转移；其余淋巴结区未查见癌转移。术后行多西他赛＋奈达铂化疗 3 周期，出现骨髓抑制Ⅱ度，现 3 周期化疗后 3 周，患者本次入院拟行术后辅助治疗。

主治医师：患者因胸中段食管鳞癌术后 4 个月，3 周期化疗后 3 周入院。术后恢复良好，结合术后病理，明确目前诊断为胸中段食管鳞癌术后（$pT_3N_1M_0$，ⅢA 期，AJCC/UICC 2002）。根据患者术后病理，考虑患者腔镜下 R0 切除，N+，虽无脉管癌栓、神经侵犯等危险因素，但术前患者未接受新辅助放化疗，根据国内指南推荐，建议术后辅助放化疗，提高局部控制率。

主任医师：患者术后病理诊断明确，为胸中段中分化鳞癌，术前未行新辅助放化疗，采用胸腔镜联合腹腔镜手术切除，淋巴结清扫，淋巴结清扫例数及清扫范围满足病理分期。对于 T3N+ 患者，建议术后辅助放化疗，通常建议先化疗，考虑到该患者仅 47 岁，一般情况好，建议给予同步放化疗。目前首先完善血液学检查，肿瘤标志物检测，以及颅脑、胸部、上腹部平扫＋强化 CT 等相关影像学检查，根据情况还可以考虑 FDG PET-CT 扫描，纤维内镜检查明确吻合口情况，待结果反馈后再行制订下一步诊疗计划。

（二）第二次查房

住院医师：患者症状、体征较入院时无明显变化。入院后完善相关检查，结果汇报如下：血细胞分析、血生化均正常范围；肿瘤标志物：CEA，Cyfra21-1，SCC 均正常范围。2017 年 6 月 14 日头颅、胸部、上腹部 CT 检查提示：①食管癌术后改变；②右肺多发结节及类结节，考虑炎性结节，建议观察；③右肺纤维灶；④头颅及腹部扫描未见明显异常（病例 16 图 1）。

主治医师：患者入院后完善血液学检查，无治疗禁忌。强化 CT 检查未发现肿瘤局部、区域复发和转移等明确表现，右肺多发结节需要密切随访。患者营养 NRS 2 分，需要注意患者营养支持治疗，KPS 90 分，可耐受术后辅助放化疗。

主任医师：同意术后给予同步放化疗，术后化疗方案根据循证医学证据推荐 PF 方案，但患者先前接受 TP 方案化疗耐受性尚好，有研究显示 TP 对比 PF 方案在术后辅助同步放化疗无显著差异，因此化疗方案可沿用原方案。定位技术可采用主动呼吸控制，或 4D-CT 等技术减少呼吸运动的影响，放疗技术推荐 3D-CRT 或 IMRT 或 VMAT 等精确放疗技术。靶区勾画范围应包含术后瘤床及高危淋巴结引流区，常规分割，推荐预防剂量 50Gy 左右，放化疗期间应密切观察毒副反应，加强对症处理。此外，肺部多发结节及类结节有转移可能，应注意密切随访。

三、治疗经过

患者颈肩胸热塑性面膜固定体位，以胸中段食管术后瘤床及上纵隔淋巴结区、胸段食管旁淋巴结区、贲门左右淋巴结引流区为靶区勾画 CTV，外扩 8mm 为 PTV，95% 等剂量线包绕 PTV，处方剂量 180cGy/ 次，IMRT 技术，计划 28 次，按 DT 50.40Gy 评价，双肺 V_{20} 26%，平均肺受量为 11.7Gy；脊髓最大受照剂量为 42.1Gy；心脏 V_{30} 为 42%，平均心脏受量为 29.1Gy

（病例 16 图 2）。放疗期间给予 2 周期同步多西他赛 + 奈达铂方案化疗，放化疗期间发生骨髓抑制Ⅱ度及胃肠道反应Ⅰ度，经对症处理后好转。

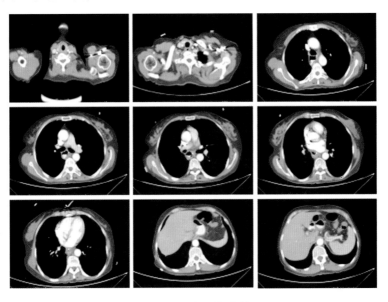

病例 16 图 1　术后放疗前 CT

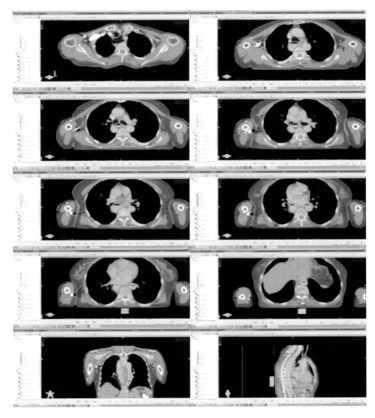

病例 16 图 2　术后放疗计划图

四、诊疗结局及随访

术后同步放化疗后 3 个月颅脑、颈部、胸部、上腹部平扫 + 增强 CT 检查示：①食管癌术后改变；②双肺多发结节及类结节，较前增大，考虑进展；心包少量积液；③右肺纤维灶；④上腹部、颅脑扫描未见明显异常。疗效评价 PD（双肺进展），给予二线方案替吉奥 + 顺铂全身化疗 4 周期，化疗 4 周期后疗效评价接近 CR。

五、主要治疗经验

对于胸段食管癌患者，R0 切除术后放疗的价值及照射范围尚未达成共识。目前多项研究发现根治术后局部区域复发主要集中在术后瘤床、锁上和中上纵隔淋巴结区，而术后预防照射能够降低局部区域复发率。对于局部晚期患者，如Ⅲ期、T4、或 N+ 患者，术后辅助放化疗可能提高患者的 5 年生存率。

杨琼对Ⅲ期胸段食管鳞癌根治术后辅助治疗的价值进行了探讨，研究发现不论年龄、病变长度、手术方式和清扫淋巴结数目多少，术后放疗都能显著提高患者总生存。局部区域复发最常见部位为隆突及以上淋巴结区域；胸上段、胸中段复发率较高，推荐术后放疗。于舒飞等对胸中段淋巴结阳性食管癌术后放疗的意义进行了探讨，发现 N1、N2、N3 时腹腔淋巴结转移率为 2.9%、10.9%、20.0%（$P = 0.009$）。据此认为 N1 不需照射腹腔淋巴引流区，而应照射纵隔淋巴引流区，但胃周包括贲门、胃小弯等淋巴引流区因手术清扫容易，该区域是否需放疗目前无一致意见，可以不考虑照射。研究认为除胸腔外，还应照射锁上和腹腔淋巴引流区；两野清扫术时在气管分叉以上或上纵隔，特别是颈胸交界处淋巴引流区域不清扫或不易清扫，该区域有较高淋巴结转移率，应行术后放疗；IMRT 照射后，无论 N1 还是 N2、N3 期，血道转移率高为合并化疗提供了依据，可在适当降低放疗总剂量、合理缩小照射范围的同时为合并化疗提供更好地保障。我院研究数据表明，Ⅱ～Ⅲ期食管鳞癌根治术后失败模式以局部区域复发尤其是纵隔淋巴结转移为主，肿瘤分化程度、临床分期、阳性淋巴结与术后复发转移相关，适当的术后辅助治疗能显著改善淋巴结阳性或Ⅲ期食管癌患者的无病生存期。此外，我院研究提示，胸中段食管鳞癌放疗靶区应根据具体情况而定，若病灶跨胸上段食管应尽量包括颈部淋巴结引流区，若病灶跨胸下段食管则应尽量包括腹部淋巴结引流区，必要时可将整个纵隔淋巴结引流区包括在内。

综合以上研究结果，本例患者放疗范围（CTV）包括胸中段食管术后瘤床及上纵隔淋巴结区、胸段食管旁淋巴结区、贲门左右等淋巴结引流区为术后放疗靶区是合理的，放疗期间给予全身化疗预防和控制远处转移，放化疗耐受性可，近期随访控制良好，提示进行选择性淋巴引流区放疗是可行的。但患者术后放化疗后 3 个月复查，出现双肺结节增大考虑双肺转移，提示需重视食管癌患者的双肺转移可能。本例患者在放疗前 CT 检查提示双肺结节及类结节，应在同步放化疗过程中密切随访肺部结节变化情况，在放疗后尽早复查，由此指导全身治疗方案的调整，改善患者预后。

（王银霞）

病例 17 胸下段食管鳞癌术后放疗

一、病历摘要

患者男性,47 岁,因"食管癌术后 3 个月余,4 周期化疗后 9 天"于 2015 年 9 月 29 日入院。

病史:患者于 2015 年 5 月无明显诱因出现进食噎感,以进硬质食物明显,进行性加重,无咳嗽,无饮水呛咳,无吐黏液,无胸背疼痛。2015 年 5 月 26 日在某市医院胸部 CT 示下段食管占位。胃镜检查示:距门齿 37~42cm 食管黏膜见凸向管腔的新生物,表面充血糜烂及溃疡形成,超过管腔 1/2,活检 4 块,组织脆,触之易出血,余食管黏膜光滑柔软,血管纹理清晰,扩张度好,齿状线清晰,余(-)。内镜诊断:①食管占位病变(性质待病理);②非萎缩性胃炎,未予其他特殊检查及治疗。6 月 2 日在全麻下行剖左胸食管癌切除、食管胃左颈部吻合术,手术顺利,术后病理示:食管蕈伞型低分化鳞状细胞癌,侵犯外膜,上下切线及贲门组织未见癌。区域淋巴结状态:食管周(0/3)、贲门及胃左(4/8)、107 组(0/7)、108 组(0/1)、109 组(0/3)、110 组(0/1),术后恢复顺利。7 月 10 日始行多西他赛 60mg d1、d8 + 顺铂 40mg d1~3 化疗 4 周期,胃肠道反应 I 度,无明显骨髓抑制。现来我院进一步治疗。高血压病史 5 年余,间断服用降压药,血压控制可。无冠心病、糖尿病史,无药物过敏史。吸烟 20 余年,每天 50 支,饮酒 20 余年,每天 500g。父亲因胃肿瘤去世,母亲因脑血栓去世。

入院查体:T:36.9℃,P:84 次/分,R:21 次/分,BP:100/61mmHg,H:180cm,W:66Kg,BS:1.86m^2,KPS:90 分,NRS:0 分。中年男性,营养中等,神志清,精神好。全身浅表淋巴结未触及肿大。头颅及五官正常。颈软,气管居中。左侧胸部见陈旧性手术瘢痕,两肺双侧呼吸音清,未闻及干湿性啰音或异常呼吸音。心率 84 次/分,心音有力,未闻及病理性杂音。全腹无压痛及反跳痛,未扪及明显包块。肝脾肋下未触及。四肢及神经系统无异常。

辅助检查:2015 年 6 月 2 日术后病理:(食管)蕈伞型低分化鳞状细胞癌,侵犯外膜,上下切线及贲门组织未见癌。区域淋巴结状态:食管周(0/3)、贲门及胃左(4/8)、107 组(0/7)、108 组(0/1)、109 组(0/3)、110 组(0/1)(山东省肿瘤医院 病理号:2015-104995)。

入院诊断:

1. 胸下段食管低分化鳞癌术后(pT$_3$N$_2$M$_0$,ⅢB 期,AJCC/UICC 第七版)化疗后。
2. 高血压病(Ⅱ级,低危)。

二、查房记录

(一)第一次查房

住院医师:患者中年男性,既往高血压病 5 年余。因"食管癌术后 3 个月余,4 周期化疗后 9 天"入院。2015 年 5 月无明显诱因出现进食哽噎,进行性加重。胃镜检查示:"距门齿 37~42cm 食管黏膜见凸向管腔的新生物,表面充血糜烂及溃疡形成,超过管腔 1/2"。6 月 2 日在全麻下行剖左胸食管癌切除、食管胃左颈部吻合术,术后诊断胸下段食管鳞癌(pT$_3$N$_2$M$_0$),术后恢复顺利,术后 CT(病例 17 图 1)无明显异常。术后行多西他赛 + 顺铂化疗 4 周期。

主治医师：该患者分期较晚，为进一步明确病变范围、淋巴结情况及有无放化疗禁忌证，建议行食管内镜、钡餐检查，若经济条件许可，建议行 PET-CT 检查。

主任医师：同意上述诊疗建议。对于 R0 切除的食管癌，指南推荐对Ⅲ期以上者行术后放化疗，尤以淋巴结 > 3 个者术后放疗比单纯手术延长生存期。该患者术后虽已行 4 周期化疗，仍需要进一步检查明确 N 分期。PET-CT 检查对于发现吻合口病灶及转移淋巴结有意义。进一步完善相关检查后，如无放疗禁忌证，建议行术后放疗。

（二）第二次查房

住院医师：患者症状、体征同前。食管钡餐（病例 17 图 2）未见异常，全身 PET-CT 检查：①结合病史，食管癌术后改变，左侧胸壁瘢痕条形代谢增高，考虑为术后修复改变；双肺门及纵隔略高代谢淋巴结，考虑为炎性淋巴结；②腹腔残胃高代谢结节，建议镜检；③肺气肿，右下肺小结节，建议观察。电子胃镜检查示：颈段食管未见肿物，距门齿 21cm 达食管胃吻合口，吻合口通畅，吻合口及近吻合口残胃局部黏膜充血糜烂，取活检 2 块；余残胃黏膜散在点片状充血糜烂，未见明显溃疡及肿物，幽门圆，充血水肿，启闭可，十二指肠球部及降部上端未见异常，内镜诊断：①吻合炎？性质待病理；②残胃炎。活检病理：（吻合口活检）黏膜慢性炎症。

主治医师：根据第一次查房布置情况，各项工作均已就绪。入院后检查无明显放疗禁忌，准备行食管癌术后瘤床及淋巴结引流区精确放疗，已将放疗的必要性及可能的不良反应告知患方，其表示理解，并签署放疗知情同意书。

主任医师：需要注意的是，患者分期较晚，靶区应包括术后瘤床及相应的高危淋巴结引流区（107、108、110、腹部 1、2、3、7 组），计划 1.8Gy/ 次，每周 5 次，总 25 次，总剂量 45Gy。注意定期监测血常规、肝肾功能，及时对症处理。

三、治疗经过

2015 年 10 月 8 日开始行术后放疗（病例 17 图 3)，按上述靶区及分割剂量，以 45Gy 评价，危及器官受量为：左肺、右肺、双肺平均剂量分别为 843.6cGy、723.5cGy、769.6cGy，V20 分别为 9%、5%、15%，V30 分别为 3%、2%、7%；脊髓最大剂量 3566.7cGy；心脏平均剂量 2330.4cGy。放射性食管炎Ⅰ度，胃肠道反应 0 度，白细胞抑制Ⅱ度，对症治疗后均好转。

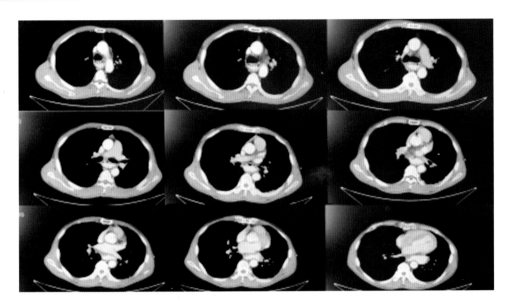

病例 17 图 1　术后 CT

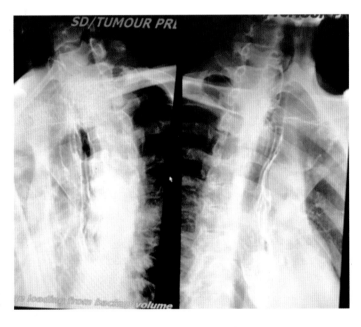

病例 17 图 2　术后食管造影

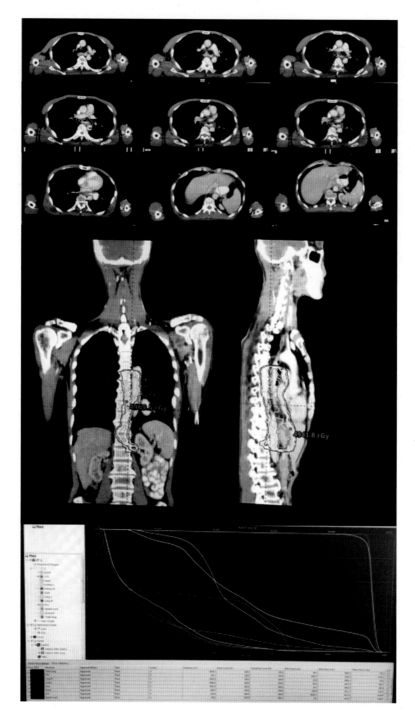

病例 17 图 3 放疗靶区与计划

四、诊疗结局及随访

患者放疗结束后，无明显不适。

2016 年 5 月 2 日复查胸部 + 上腹 CT 示：食管癌术后，左侧锁骨上及纵隔小淋巴结，较前变化不著；膈上中组增大淋巴结，较前略缩小；胸腔胃旁结节灶，较前进展，考虑转移淋巴结；考虑肝转移。超声内镜示：胸腔胃壁外见一大小约示 31.0mm×19.6mm 低回声占位，内部回声不均匀，边缘模糊，与邻近胃壁分界不清。穿刺病理示：查见鳞状细胞癌。（胃体活检）黏膜慢性炎。上腹部 MRI：①肝左叶结节灶，结合临床，考虑转移；②残胃后方结节灶，考虑淋巴结转移。

2016 年 5 月 9 日行替吉奥 + 奈达铂化疗 2 周期，以胸腔胃旁转移淋巴结为靶区行放疗，1.2Gy/ 次，2 次 / 天，共 42 次。同步第 3 周期替吉奥 + 奈达铂化疗。复查 CT 疗效评价 PR。放疗后行第 4 周期化疗，疗效评价 SD。

2016 年 11 月 6 日复查 CT 示肝转移灶进展，新发纵隔淋巴结转移，予肝脏病灶 PTV 边缘剂量 2.5Gy/ 次，1 次 / 天，共 20 次，总量 50Gy；纵隔淋巴结 PTV 边缘剂量 1.2Gy/ 次，2 次 / 天，共 42 次，总量 50.4Gy。后定期复查，病情稳定。

2017 年 5 月 1 日在某省级医院复查 CT 示肝转移灶进展，在该院行肝顶转移灶的粒子植入术，具体不详。2017 年 5 月 14 日在某市医院行纵隔转移淋巴结的无水酒精注射介入术及肝右叶转移灶的微波消融术。

2017 年 6 月 6 日 CT 检查：结合临床，食管癌术后，较前（2017 年 4 月 13 日）变化不著；纵隔淋巴结转移治疗后，考虑瘘道形成，请结合临床；肝左叶转移治疗后，好转；腹腔淋巴结肿大，变化不著。未治疗。

2017 年 7 月 20 日 CT：结合临床，食管癌术后，较前（2017 年 6 月 6 日）变化不著；纵隔淋巴结转移治疗后，考虑瘘道形成，较前好转；肝左叶转移治疗后，变化不著；腹腔淋巴结肿大，略示饱满。

五、主要治疗经验

1. 食管癌术后的全面检查 食管癌易于发生颈部、锁骨上及腹腔淋巴结转移，颈胸上腹部 CT 可较全面了解淋巴结及脏器转移情况，作为明确分期及确定诊疗方案的依据。在分期检查手段方面，PET-CT 是非常有价值的工具，可使 CT 对Ⅲ、Ⅳ期判断准确率分别提高 23%、18%。

2. 术后放疗的优势与必要性 术后放疗与新辅助放疗相比，其优势在于根据术后病理，可严格把握放疗适应证，并确定合适的放疗范围，减轻放疗引起的损伤。除 T1-2N0 患者外，术后放疗降低局部复发率已被多项研究证实。

3. 术后放化疗的必要性 尽管目前对于食管癌术后同步放化疗与序贯放化疗的优势对比尚不明确，但已有研究证实，对于局部晚期食管癌，术后辅助性放化疗能改善局部控制和长期生存。

4. 放疗计划优化 脊髓最大受量通常限定在 4500cGy 以下，双肺平均受量限定在 2000cGy 以下，心脏平均受量限定在 3500cGy 以下。同步放化疗时，双肺平均受量限定在 1300~1500cGy 以下。

六、食管癌术后放化疗的相关知识点

1. 食管癌术后放疗指征 食管癌术后失败的主要模式为区域性复发和（或）远处转移，其中以区域性复发最为常见，可达 40%~60%。因此，食管癌术后进行适当的辅助放疗对于改善患者生存期和生存质量具有十分重要的意义。

既往研究显示，术后放疗能够提高局部区域控制率，但在提高总生存方面作用微弱或是不确定。Xiao 等对 549 例食管鳞癌患者进行了随机研究，分为根治性手术组和根治性手术 + 术后放疗组，放疗剂量 60Gy。患者随机分为 3 组：1 组为无淋巴结转移者，2 组为 1~2 个淋巴结阳性者，3 组 ≥ 3 个阳性淋巴结。结果显示 1、2、3 组的 5 年生存率分别为 58.1%、30.6%、14.4%。有淋巴结转移者，单纯手术和术后放疗组 5 年生存率分别为 17.6% 和 34.1%（$P = 0.04$），提示接受术后放疗者的局部控制率和生存率都有改善。亚组分析显示，临床分期为Ⅲ期或区域淋巴有转移，特别是转移淋巴结数目 ≥ 3 个者，术后放疗能显著提高总生存率。因此建议术后放疗适应证为：①对于 R0 切除者，推荐对 T_3N_0、$T_{4a}N_0$ 及所有 N + 者行术后放化疗；②对于 R1 切除者，均应行术后放化疗；③对于 R2 切除者，推荐行术后放化疗，或姑息性治疗。

2. 术后辅助放疗范围 就目前研究看来，术后辅助放疗大照射野不仅不能带来生存获益，反而增加副反应。有关食管癌术后局部区域失败部位以及按照不同照射野实施术后放疗的疗效回顾性分析显示，食管癌术后预防性照射范围不一定需包括所有淋巴引流区域，而是有选择的区域，这样既能有效降低局部区域复发风险，又能有效控制放疗带来的正常组织损伤的风险，从而使术后放疗形成的局部区域控制率提高转化为生存率提高。但具体的放疗范围目前尚无规范可循。国内大样本研究表明，胸上段食管癌主要向颈部及上、中纵隔淋巴结转移，向下纵隔及腹腔淋巴结转移程度较低；胸中段食管癌淋巴结转移呈上下双向，主要向颈部、上、中纵隔及腹腔淋巴结转移；胸下段食管癌的淋巴结转移主要向中、下纵隔及腹腔淋巴结转移。

因此，术后放疗靶区建议：对于胸上段食管癌，纵隔区必须照射，无论术后淋巴结是否阳性，双侧锁骨上区均应包括在内；胸中段癌术后 N+ 时，纵隔区必须照射，预防照射野还应包括胃左及腹腔干、双侧锁骨上淋巴引流区；胸下段癌术后 N+，预防照射野应包括纵隔、贲门、胃左、腹腔干淋巴引流区，甚至双侧锁上淋巴引流区。

国内术后放疗推荐剂量 45~50.4Gy/5~5.5 周，1.8~2.0Gy/ 天，5 次 / 周。

3. 食管癌术后化疗方案的选择及化疗的必要性 食管鳞癌术后是否需要辅助化疗以及化疗参与时间、化疗药物选择与疗程数等，目前仍缺乏大样本前瞻性研究的临床数据。中国医学科学院肿瘤医院资料研究显示，术后化疗为 OS 改善的重要预测因子，因此建议术后病理淋巴结有转移的食管鳞癌患者，应常规行辅助化疗。福建省肿瘤医院回顾性资料研究显示，化疗 1 周期与化疗 2~4 周期者 5 年生存率有明显差异，可见，对于食管癌术后淋巴结阳性，特别对于转移淋巴结 ≥ 3 个者，2~4 个周期的化疗，对于病情控制有一定意义。

（韩　丹）

病例18 胸中段食管鳞癌新辅助放化疗

例1：

一、病历摘要

患者女性，59岁，汉族，因"进食梗阻半年"于2016年8月3日入院。

病史：半年前无明显诱因出现进食梗阻感，进食硬质食物为著，无嗳气、反酸，无胸痛。症状反复出现，逐渐加重。2016年7月26日于郑州某附属医院行胃镜检查：距门齿22~26cm食管左前壁见马蹄状隆起，表面凹凸不平，触之易出血。诊断：食管癌。自发病以来，饮食欠佳，精神可，睡眠正常，大小便正常，体重减轻约6kg。20年前左桡骨外伤性骨折，内科治愈。否认传染病史。否认手术史、无输血史。无药物过敏史。否认肿瘤家族史。吸烟2年，3支/天，已戒烟8年，不饮酒。

入院查体：T：36.3℃，P：85次/分，R：20次/分，BS：1.57m²，KPS：90分。中年女性，营养中等，神志清醒，精神可。全身浅表淋巴结未触及肿大。头颅及五官正常。双肺呼吸音清，未闻及干湿性啰音。心率85次/分，律齐有力。全腹无压痛及反跳痛，未扪及明显包块。肝脾肋下未触及。四肢及神经系统无明显异常。

辅助检查：

2016年7月27日胃镜：距门齿22~26cm食管左前壁见马蹄状隆起，表面凹凸不平，触之出血，取活检（郑州某附属医院）。

2016年7月29日病理：食管鳞状细胞癌（郑州某附属医院）。

入院诊断：

1. 胸上段食管鳞癌（待分期）。

2. 陈旧性左桡骨骨折。

二、查房记录

（一）第一次查房

住院医师：患者中年女性，1996年桡骨骨折，自愈。因"进食梗阻半年"入院。6天前于郑州某附属医院胃镜示：距门齿22~26cm食管左前壁见马蹄状隆起，表面凹凸不平。病理示：食管鳞状细胞癌。目前一般情况可，仍诉进食梗阻感，无吞咽疼痛，无声音嘶哑，无胸痛，进食半流质饮食，大小便正常。

主治医师：该患者主因进食阻挡感入院，目前一般情况可，无其他食管癌症状，外院胃镜检查示病变位于进境距门齿22~26cm处，病理为食管癌。为进一步明确病变范围、区域淋巴结转移、远处转移情况及有无放化疗禁忌证，建议完善血常规、肿瘤标志物、肝肾功、心电图，进一步颅脑胸部上腹部加强CT、食管钡餐、骨扫描明确分期。

主任医师：患者目前胸上段食管鳞癌的诊断成立，但仍需进一步检查明确患者cTNM分期，超声内镜不但在食管癌 T、N 分期方面有重要价值，对于拟行放疗的患者确定放疗靶区有特殊意义，应常规进行。另外，食管钡餐在确定病变大体类型、长度及发现恶性溃疡方面作用明显。进一步完善相关检查，明确临床分期后制订治疗方案。

（二）第二次查房

住院医师：患者症状、体征同前。入院后血常规及肝肾功未见明显异常。患者拒绝行超声内镜检查。胃镜示：食道距门齿 22~25cm 可见不规则隆起病变生长，表面糜烂，周围黏膜充血水肿，触之易出血。刷检细胞学：查到癌细胞（考虑鳞癌），病理：（食管活检）鳞状细胞癌。胸上腹颅脑 CT（病例 18 图 1）：结合临床，考虑食管癌，纵隔淋巴结转移；颅脑扫描未见异常。骨扫描：全身骨质未见明显异常。

主治医师：患者现一般情况可，KPS 评分 90 分。根据现有检查结果，明确诊断为胸上段食管鳞癌 $cT_3N_1M_0$（AJCC/UICC 2002 版），CT 示瘤体大，局部与气管、主动脉关系密切。治疗建议行新辅助放化疗 + 手术。

主任医师：同意上述诊疗分析及建议，根据 NCCN 指南，局部晚期食管癌的 I 类推荐为新辅助放化疗 + 手术。治疗前需与患者及家属充分沟通，讲明该治疗模式的必要性及可能的毒副反应，并需与手术医师当面探讨靶区勾画、手术方式、切口及吻合口设置等细节问题。请内科会诊，制订同步化疗方案，注意提醒勿应用有可能增加放射性肺损伤的药物。放化疗期间注意密切观察不良反应，及时妥善处理。

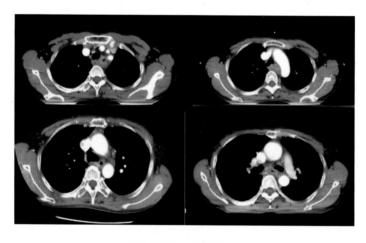

病例 18 图 1 治疗前 CT

三、治疗经过

2016 年 8 月 12 日开始行同步放化疗，具体化疗方案为：替吉奥 60mg，2 次 / 天 + 顺铂 30mg，d1~5。大孔径 CT 增强扫描定位，扫描图像通过网络传输至治疗计划系统。勾画靶区（病例 18 图 2）：GTV 为食管肿瘤原发灶及转移淋巴结，CTV 为 GTV 各方向均匀外放 5mm（原发灶 GTV 上下方向各外放 30mm）以及 104、105、106、107、108、110 组淋巴结；PTV 为 CTV 各个方向外放 5mm，外放后将解剖屏障包括在内时需做调整。处方剂量 1.8Gy/ 次，23 次，1 次 / 日，95% 等剂量线包绕 PTV。危及器官受量为：左肺平均剂量 1167.3cGy，V20 = 20%；右肺平均剂量 761.8cGy，双肺平均剂量 973.1cGy，脊髓最大剂量 3125.7cGy，心脏平均剂量 861.5cGy。放化疗期间胃肠道反应Ⅲ度，骨髓抑制Ⅰ度。

　　2016 年 9 月 14 日新辅助放疗结束时一般情况可，未诉特殊不适。复查食管造影（病例 18 图 3）：局部管壁僵硬，黏膜紊乱，造影剂通过尚顺利。复查胸部 CT（病例 18 图 4）：①胸上段管壁不均匀增厚并强化，管腔狭窄，较前好转；②纵隔各固有间隙未见明显肿大淋巴结；③两下肺见斑片状、絮状影，考虑炎症，建议抗炎治疗后复查。评价疗效达 PR。

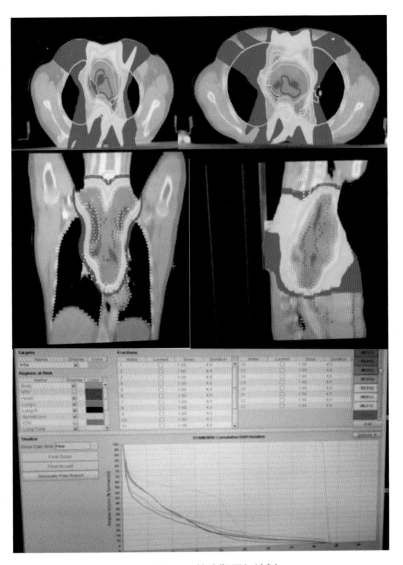

病例 18 图 2　放疗靶区与计划

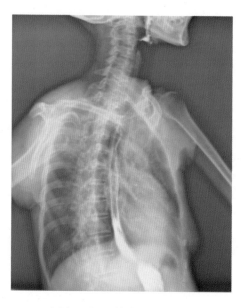

病例 18 图 3 放疗后食管造影

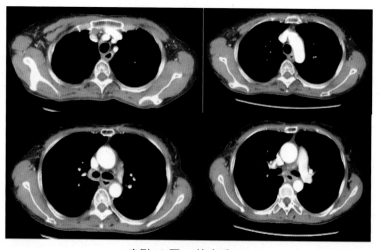

病例 18 图 4 放疗后 CT

2016 年 10 月 18 日（放疗后 34 天）排除手术禁忌后于气管插管 + 静脉复合麻醉下，行右侧开胸超声刀辅助食管胃部分切除、颈部食管胃吻合术 + 空肠造瘘术。术中发现肿瘤位于胸上段食管，大小约 5cm×2cm×2cm，浸透纤维膜，食管旁、隆突下、上纵隔淋巴结肿大，肝脾无异常，胃左动脉旁淋巴结肿大，清扫区域淋巴结。术后处理：①抗生素预防感染，化痰、抑酸、补充水电解质、营养支持、对症处理；②密切监测生命体征变化；③观察各引流管的引流量及颜色；④观察切口敷料的变化。

四、诊疗结局及随访

术后未行辅助性抗肿瘤治疗。2016 年 11 月 29 日复查胸上腹加强 CT（病例 18 图 5）：①

残胃上提，考虑术后改变；②右肺可见少许条索影，考虑炎症；③纵隔2组软组织增厚，密度较低，包裹性积液可见。食管钡餐造影（病例18图6）：食管癌术后，扩张良好，钡剂通过顺利。之后定期复查，病情稳定。

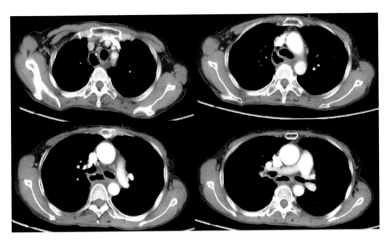

病例18图5　术后CT

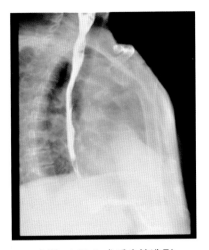

病例18图6　术后食管造影

五、主要治疗经验

1. 患者入院后完善各项检查，结合食管造影、胸部强化CT等多种技术手段确定食管病变位置、浸润深度、淋巴结状态、远处转移情况，除了先进的PET/CT、DWI-MRI等技术外，更应该重视食管超声内镜和钡餐的价值，建议内镜下使用钛夹标记肿瘤上下范围。

2. 替吉奥联合顺铂的化疗方案同步放疗在食管鳞癌患者中可安全、有效地使用，同步放化疗过程中需注意血液学毒性尤其是血小板减少的预防和治疗。

3. 治疗前需与患者及家属充分沟通，讲明该治疗模式的必要性及可能的毒副反应，并需与手术医师当面探讨靶区勾画、手术方式、切口及吻合口设置等细节问题。请内科会诊制订同步化疗方案时，注意提醒勿应用有可能增加放射性肺损伤的药物。

例 2：

一、病历摘要

患者女性，64 岁，汉族，因"进食梗阻 2 个月余"于 2016 年 11 月 21 日入院。

病史：2 个月前无明显诱因出现进食梗阻不适感，以硬质食物为著，无恶心、呕吐，无其他不适，未治疗，后症状渐加重。2016 年 11 月 19 日于安阳县某医院行胃镜检查：食管中段癌。自发病以来，精神可，大小便正常，体重无明显减轻。既往高血压病 3 年，应用利血平片、依那普利片，血压控制尚可。双耳听力明显减弱 6 年，未治疗。无传染病史，无糖尿病史，无手术、外伤、输血史，无药物、食物过敏史。父亲因食管癌去世，母亲因心脏病去世。

入院查体：T：36.6℃，P：77 次 / 分，R：19 次 / 分，BS：1.53m²，KPS：90 分。老年女性，营养中等，神志清醒，精神好。全身浅表淋巴结未触及肿大。头颅及五官正常。双肺呼吸音清，未闻及干湿性啰音。心率 77 次 / 分，律齐有力。全腹无压痛及反跳痛，未扪及明显包块。肝脾肋下未触及。四肢及神经系统无明显异常。

辅助检查：2016 年 11 月 7 日胃镜：距门齿 25~27cm，可见食管左壁黏膜蘑菇样增生组织硬、跪，触之易出血。活检病理：灶性鳞上皮呈高度上皮内瘤变，符合黏膜内癌。

入院诊断：

1. 胸中段食管鳞癌（待分期）。
2. 高血压病。
3. 听力下降。

二、查房记录

（一）第一次查房

住院医师：患者老年女性，2 个月前无明显诱因出现吞咽不适感，以进食硬质食物为著，渐加重，3 天前于安阳县某医院胃镜检查示：距门齿 25~27cm 见食管左壁黏膜蘑菇样增生组织硬、跪，触之易出血，活检病理为黏膜内癌。高血压病 3 年，服药控制尚可。双耳听力明显减弱 6 年，未治疗。

主治医师：入院后完善相关检查，复查胃镜：食道距门齿 25~27cm 可见菜花样隆起，黏膜充血，糜烂，使用一次性活检钳取活检，易出血。管腔狭窄，镜身勉强通过。食管扩张稍差。（食管，活检）鳞状细胞癌。为进一步明确病变范围、区域淋巴结情况、有无远处转移及放化疗禁忌证，建议完善血常规、肿瘤标志物、肝肾功能、心电图，进一步颅脑胸部上腹部 CT、食管钡餐、全身骨扫描等常规检查。

主任医师：患者目前胸中段食管鳞癌的诊断成立，但仍需进一步检查明确患者 cTNM 分期，应与家属沟通给予食管超声内镜检查。另外，食管钡餐在确定病变大体类型、长度及发现恶性溃疡方面作用独特。明确分期后再制订治疗方案。请胸外科医师会诊，进一步明确手术可行性、手术方式、靶区勾画对吻合口的影响。

（二）第二次查房

住院医师：患者一般状况可，仍诉进食梗阻感，饮食尚可，二便正常。血常规及肝肾功未见明显异常。肿瘤标志物 CEA、CA72-4、CA19-9 均正常。患者拒行食管超声内镜检查。食管造影（病例 18 图 7）示：局部黏膜管壁僵硬，管腔狭窄，黏膜破坏，钡剂通过缓慢。颅脑颈胸上腹部 CT（病例 18 图 8）：①结合临床，考虑食管癌，纵隔淋巴结肿大；②颈部、上腹部、颅脑扫描未见明显异常。

主治医师：患者诊断明确，为胸中段食管鳞癌（$cT_3N_1M_0$，AJCC/UICC 2002 版）。考虑病变较广泛，年龄较大，提交全院多学科会诊，建议行新辅助放化疗 + 手术，已与胸外科手术医师充分沟通。内科专家建议同步化疗方案采用 5-Fu + 顺铂。

主任医师：同意上述诊断意见及治疗建议，根据食管癌 NCCN 推荐及我院多学科会诊意见，行新辅助放化疗。同意内科专家的会诊建议。放疗可能诱发放射性食管炎、放射性肺炎、气管炎，肿瘤退缩较快者可能造成穿孔。化疗可能出现恶心、呕吐、肝功能损伤等不良反应。鉴于方案为高致吐性，建议化疗全程给予抑酸、止吐、护肝等辅助治疗。

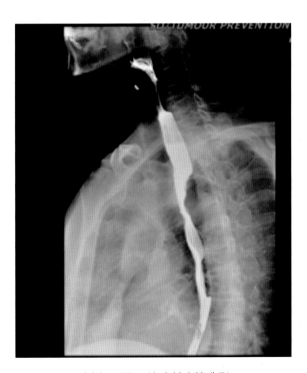

病例 18 图 7 治疗前食管造影

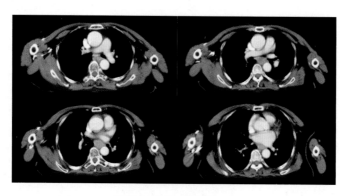

病例 18 图 8 治疗前 CT

三、治疗经过

2016 年 11 月 18 日开始行同步放化疗，具体化疗方案为：5-Fu 750mg，d1~5 + 顺铂 30mg，d1~5。勾画靶区（病例 18 图 9）：GTV 为食管肿瘤原发灶及转移淋巴结，CTV 为 GTV 各方向均匀外放 5mm（原发灶 GTV 上下方向各外放 30mm）以及 104、105、106、107、108、110 组淋巴结；PTV 为 CTV 各个方向外放 5mm，外放后将解剖屏障包括在内时需做调整。处方剂量 1.8Gy/ 次，23 次，1 次 / 日，95% 等剂量线包绕 PTV。正常组织限量双肺 V5 < 65%，V10 < 50%，脊髓 < 45Gy，心脏 V30 < 40%。放化疗期间胃肠道反应Ⅱ度，骨髓抑制Ⅱ度。2016 年 12 月 22 日患者放疗 21 次后，评价疗效：食管造影：局部管壁僵硬，管腔轻度狭窄，黏膜破坏，钡剂通过缓慢。胸部 CT：①食管胸中段管壁不均匀增厚，大小约 1.7cm×1.2cm，周围脂肪间隙模糊；②纵隔 1R 组淋巴结略大，直径约 0.7cm，较前减小。评价疗效达 PR。

2017 年 2 月 20 日（放疗结束后 32 天）于气管插管 + 静脉复合麻醉下，行右侧开胸，食管胃部分切除、食管胃右颈端侧器械吻合 + 淋巴结清扫术 + 空肠造瘘术 + 肠粘连松解术。探及食管肿瘤不明显，食管与周围组织器官无明显粘连，无外侵，未见上纵隔食管旁淋巴结肿大，清扫隆突下及食管旁、下肺韧带区域淋巴结。进入腹腔，探及肝、胰未及异常，大网膜与胃及腹壁粘紧密连，见贲门旁及胃左区淋巴结一般性肿大；均清扫。术后处理：①手术损伤大、患者放化疗后，体质弱，给予三代联合抗生素预防感染，解痉平喘、镇静、止痛、制酸、止血、补充营养及电解质；存在食管静脉曲张，应用生长抑素预防吻合口小血管因消化液腐蚀而出血，减少吻合口瘘发生风险；必要时输血、白蛋白；②观察生命体征变化；③观察各引流管的引流量及颜色；④观察切口敷料的变化。

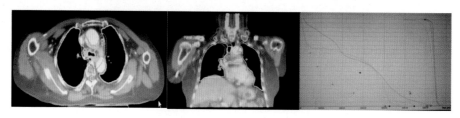

病例 18 图 9 放疗靶区与计划

四、诊疗结局及随访

术后 1 个月（2017 年 4 月 9 日）（病例 18 图 10）行原方案辅助化疗 1 周期，胃肠道反应Ⅲ度，骨髓抑制Ⅱ度，之后患者及家属拒绝进一步治疗。治疗结束复查 CT：①残胃上提，考虑术后改变；②纵隔内未见肿大淋巴结。

随访：2017 年 7 月 13 日复查胸上腹部 CT：①残胃上提，考虑术后改变；②左肺下叶可见少许条索影，右肺清晰，气管及左右主支气管开口通畅；③纵隔内未见肿大淋巴结。

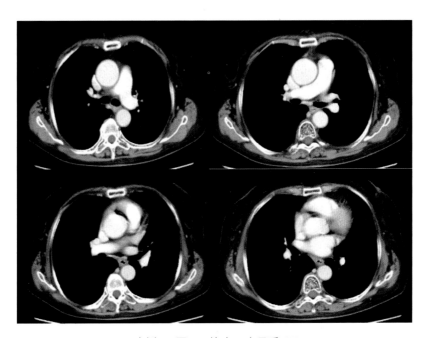

病例 18 图 10　放疗 1 个月后 CT

五、主要治疗经验

1. 患者入院后完善各项检查，结合食管造影、胸部强化 CT 等多种技术手段确定食管癌病变位置及病变长度。但是本患者拒绝超声内镜，如果有条件的话，建议食管超声内镜，使用钛夹来标记肿瘤上下范围。

2. 5–FU 联合顺铂的化疗方案同步放疗在食管鳞癌患者中可安全、有效地使用。

3. 该患者放疗靶区为选择性淋巴结照射（ENI），需要包括相应的高危淋巴引流区（CTVnd），具体靶区参见"局部晚期食管癌根治性同步放化疗知识点"。

（赵　倩）

病例 19 胸中段食管鳞癌新辅助放化疗

一、病历摘要

患者男性,59 岁,汉族,山东济南人,因"进食阻挡感 1 个月"于 2017 年 3 月 5 日收入院。

病史:患者 1 个月前无明显诱因出现进食阻挡感,无胸背部疼痛,无声音嘶哑,无饮水呛咳,无口吐黏涎。2017 年 3 月 2 日于济南某医院行上消化道钡餐示:食道中段有约 4.5cm 长的充盈残损,局部黏膜破坏,右侧前壁可见条状龛影,造影剂通过障碍,未治疗。为求进一步诊治来山东省肿瘤医院。自发病以来,睡眠及大小便基本正常,体重未见明显减轻。糖尿病史 10 余年,现口服沙格列汀、二甲双胍治疗,空腹血糖 7.5mmol/L,餐后血糖 12.7mmol/L。1976 年曾因颈部淋巴结结核行手术治疗,2009 年因右侧小腿囊肿行手术治疗,无高血压,无冠心病,否认其他传染病史。否认外伤史,无输血史。无药物过敏史。父亲曾患食管癌,已病逝多年。

入院查体:T:36.6℃,P:80 次/分,R:20 次/分,BP:133/75mmHg,H:175cm,W:77Kg,BS:1.97m^2,KPS;90 分,NRS:0 分。中年男性,营养中等,神志清醒,精神好。浅表淋巴结未触及肿大,颈部及右侧小腿可见手术瘢痕,愈合良好,双肺呼吸音清,未闻及干湿性啰音,心律齐,心脏各瓣膜听诊区未闻及杂音,腹软,无压痛、反跳痛,双下肢无水肿。

辅助检查:2017 年 3 月 2 日外院上消化道钡餐:食道中段有约 4.5cm 长的充盈残损,局部黏膜破坏,右侧前壁可见条状龛影,造影剂通过障碍,胃充盈良好,边缘整齐,蠕动正常。十二指肠正常。

入院诊断:

1. 食管肿物。
2. Ⅱ型糖尿病。
3. 颈部淋巴结结核术后。
4. 右侧小腿囊肿术后。

二、查房记录

(一)第一次查房

住院医师:患者中年男性,糖尿病史 10 余年,有颈部淋巴结结核手术史及右侧小腿囊肿手术史。1 个月前无明显诱因出现进食阻挡感,无胸背部疼痛,无声音嘶哑,无饮水呛咳,无口吐黏涎。2017 年 3 月 2 日外院上消化道钡餐发现食管中段有约 4.5cm 长的充盈残损,局部黏膜破坏,右侧前壁可见条状龛影,造影剂通过障碍,未治疗。查体:浅表淋巴结未触及肿大,颈部及右侧小腿见陈旧性术痕。心肺听诊未闻及明显异常,腹部无明显异常。

主治医师:该患者以进食阻挡感为主要症状,无其他不适,外院钡餐检查考虑胸中段食管癌,目前尚无病理学诊断,需与食管炎、食管平滑肌瘤等相鉴别。建议完善血常规、肿瘤标志物、食管超声内镜并取活检、颅脑颈胸腹部加强 CT 等检查,明确病理诊断及临床分期。

主任医师：同意上述分析集诊疗建议。建议行食管超声内镜检查，除能直接观察消化道黏膜的病变，还可以利用内镜下超声实时扫描，确定肿瘤侵犯的范围、层次及周围淋巴结状态，对确定食管癌 T、N 分期有重要价值，尤其是对于拟行放疗的患者确定放疗靶区有特殊的地位。全面的影像学检查有助于确定局部分期及远处转移情况，也需常规进行。

（二）第二次查房

住院医师：患者症状、体征无明显变化。入院后行电子胃镜检查示：距门齿 24~30cm 食管后壁溃疡型肿物，底覆白苔及污秽物，周围黏膜充血水肿糜烂，侵及 1/2 管周，管腔略狭窄，镜身尚能通过，碘染色阳性，新生物质脆，触之易出血。超声内镜示：病变处食管壁增厚，最厚处约 11.1mm，管壁全层增厚，病变主要位于食管壁的固有肌层，部分层面食管外膜有中断；距门齿 28cm 见 8.9mm×3.5mm 肿大淋巴结，距门齿 29cm 见 11.3mm×3.8mm 肿大淋巴结。印象：食管癌（病例 19 图 1）。肿物刷检细胞学查到癌细胞（考虑鳞癌，请结合组织学检查）。活检病理：鳞状细胞癌。

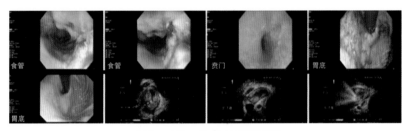

病例 19 图 1　治疗前超声胃镜

颅脑颈胸上腹部加强 CT：胸中上段食管管壁明显不均匀增厚，管腔明显狭窄，周围脂肪间隙显示模糊，病变增强后可见显著强化。纵隔内见多发肿大淋巴结，大者直径约 0.6cm。双肺胸膜下类结节灶。印象：①胸中上段食管癌并纵隔淋巴结增大；②双肺类结节灶，建议观察；③颈部、上腹部、颅脑扫描未见明显异常（病例 19 图 2）。

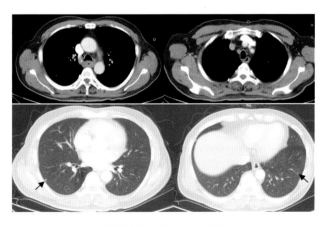

病例 19 图 2　治疗前 CT

主治医师：患者内镜检查示门齿 24~30cm 食管后壁溃疡型肿物，侵及 1/2 管周，超声内镜示病变主要位于食管壁的固有肌层，部分层次食管外膜有中断，纵隔内见肿大淋巴结。活检病理为鳞癌。目前可明确诊断为胸中段食管鳞癌 cT_3N_1Mx，CT 显示双肺类结节灶，建议行 PET-CT 检查，排除转移，明确分期。

主任医师：同意上述诊疗分析。食管钡餐造影对于确定食管长度、探查深溃疡、评价疗效等有其他影像学检查不可替代的价值，MRI 也可以用于探索性研究，其在靶区勾画及疗效预测方面的价值有待进一步研究。PET-CT 在确定淋巴结性质、鉴别淋巴结转移及评估远处转移、指导靶区勾画有重要价值，若患者经济条件允许，建议全面评估。

（三）第三次查房

住院医师：2017 年 3 月 14 日 MRI 检查：胸中上段食管管壁明显不均匀增厚，管腔明显狭窄，周围脂肪间隙显示模糊，T_1 加权像为等信号，T_2 加权像及压脂像为略高信号，DWI 为高信号。纵隔内见多发肿大淋巴结，大者直径约 0.6cm。右肺胸膜下可见类结节灶。印象（病例 19 图 3）：①胸中上段食管癌并纵隔淋巴结增大；②右肺类结节灶，建议观察。

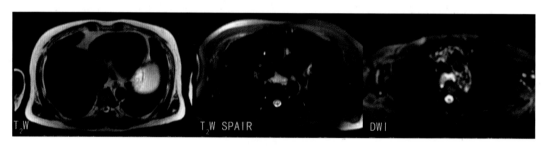

病例 19 图 3 治疗前 MRI

2017 年 3 月 14 日全身 PET-CT：胸上段食管壁增厚，局部管腔狭窄，其外膜面清晰，放射性摄取增高，最大 SUV 约 17.0，摄取灶上下径约 4.5cm。右侧上纵隔气管食管沟 2R 见一短径约 0.6cm 增大淋巴结，放射性摄取增高，最大 SUV 约 2.5。右侧上纵隔气管旁 2R 见短径约 0.7cm 淋巴结，未见异常放射性摄取。印象：①结合临床，胸上段食管癌伴 FDG 高代谢；右侧上纵隔稍大淋巴结伴高代谢，考虑转移；②右侧上纵隔气管旁小淋巴结（病例 19 图 4）。

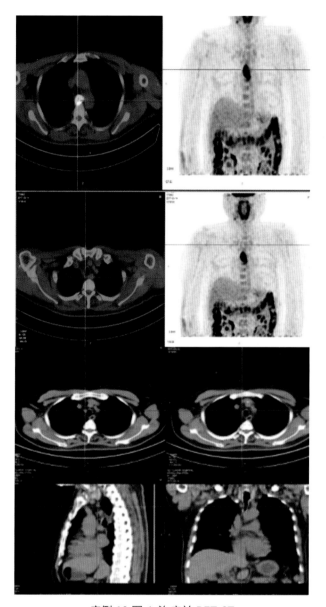

病例 19 图 4 治疗前 PET-CT

主治医师：PET-CT 检查示纵隔 2R 区一淋巴结代谢增高，肺部结节无异常代谢，综合分析超声内镜、强化 CT、胸部 MRI DWI、PET-CT 等检查结果，临床分期确定为 $cT_3N_1M_0$，Ⅲa 期（AJCC/UICC 2002 版）。

主任医师：同意目前诊断意见。患者一般情况好，各脏器功能正常，无手术及放化疗禁忌，依据 NCCN 指南，治疗上建议行术前新辅助放化疗。治疗前需充分与患者及家属沟通。化疗建议选择 NP 方案，具体为长春瑞滨 25mg/m² d1、8，DDP 75mg/m² d1，每 3 周重复；放疗采用调强放疗，以食管病灶、转移淋巴结及可疑小淋巴结为 GTV，外扩 5mm 为 PTV44，2.2Gy/

次，GTV 外扩 3mm 并包括食管上下 30mm、高危淋巴引流区为 PTV40，2.0Gy/ 次，每周 5 次，计划 20 次。同步放化疗过程中注意监测血液学毒性，定期复查钡餐，警惕食管穿孔。放疗结束 4~8 周后行手术治疗。

三、治疗经过

2017 年 3 月 16 日开始行精确放疗，定义 GTV-T 为食管病灶，GTV-LN 为 105 组转移淋巴结及 105 组、106 组可疑小淋巴结，GTV-T 及 GTV-LN 定义为 GTV，GTV 外扩 5mm 为 PTV44，2.2Gy/ 次；CTV 定义为 GTV 外扩 3mm、食管上下 30mm 及 105、106、107、108、部分 110 淋巴引流区，CTV 外扩 5mm 为 PTV40，2Gy/ 次，计划共 20 次。采用调强放疗技术，按 44Gy/40Gy 评价计划，危及器官受量为：食管平均剂量 3210.9cGy，脊髓最大剂量 3767.8cGy，心脏平均剂量 1865.2cGy，心脏 V30 = 18%；肝脏平均剂量 174.4cGy，肝脏 V5 = 3%；右肺平均剂量 801.3cGy，右肺 V20 = 13%，左肺平均剂量 782.4cGy，左肺 V20 = 19%。（放疗靶区及计划见病例 19 图 5）。同时于放疗第 1 天开始 NP 方案化疗。2017 年 3 月 13 日放疗 13 次后复查钡餐：胸上段食管（平 T_{3-5} 范围）示长约 4.0cm 的管腔不规则狭窄及充盈缺损，狭窄横径宽约 0.8cm，该区黏膜中断，蠕动消失，造影剂通过滞留（病例 19 图 6）。放疗过程中诉咽喉干痒，小量频服康复新液对症处理。2017 年 4 月 8 日开始行第 2 周期化疗。2017 年 4 月 12 日 20 次放疗完成后复查上消化道钡餐：胸中段食管（平 T_{4-5} 范围）示长约 3.7cm 的管腔不规则狭窄及充盈缺损，狭窄横径宽约 0.6cm，该区黏膜中断，蠕动消失，造影剂通过缓慢（病例 19 图 7）。复查 MRI 病例 19 图 8。放化疗期间胃肠道反应 I 度，骨髓抑制 I 度，对症处理后好转。

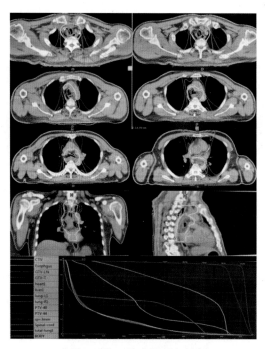

病例 19 图 5 放疗靶区与计划

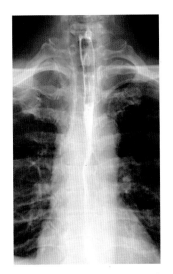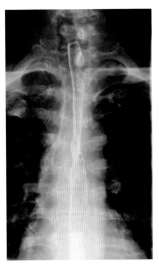

病例 19 图 6　放疗 13 次复查　　　　病例 19 图 7　放疗 20 次复查

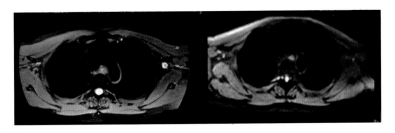

病例 19 图 8　放疗结束后 MRI

　　2017 年 5 月 16 日患者放化疗结束 4 周后再次入院，复查肿瘤标志物：Cyfra21-1、NSE、鳞状细胞癌相关抗原均正常。内镜检查示：食道距门齿 24~30cm 黏膜粗糙，局部覆白苔，无明显溃疡及新生物。超声内镜示病变处食管壁增厚，最厚处约 0.72cm，正常结构和回声消失，局部侵及外膜，外膜连续中段，食管旁 30cm 见直径约 0.65cm、0.62cm 肿大淋巴结。意见：结合临床，食管癌放化疗后，超声内镜示病变侵及外膜，并见肿大淋巴结。2017 年 5 月 17 日颈胸腹部加强 CT：胸中上段食管管壁略增厚，管腔明显狭窄，周围脂肪间隙显示模糊，病变增强后可见显著强化。纵隔内见多发肿大淋巴结，大者直径约 0.6cm。双肺胸膜下类结节灶。影像学意见（病例 19 图 9）：①胸中上段食管癌并纵隔淋巴结增大，较前（2017 年 3 月 9 日）示好转；②双肺类结节灶，变化不著；③上腹部扫描未见明显异常。疗效评价 PR。

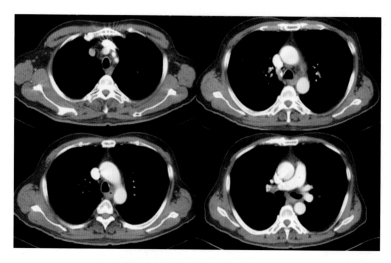

病例 19 图 9 放化疗完成后 CT

　　2017 年 5 月 31 日（放疗结束后 6 周）完善术前检查，排除禁忌后行胸腔镜、腹腔镜下食管癌根治术，术中见右侧胸腔轻微粘连，无胸水，无胸膜转移结节，腹腔无粘连，无腹水，肝脾无转移结节，肿瘤位于胸中段食管，约 5cm×3.0cm×1.0cm，质韧，侵及外膜，管周间隙略模糊，双侧喉返神经链旁、107 组淋巴结黑色或灰白色，质韧或软，直径 0.3~0.8cm，予食管癌切除食管胃左颈部吻合，并结扎胸导管，行腹部空肠造瘘。手术顺利。术后病理（2017-305853）：食管黏膜增厚区经全部取材，查见大量炎细胞浸润及多核巨细胞反应，未见癌，考虑为放化疗后改变。上、下切缘未见癌。区域淋巴结状态：食管周（0/2）、胃小弯（0/11）、107 组（0/1）、左右喉返神经旁（0/1、0/6）。取得病理完全缓解，疗效评价 pCR。于 2017 年 7 月 6 日拔除腹部空肠造瘘管。

　　2017 年 7 月 12 日，术后 1 个月余复查 PET-CT 检查回示：食管及胃术后，颈部吻合，吻合口见金属吻合钉影，吻合口及瘤床区未见显著增厚及异常放射性摄取。胸腔胃位于前纵隔。原右侧上纵隔 2R 区淋巴结术后未见确切显示，亦未见异常放射性摄取。余纵隔内及双肺门未见显著增大淋巴结。检查结论：结合临床，食管癌术后，未见确切复发及转移征象（病例 19 图 10）。

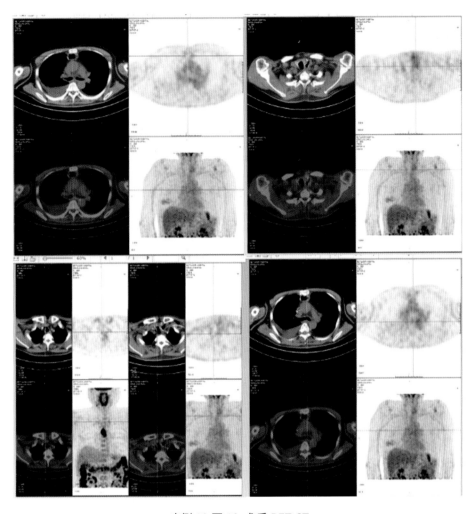

病例 19 图 10　术后 PET-CT

与外科医生沟通后认为右侧气管食管沟清扫不够彻底，建议行辅助化疗。遂行 NP 方案化疗 2 周期（顺铂 130mg d1 ＋长春瑞滨 40mg d1、d8）。

四、诊疗结局及随访

治疗结束 1 个月余复查，2017 年 8 月 17 日 CT 检查：食管术后，胸腔胃壁未见异常增厚。左锁上、纵隔内见短径不足 1.0cm 淋巴结。结合临床，食管癌术后改变，较前 2017 年 7 月 10 日变化不著（病例 19 图 11）。

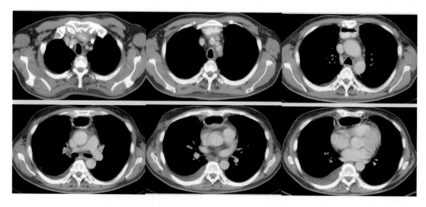

病例 19 图 11 治疗结束 1 个月复查 CT

治疗结束 4 个月余复查，2017 年 11 月 22 日颈胸上腹 CT（病例 19 图 12）：食管癌术后，吻合口未见异常。食管术后，胸腔胃壁未见异常增厚。左锁上、纵隔内见短径不足 1.0cm 淋巴结。诊断意见：结合临床，食管癌术后改变，较前 2017 年 8 月 17 日变化不著。食管造影（病例 19 图 13）：食管癌术后，食管–胃胸腔内弓上吻合，吻合口宽约 1.5cm，边缘尚规则，扩张良好，钡剂通过顺利。

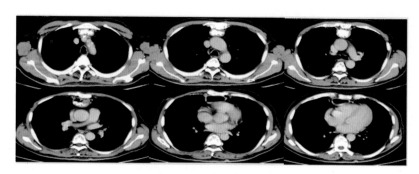

病例 19 图 12 治疗 4 个月复查 CT

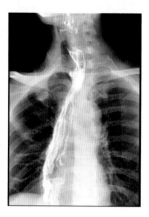

病例 19 图 13（2017 年 11 月 22 日）治疗后 4 个月食管造影

治疗完成后定期复查。2018 年 9 月 12 日治疗完成后 1 年余，复查血液学及 CT、食管造影及胃镜检查，均无复发及转移征象，病情稳定。

五、主要治疗经验

1. 入院后完善各项检查，结合食管造影、超声内镜等多种技术手段确定食管癌病变位置及病变长度、浸润深度，除了先进的 PET/CT、MRI DWI 等技术外，更应该重视食管超声内镜和钡餐的价值，如果肿瘤较小，难以确定肿瘤范围，可在内镜下使用钛夹来标记肿瘤上下范围。

2. 新辅助放化疗 + 手术是可切除局部晚期食管癌的 I 类推荐治疗方式。但新辅助放疗采用累及野还是选择野照射，以及放疗剂量尚无定论，NCCN 指南推荐放疗剂量 41.4~50.4Gy。化疗可选用 PF、TP（紫杉类 + 卡铂）或 NP 方案。

3. 新辅助放化疗后建议休息 6~8 周后行手术治疗，治疗之前应与外科医生充分沟通有关靶区设置、手术方式等问题。

4. 新辅助放化疗可起到降期、缩小肿瘤、提高切除率的作用，但可能增加围手术期风险及手术难度。如患者放化疗病情未控，可能会延误治疗时机，所以，有效筛选适合的患者仍是目前临床急需解决的问题。

（付成瑞）

病例 20 胸下段食管鳞癌新辅助放化疗

一、病历摘要

患者男性，45 岁，汉族，山东济南人，因"吞咽困难 2 个月余"于 2012 年 2 月 15 日收住院。

病史：患者自 2011 年 11 月底受凉后出现进食阻挡感，以饮水及进食干硬食物时明显，进食快时有呕吐，无饮水呛咳，无胸背部疼痛，于当地诊所间断抗炎治疗，症状略好转，近 1 个月来进行性加重，仅能进流质饮食。2012 年 2 月就诊于中国医学科学院肿瘤医院，胃镜检查：距门齿 30~35cm 食管近全周可见不规则隆起性肿物，表面破溃、糜烂，触之易出血，活检病理为（食管 30~35cm）鳞状细胞癌（病理号：417022），颈部 B 超：双锁骨上见低回声结节，大者约 1.0cm，行双侧锁骨上淋巴结穿刺细胞学，均未查见癌细胞。胸腹盆 CT：食管中下段可见全周性管壁增厚，病变长约 6.5cm，纤维膜面粗糙，食管旁、左侧气管食管沟可见多发淋巴结，大者约 0.8cm，诊断意见：食管中下段癌，侵达纤维膜外，与椎前筋膜关系密切；食管旁淋巴结，倾向转移。现患者来我院求进一步诊治。自发病以来，精神可，流质饮食，饮食量一般，睡眠及大小便基本正常，体重减轻约 10kg。既往无高血压、糖尿病、冠心病史，否认传染病史、外伤史及输血史。有"青霉素"过敏史。吸烟 20 支 / 日 × 30 年，饮酒 500ml/d × 30 年，现已戒烟酒 2 个月。否认家族遗传性病史及肿瘤相关病史。

入院查体：T：36.7℃，P：80次/分，R：19次/分，BP：112/76mmHg，H：163cm，W：53Kg，BS：1.56m^2，KPS：80分，NRS：0分。中年男性，营养一般，正常面容，神志清，精神好。全身浅表淋巴结未触及肿大。颈部可见手术瘢痕，愈合良好。双肺呼吸音清，未闻及干湿性啰音。心率80次/分，心律齐，心音有力，未闻及病理性杂音。全腹无压痛及反跳痛，未扪及明显包块。四肢及神经系统无异常。

辅助检查：

2012年2月6日颈部B超（中国医学科学院肿瘤医院）：双锁骨上见低回声结节，大者约1.0cm。

2012年2月9日双侧锁骨上淋巴结穿刺细胞学（中国医学科学院肿瘤医院）：双侧锁骨上均见成熟及转化的淋巴细胞。

2012年2月8日胃镜检查（中国医学科学院肿瘤医院）：距门齿30~35cm食管近全周可见不规则隆起性肿物，表面破溃、糜烂，触之易出血。内镜诊断：食管癌。

2012年2月9日胸腹盆CT（中国医学科学院肿瘤医院）：食管中下段可见全周性管壁增厚，病变长约6.5cm，纤维膜面粗糙，食管旁、左侧气管食管沟可见多发淋巴结，大者约0.8cm，诊断意见：食管中下段癌，侵达纤维膜外，与椎前筋膜关系密切；食管旁淋巴结，倾向转移，左侧气管食管沟淋巴结，请随诊；双肺多发病变，建议抗炎后复查。

2012年2月10日食管活检病理（中国医学科学院肿瘤医院）：（食管）鳞状细胞癌。

入院诊断：胸下段食管鳞癌并纵隔淋巴结转移（cT$_3$N$_1$M$_0$，ⅢA期，AJCC/UICC 2002版）。

二、查房记录

住院医师：患者中年男性，既往身体健康。进食阻挡感2个月余，近1个月进行性加重，进流质饮食。胃镜检查示距门齿30~35cm食管近全周可见不规则隆起性肿物，活检病理结果为鳞癌。胸腹盆CT示：食管中下段癌，侵达纤维膜外，与椎前筋膜关系密切；食管旁淋巴结，倾向转移（病例20图1）。患者自带钡餐片显示胸下段食管管腔呈线样狭窄，仅少量钡剂通过。查体未见明显阳性体征。

主治医师：结合患者病史、影像学检查、胃镜及病理检查，双锁骨上肿大淋巴结经细胞学证实非转移淋巴结，可明确诊断为胸下段食管鳞癌并纵隔淋巴结转移，cT$_3$N$_1$M$_0$，ⅢA期（AJCC/UICC 2002版）。患者为局部晚期患者，治疗上可行手术治疗、新辅助放化疗+手术，如患者拒绝手术可行根治性放化疗。

主任医师：同意上述诊断意见及治疗建议。患者年轻，一般状况良好，无手术及放化疗禁忌，根据NCCN指南，局部晚期可手术食管癌的治疗Ⅰ类推荐为新辅助放化疗+手术。同患者及家属沟通治疗的必要性、整个治疗流程及放化疗的不良反应，积极做好治疗前准备工作。

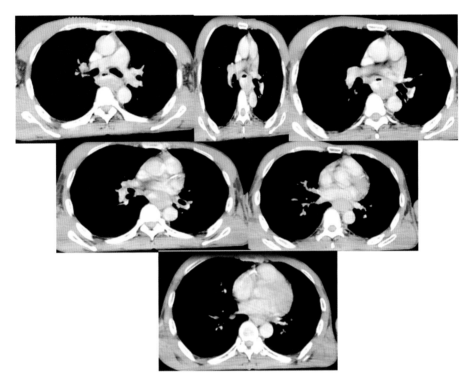

病例 20 图 1 治疗前 CT

三、治疗经过

与患者及家属沟通后同意行新辅助放化疗。2012 年 2 月 17 日开始行同步放化疗，放疗靶区包括食管病灶、食管旁淋巴结，前后左右外扩 5mm，食管病灶上下方向各外放 30mm 形成 CTV，再各方向外扩 5mm 形成 PTV，外放后将解剖屏障包括在内时需做调整。采用 3D-CRT，处方总剂量 92% PTV 40Gy/20F。同步化疗 2 周期：多西他赛 100mg d1 + 顺铂 40mg d1~3。按总量 40Gy 评估计划，危及器官受量为：左肺平均剂量 1153.6cGy，右肺平均剂量 1113.8cGy，双肺平均剂量 1105.5cGy，脊髓最大剂量 3201.1cGy，心脏平均剂量 2567.6cGy。2012 年 3 月 17 日，放疗至 12 次时大孔径 CT 复位，示胸中下段管壁增厚，管腔狭窄，管壁增厚较前无明显变化，狭窄上端管腔扩张较前明显好转，靶区重复性欠佳，予以重新勾画靶区后继续放疗至 20 次。2012 年 3 月 9 日开始行第 2 周期化疗,方案同前。放化疗期间骨髓抑制Ⅲ度,胃肠道反应Ⅱ度,对症治疗后好转(病例 20 图 2)。

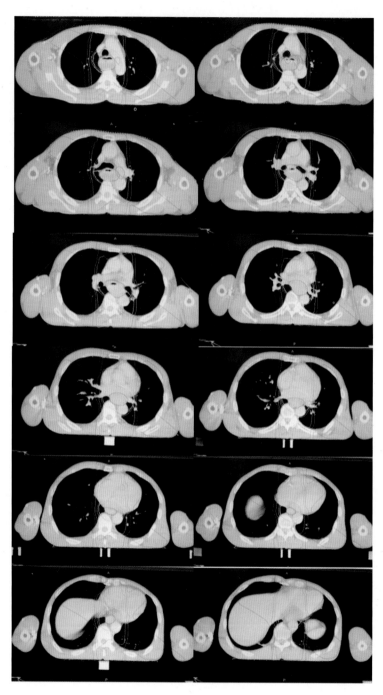

病例 20 图 2 放疗靶区

2012年3月20日，放疗至20次，再次行大孔径CT复位，示胸中下段管壁增厚，管腔狭窄较第1次复位时略好转，狭窄上端管腔扩张较前明显好转。对比放疗前及第一次复位CT，胸下段食管管壁增厚较前略好转，管腔狭窄仍较明显，疗效评价SD。2012年4月5日（放疗结束后2周）全麻下行食管癌切除、食管胃颈部吻合术，术中见：肿瘤位于胸中段食管，4cm×3cm×3cm大小，质硬，侵出纤维膜，与降主动脉弓粘连较紧密。107、胃7组淋巴结肿大，直径1~2cm大小，无胸水、无肝脏转移结节。术后病理结果示：食管鳞癌，侵纤维膜，呈明显放化疗后改变。上下切线及贲门未见癌。区域淋巴结：贲门周（0/6），107组（0、5）。术后修正诊断：食管癌术后（ypT₃N₀M₀，ⅡA期，AJCC/UICC 2002版）。

2012年5月14日术后1个月余返院，行术后化疗1周期：顺铂20mg d1~5 + 氟尿嘧啶0.75g d1~5 + 左亚叶酸钙0.2g d1~5。化疗过程顺利。出院后，无明显吞咽困难，无明显胸背痛等不适，未继续行抗肿瘤治疗，亦未遵医嘱定期复查。

四、诊疗结局及随访

2015年3月11日因"声音嘶哑半个月"再次入院，查体：左锁骨上触及一直径约5cm的肿物，质硬，固定，边界不清晰，无触压痛。2015年3月13日复查CT：食管术后，弓上可见吻合钉影；左锁上、纵隔左侧气管食管沟见肿大淋巴结，并相互融合成团，大者短径约2.8cm，增强扫描见显著不均匀强化，部分淋巴结与吻合口管壁分界不清。左侧颈后三角区见肿大淋巴结，大者短径约0.9cm，可见较显著强化；右颈部未见明显肿大淋巴结（病例20图3）。行CT引导下颈部肿物穿刺，病理结果为转移性鳞癌。考虑为食管癌治疗后左颈部、锁骨上纵隔淋巴结转移，给予多西他赛60mg d1、8 + 顺铂40mg d1~2、60mg d3方案全身化疗2周期。2015年4月14日复查CT：①结合临床，食管癌术后，左锁上及纵隔淋巴结转移，较前（2015年3月13日）好转；左侧胸小肌内侧淋巴结转移；②左侧颈后三角区淋巴结肿大，较前缩小。

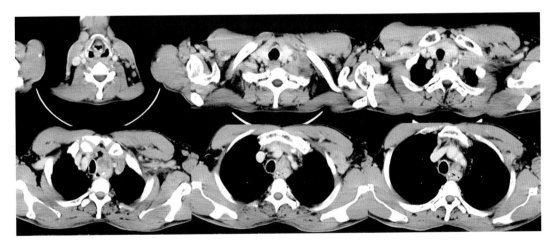

病例20图3 2015年3月13日CT

2015年4月28日开始给予左颈后、左锁骨上、上纵隔及左侧胸小肌内侧转移淋巴结放疗，采用 IMRT，2Gy/ 次，每周 5 次，共 30 次，DT60Gy。放疗完成后继续给予上述方案巩固化疗 2 周期。

2016 年 5 月 9 日、2016 年 6 月 21 日两次复查 CT 均显示，左锁骨上及上纵隔淋巴结转移灶逐次较前进展。内科会诊建议 TP 方案化疗，1 周期化疗后心脏功能欠佳，动态心电图示：①偶发多源性室性早搏，有时可见室性融合波；②频发房性早搏，有时成对出现，有时未见下传，有时间心室内差异性传导，有时呈二联律，有时呈三联律，短阵性房性心动过速；③房性早搏引起心房纤颤、心房扑动；④偶见交界性逸搏（出现于房性早搏、心房纤颤后）。未再继续抗肿瘤治疗。2016 年 10 月 17 日复查 CT：①结合临床，食管癌术后，左锁上及纵隔淋巴结转移，较前（2016 年 6 月 21 日）进展，并局部累及甲状腺；左侧胸小肌内侧片状高密度影，较前基本变化不著；②右侧叶间胸膜增厚；双肺下叶纤维灶，变化不著；③部分骨质异常，较前变化不著（病例 20 图 4）。以左锁上及纵隔转移淋巴结为靶区行 IMRT，1.2Gy，2 次 / 天，42 次。放疗第 17 次后，患者及家属拒绝继续放疗。

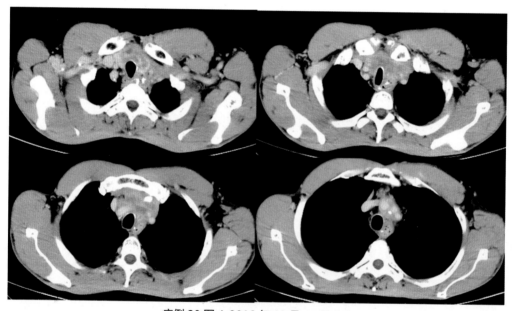

病例 20 图 4 2016 年 10 月 17 日 CT

2017 年 2 月 20 日于我院门诊复查 CT：①结合临床，食管癌术后，左锁上及纵隔淋巴结转移累及甲状腺，较前（2016 年 10 月 17 日）进展并侵及邻近血管，部分致栓子形成；左侧胸小肌内侧片状高密度影，略加重；②右侧叶间胸膜增厚；双肺下叶纤维灶，变化不著；③部分骨质异常，较前变化不著（病例 20 图 5）。再次予左锁上及纵隔淋巴结转移灶 IMRT，1.2Gy/ 次，2 次 / 天，计划 42 次，放疗 40 次后患者及家属要求出院。2017 年 3 月 27 日复查 CT：结合临床，食管癌术后，左锁上及纵隔淋巴结转移累及甲状腺，较前（2017 年 2 月 20 日）变化不著；左侧胸小肌内侧片状高密度影，变化不著。

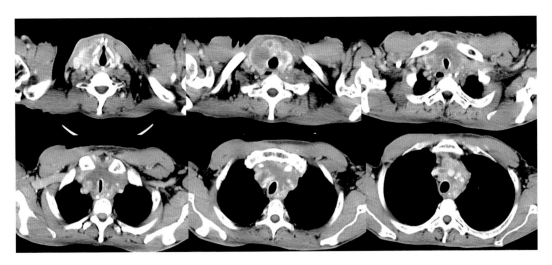

病例 20 图 5　2017 年 2 月 20 日 CT

五、主要治疗经验

1. 放疗过程中应根据放疗前的在线 CBCT 图像、肿大淋巴结的查体变化、钡餐检查等动态观察患者病情变化，如体重变化明显或肿瘤缩小明显，导致靶区形变较大或位移较大时，应及时复位，确保治疗准确性。

2. 胸下段食管癌患者行新辅助同步放化疗，应注意心脏的保护，勾画靶区时注意尽量避开心脏，并在 PTV 外扩时在心脏处适当修回以降低心脏受照剂量，化疗方案尽量选择对心脏毒副反应低的化疗方案如 PF 方案。放化疗期间注意监测心功能。

3. 规范的治疗和定期复查非常重要，建议患者 2 年内每 3 个月复查 1 次，2 年后每 6 个月复查 1 次，5 年后每年复查 1 次，有病情变化随时就诊。复查内容包括血常规、肝肾功能、肿瘤标志物、颈胸上腹部 CT、食管造影，建议每年复查 1 次胃镜。

六、食管鳞癌新辅助放化疗的相关知识点

1. 食管鳞癌新辅助放化疗的意义　我国食管鳞癌患者就诊时大多已处于临床中晚期。手术是其主要治疗手段，单纯手术切除治疗者 5 年生存率仅 20.6%~34.0%。在以食管腺癌为主的西方国家，新辅助放化疗已成为可切除局部晚期食管癌的标准治疗手段。NCCN 指南推荐，局部晚期非颈段食管癌可选择新辅助放化疗 + 手术，如不能或拒绝手术，则可采用根治性同步放化疗。

新辅助治疗是指包括新辅助化疗、新辅助放疗及新辅助放化疗在内的术前治疗手段，其目的在于：①降低肿瘤期别、缩小原发肿瘤以提高患者的 R0 切除率；②减少患者的亚临床转移灶；③减少术中肿瘤种植转移，从而减少术后复发、转移的可能。

2015 年发表于 Lancet Oncology 的荷兰 CROSS 研究为新辅助放化疗的经典研究，共入组 366 例 T1N1M0、T2-3N0-1M0 的患者，75% 为腺癌。化疗采用紫杉醇 + 卡铂周方案化疗（共 5 周期，卡铂 AUC = 2，紫杉醇 50mg/m² ），放疗 1.8Gy × 23 次，共 41.4Gy。研究发现新辅助

放化疗比单纯手术具有生存获益，总体中位生存期提高1倍以上（48.6个月 VS.24.0个月，P = 0.003），其中鳞癌患者获益更明显，中位生存期分别为81.6个月、21.1个月，建议新辅助放化疗作为可切除局部晚期食管癌/胃联合部癌的标准治疗。

FFCD9102入组了444例 $T_3N_0\sim 1M_0$ 局部晚期胸段食管癌患者，化疗方案采用2周期顺铂+氟尿嘧啶联合同步放疗（常规放疗46Gy/4.5w 或分段放疗15Gy，d1~5，15Gy，d22~26），然后把同步放化疗治疗有效的259例（其中230例为鳞癌）随机分为继续放疗组（总剂量66Gy）和手术组，2年生存率分别为40%、34%，中位生存时间分别为19.3个月、17.7个月（P = 0.44），2年局部控制率分别为57.0%、66.4%（P = 0.001）。根据上述结果，对新辅助放化疗有效者不再接受手术而改为继续根治量放疗，而对放化疗不敏感者给予序贯手术，似乎更合乎逻辑。

另一方面，新辅助放化疗+手术者比单纯手术有明显生存获益，且并未增加其死亡风险。FFCD 9901入组195例 I~II 期食管癌患者（其中70%为胸中段食管鳞癌），化疗方案为5-FU+顺铂，放疗剂量为45 Gy/25f。研究显示术前放化疗+手术组与单纯手术组的3年生存率无显著差异，但术前放化疗组的总复发率（28.6% VS.44.3%，P = 0.02）和局域复发率（15.3% VS.28.9%，P = 0.02）均显著低于单纯手术组。Gebski等的meta分析入组10项新辅助放化疗和单纯手术的随机对照研究（n = 1209），术前放化疗组放疗的剂量多为40.0~50.4 Gy，最常用的化疗方案为2周期的顺铂+5-FU。结果显示术前新辅助放化疗可降低食管癌患者的死亡风险，且鳞癌与腺癌患者均有明显生存获益。Sjoquist等的meta分析入组12项新辅助放化疗与单纯手术随机对照研究（n = 1854），结果同样证实，新辅助放化疗与单纯手术相比可明显改善患者总生存时间，并未增加其死亡风险，新辅助放化疗所致的死亡率HR为0.78（95%CI 0.70~0.88，P < 0.0001），其中鳞癌为0.80（0.68~0.93，P = 0.004），腺癌为0.75（0.59~0.95，P = 0.02）。

2. 食管鳞癌新辅助放化疗的方案推荐　对于临床分期为 $T_{1b}N+$、$T_2\sim T_{4a}$ 者，推荐行新辅助放化疗+手术（鳞癌），新辅助化疗/新辅助放化疗+手术（腺癌）。结合NCCN推荐，国内化疗方案一般采用顺铂+氟尿嘧啶（1类），或紫杉醇+卡铂（1类），3周重复1次，共2个疗程；同期放疗剂量40~50.4Gy/4~5.5周，山东省肿瘤医院的做法是41.4 Gy/23次。休息6~8周评估疗效后进行根治性手术，但一般情况下，≥70岁者因为耐受性差，不推荐。

3. 新辅助放化疗后与手术时间间隔一般为6~8周。美国杜克大学医学中心基于国家癌症数据库做了一项回顾性分析，探讨食管癌新辅助放化疗后的最佳手术时机，以56天为界分为短间隔组（30~56天）、长间隔组（56~90天），发现两组切缘阳性率和术后30天死亡率无明显差异，长间隔组病理降期率更高，但长期生存率较低（HR = 1.44，CI:1.22~1.71，P < 0.001）。

4. 新辅助放化疗+术后辅助化疗的价值尚无定论，Nadia等基于生存的术后辅助化疗分析显示，中位生存期2.7年 VS 2.8年，无复发生存期2.2年 VS 2.2年，未见明显优势。尚需前瞻性的研究对其潜在的生存获益进行探讨。

5. 术前同步放化疗后如评估者达到cCR（临床完全缓解），手术治疗是否还是必须的？

一项纳入 4 个研究共 648 例患者的荟萃分析显示，新辅助放化疗 + 手术组在 2 年无病生存期（DFS）优于根治性放化疗组，差异有统计学意义，2 年 OS 有优于根治性放化疗组的趋势，但差异并无统计学意义，而 5 年 DFS 和 OS 两组间并无统计学差异，可见在食管癌新辅助放化疗达 cCR 后，手术较非手术方案（密切随访或根治性放化疗）长期生存并无获益。

（付成瑞）

病例 21 食管癌伴结肠癌，肺转移、肝转移，食管支架植入术

一、病历摘要

患者男性，69 岁，因"进食阻挡感 9 个月"于 2016 年 12 月 13 日入院。

病史：患者因"进食阻挡感 9 个月"就诊，未述其他不适，可进半流质饮食。门诊胸部 CT：食管下段管壁不均匀性增厚，纵隔内多发肿大淋巴结，双肺多发结节灶，符合食管癌纵隔淋巴结转移、双肺转移。胃镜：距门齿 30cm 一巨大溃疡性病变，累及食管腔各壁。活检病理：鳞状细胞癌。腹部、盆腔 CT：直肠及部分乙状结肠管壁不均匀增厚。电子肠镜：距肛门 12~16cm 直肠乙状结肠溃疡性肿物，质硬，表面充血。取检病理：腺癌。无其他既往病史，无肿瘤家族遗传史。

入院查体：各项体征均正常，BS：$1.51m^2$，KPS：70 分，营养 NRS：3 分，疼痛 NRS：0 分。颈部、锁上、腹股沟未触及表浅淋巴结肿大，心肺腹部查体未发现明确异常。肛门指诊（-）。

辅助检查：

1. 胸腹部 CT 食管下段管壁厚，周围脂肪间隙模糊、消失，双肺多发结节灶，符合食管癌并双肺转移（病例 21 图 1）。

2. 电子胃镜 距门齿 30cm 可见一巨大溃疡性病变，累及食管腔各壁。活检病理：鳞状细胞癌。

3. 食管 X 线 胸中下段食管（T_{7-10}）长约 10cm 的管腔不规则狭窄及充盈缺损，狭窄横径宽约 0.4cm，该区黏膜中断，蠕动消失，钡剂通过缓慢，上段食管明显扩张（病例 21 图 2）。

4. 电子肠镜检查 距肛门 12~16cm 直肠乙状结肠溃疡性肿物，质硬，表面充血，取活检 2 块，病理示：腺癌。

5. 腹部盆腔 CT 直肠及部分乙状结肠管壁不均匀增厚，与周围组织关系密切，盆腔内见肿大淋巴结（病例 21 图 3）。

入院诊断：

1. 胸下段食管鳞癌（$cT_4N_2M_1$，Ⅳ期，AJCC 第 7 版）。

双肺转移。

纵隔淋巴结转移。

2. 结直肠癌（$cT_4N_1M_0$）。

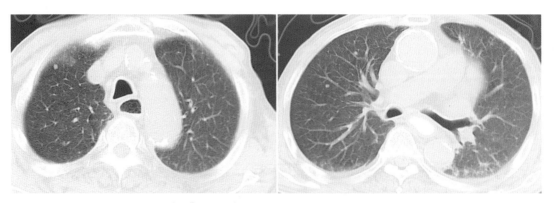

病例 21 图 1 胸部 CT 扫描示双肺多发小结节灶，符合双肺转移表现

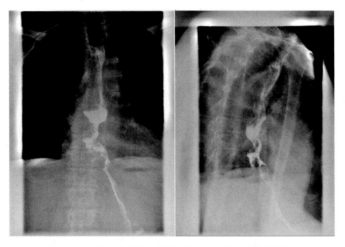

病例 21 图 2 食管 X 线提示胸中下段食管癌表现

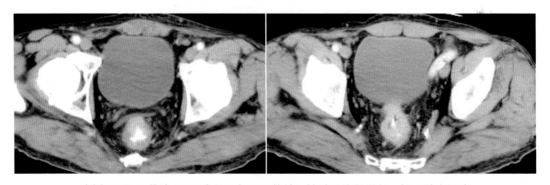

病例 21 图 3 盆腔 CT 示直肠及部分乙状结肠管壁不均匀增厚，提示结直肠癌

二、查房记录

住院医师:患者老年男性,既往体健,因进行性吞咽困难 9 个月入院,发现胸下段食管占位,内镜活检已明确病理为鳞癌,并且为溃疡型肿物,侵及食管壁各层;胸部 CT 提示双肺多发实性结节灶,具有典型的肺转移特征。完善检查期间意外发现结直肠腺癌,并有病理诊断支持,入院时全身增强 CT 检查未见其他内脏明确转移。查体未发现明显阳性体征,直肠指检(−)。

主治医师:根据目前症状、影像、内镜及病理检查结果,患者系食管鳞癌、结直肠腺癌双原发肿瘤,食管癌分期为 $cT_4N_2M_{1b}$,Ⅳb 期,结直肠癌 $cT_4N_1M_0$。建议继续完善检查,包括血常规、肝肾功、电解质、血凝、肿瘤标志物 Cyfra21-1 和 CEA、病毒血清学、大小便常规+潜血,继续完善影像学检查,推荐超声内镜检查和全身 PET-CT 检查,进一步明确食管癌、结直肠癌临床分期。患者病情晚,病情复杂,建议行多学科综合会诊,制订诊疗方案,和患者及家属做好沟通工作,告知病情及预后。同时注意改善患者营养和一般状况,以提高患者抗肿瘤治疗的耐受性和依从性。

主任医师:同意上述分析及诊疗建议。该患者为一例典型的疑难病例,从临床诊断思维来说,肺转移来于食管癌或直肠癌的可能性都有。结直肠癌需要根据超声内镜和盆腔 CT或 MRI 进一步明确临床分期,注意排除肝内微转移,建议行肝脏核磁共振检查。治疗方面,患者年龄偏大,入院评估 KPS 为 70 分,由于发病时间较长,肿瘤分期较晚,对患者生存影响最大的为食管鳞癌,并且该食管肿瘤为深大溃疡型病变,存在食管穿孔和消化道出血的风险。治疗方案的确定同意行包括肿瘤内科、放疗科、肿瘤外科、影像科、病理科等在内的多学科会诊。

三、治疗经过

患者完善血液学检查后,无明显异常。全身 PET-CT 未见其他部位转移。多学科综合会诊认为肺内微小转移,很难通过组织穿刺获取病理,明确原发灶来源,因此肺转移系食管癌或直肠癌来源可能性都有,治疗方案兼顾双原发肿瘤。该患者先行奥沙利铂 130mg d1 + 亚叶酸钙 600mg d1 + 氟尿嘧啶 500mg 静脉注射 d1 + 氟尿嘧啶 3g 持续泵入 48 小时方案全身化疗 3 周期。化疗第一周期结束时出现大便带鲜血,3 次 / 天,便鲜血约 80ml,行电子肠镜示直肠乙状结肠溃疡性肿物出血,予高频发生器电凝止血。3 周期后食管癌和结直肠癌原发病灶疗效均为 PR,双肺转移瘤 SD,后继续原方案化疗共 8 周期。化疗后给予食管癌病灶及转移淋巴结 IMRT(病例 21 图 4),1.8Gy/ 次,共 28 次,95% PTV 边缘剂量 50.4Gy,同步亚叶酸钙 600mg d1 + 氟尿嘧啶 500mg 静脉注射 d1 + 氟尿嘧啶 3g 持续泵入 48 小时方案化疗 2 周期。食管癌放疗结束后,给予结直肠癌原发灶及盆腔淋巴引流区 IMRT(病例 21 图 5),1.8Gy/ 次,共 28 次,95% PTV 边缘剂量 50.4Gy。期间胃肠道反应Ⅱ度,骨髓抑制Ⅲ度,治疗结束后总体疗效评价 PR。放疗结束后半年复查 CT 示:"食管癌治疗后,较前局部食管壁略增厚;结直肠癌治疗后肠壁略增厚;双肺类结节灶,部分变化不著,部分增大,考虑转移"。电子胃镜:"距门齿 30~40cm 管腔僵硬,见深溃疡型新生物"。病变 SD,食道梗阻不能进食,给予硅胶覆膜食管支架置入术(病例 21 图 6)。支架置入术后 1 个月患者出现肿瘤持续进展、颈部、腋窝、双侧锁骨上淋巴结转移，肝转移，心包及双侧胸腔积液（病例21图7至病例21图9），后患者因恶病质并发呼吸、循环衰竭死亡。

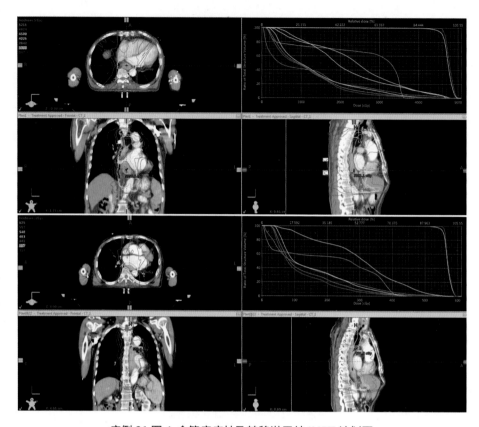

病例21图4 食管癌病灶及转移淋巴结IMRT计划图

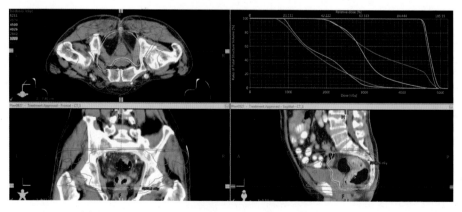

病例21图5 结直肠癌原发灶及盆腔淋巴引流区IMRT计划图

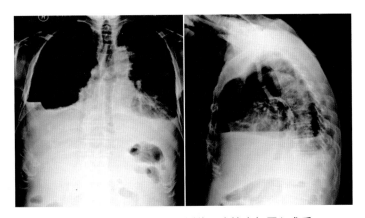

病例 21 图 6 胸部 X 线正侧位：食管支架置入术后

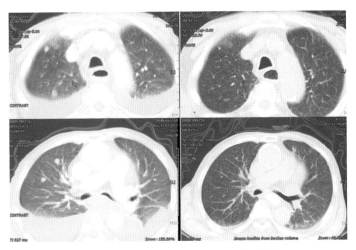

病例 21 图 7 胸部 CT 示肺部结节较前进展

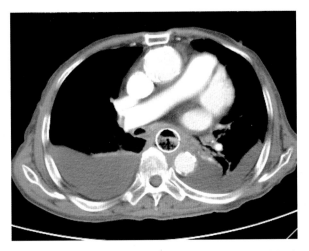

病例 21 图 8 胸部 CT 示食管支架置入术后双侧胸腔积液

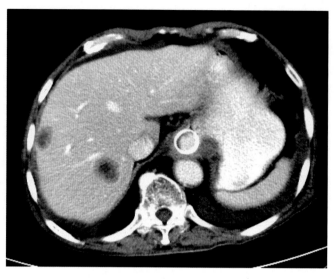

病例 21 图 9 腹部 CT 示肝脏多发转移

四、诊疗结局及随访

患者食管支架置入术后 1 个月出现肿瘤持续进展，颈部、腋窝、双侧锁骨上淋巴结转移，肝转移，心包及双侧胸腔积液。1 个月余后患者因恶病质并发呼吸、循环衰竭死亡。

五、主要治疗经验

1. 对于新诊断食管癌患者，入院检查需要仔细、全面，需要排除第二原发肿瘤，特别是合并消化道、呼吸道的肿瘤，因为有些致癌因素可能导致消化道系统的双原发肿瘤，例如约 1/3 的下咽癌患者会伴有食管癌。当然也不能排除某些基因突变等因素所导致。

2. 对于同期出现的双原发恶性肿瘤伴远处转移，需要借助转移灶的病理类型与原发灶进行比较，来判断转移灶的来源，这对于判断病情和指导治疗非常重要。对于该病例，由于转移灶体积小，很难获取病理组织，这就需要根据各种肿瘤的生物学行为和转移特点，包括转移灶影像学特点来推断。若双原发为相同病理类型，还需要借助免疫组化等手段进行鉴别。随着肿瘤分子诊断、肿瘤基因遗传学的进展，有可能寻找到新的鉴别诊断方法。

3. 对于食管癌放疗后进展、不能进食的患者，食管支架植入需谨慎，应特别注意食管穿孔、出血等风险。

4. 对于食管癌伴有第二原发肿瘤的晚期患者，由于肿瘤的异质性，治疗策略的制订非常重要。目前没有确定的最佳治疗方案，缺乏大样本的研究结果，也没有针对同期双原发肿瘤治疗的指南与专家共识。需要根据各治疗中心的临床经验与实践去确定，建议多学科评估和综合讨论。

5. 由于该患者病例选取时间较早，患者没有接受针对 EGFR、VEGF 等的靶向治疗及 PD-1/PD-L1 等的免疫治疗。

六、相关知识点

1. 对于晚期食管癌，其治疗根据 KPS 或 ECOG 评分来确定全身治疗，或者姑息 / 最佳支持治疗。

2. 对于晚期食管癌，鳞癌和腺癌的化疗方案可以互换使用，如果病理类型为转移性腺癌，可以进行 HER-2 检查，如果 HER2-neu 基因过表达，曲妥珠单抗应添加到化疗方案中。

3. 化疗方案首选两药联合方案，一线化疗方案包括顺铂联合氟尿嘧啶或其他细胞毒药物，如多西他赛。三药联合方案仅考虑具有良好 PS 评分和定期评估毒性的可耐受患者，例如 DCF（多西他赛，顺铂，氟尿嘧啶）方案。顺铂可以被奥沙利铂替换。

4. NCCN 指南推荐的一线治疗方案还包括 ECF（表柔比星，顺铂，氟尿嘧啶）方案（2B），氟尿嘧啶联合伊利替康（2B），氟尿嘧啶类（5-Fu 或卡培他滨）联合顺铂（1）或奥沙利铂。

5. 二线化疗可考虑雷莫芦单抗联合紫杉醇（腺癌）；或上述药物单独应用，帕姆单抗可应用于伴有 MSI-H/dMMRI 高表达患者。

（王冬青）

病例 22　食管癌术后、放化疗后肺转移

一、病历摘要

患者女性，61 岁，因"食管癌术后多程治疗后 5 个月，发现右肺转移 1 周"入院。

病史：患者 2012 年 9 月出现进流质饮食哽咽感，胃镜检查示：距门齿 27~30cm 肿物。活检示：鳞癌细胞。2012 年 9 月 24 日在北京某医院行食管大部切除、食管胃弓上吻合术，术后病理：食管溃疡型中分化鳞状细胞癌。术后分期不详，未行辅助治疗。2014 年 12 月再次出现进食哽噎感，未诊疗。2015 年 3 月出现声音嘶哑，就诊山东省某医院，超声检查示：双侧锁骨上、双侧腋窝淋巴结肿大。胸部 CT 示：食管癌纵隔、腹腔内淋巴结转移；胃镜吻合口活检：鳞状细胞癌。2015 年 3 月 30 日给予吻合口、纵隔及腹膜后淋巴结 IMRT 54Gy/30 次，多西他赛 50mg d1、8 单药同步化疗 1 周期，序贯多西他赛 60mg d1，40mg d8 + 顺铂 20mg d1~5 + 西妥昔单抗 500mg d1 方案治疗 2 周期。治疗期间骨髓抑制Ⅲ度，复查 CT 疗效评价 SD。2015 年 7 月 17 日行第 3 周期多西他赛 100mg d1，顺铂 20mg d1~5 方案化疗，2015 年 8 月 12 日第 4 周期改为多西他赛 100mg d1 + 卡铂 500mg d2 方案化疗 1 周期，治疗期间骨髓抑制Ⅲ度，胃肠道反应Ⅲ度。于 2015 年 9 月 8 日、2015 年 10 月 5 日行多西他赛 + 卡铂方案 2 周期化疗，化疗后患者无明显不适。2015 年 11 月下旬又出现进食阻挡感，胸部 CT 检查提示纵隔淋巴结转移治疗后较前进展，双侧锁骨上淋巴结转移，给予纵隔及锁骨上淋巴结精确放疗(病例 22 图 1)，1.2Gy，2 次 / 天，共 42 次，92% PTV 50.4Gy，放疗后予长春瑞滨 40mg d1~3 + 替吉奥 40mg

·151·

2 次 / 天 d1~14 方案化疗 1 周期,骨髓抑制Ⅲ度。2016 年 5 月 19 日门诊复查示右肺转移(病例 22 图 2)。既往高血压病 10 余年,食管癌术后血压复常。脑梗死 8 年余,无明显后遗症。

入院查体:KPS:70 分,营养 NRS:3 分,疼痛 NRS:0 分。颈部、锁上及腋窝未触及肿大淋巴结。胸廓两侧对称,左侧胸壁及背部见约 30cm 弧形术痕,愈合好,局部未扪及结节,局部无压痛。余查体无特殊。

辅助检查:

1. 胃镜 距门齿 25cm 达食管胃吻合口,吻合口黏膜充血糜烂,未见明显肿物。

2. 胸部 CT 检查 食管癌术后吻合口增厚,较前基本变化不著;纵隔淋巴结转移治疗后,较前变化不著;右肺结节灶,考虑转移。

入院诊断:

1. 食管癌术后放化疗后肺转移(Ⅳ期)。

2. 高血压病(高危)。

3. 陈旧性脑梗死。

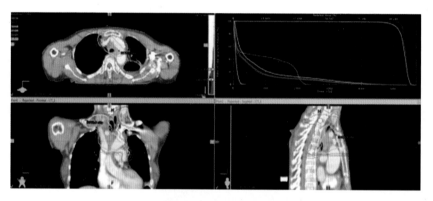

病例 22 图 1 纵隔及锁骨上淋巴结 IMRT 放疗计划

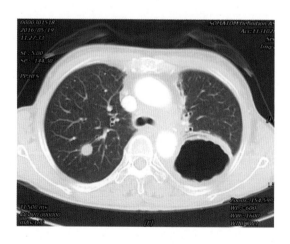

病例 22 图 2 胸部 CT 检查提示食管癌术后胸腔胃,右肺转移

二、查房记录

住院医师：患者老年女性，无烟酒嗜好，因"食管癌术后多程治疗后 5 个月，发现右肺转移"入院。初诊时间为 2012 年 9 月，同年 9 月 24 日行食管大部分切除、食管胃弓上吻合术，术后病理为食管溃疡型中分化鳞癌，术后未行辅助治疗。2 年后出现区域淋巴结进展及吻合口复发，给予可见病变 IMRT 54Gy/30 次，后序贯含铂类两药联合 EGFR 单克隆抗体多疗程的治疗，病变持续进展，表现为纵隔和锁骨上淋巴结转移，并于 2015 年 11 月底再次入我院行超分割放疗：IMRT 1.2Gy，2 次 / 天，50.4Gy，后继予长春瑞滨 + 替吉奥方案化疗，不到 5 个月后门诊复查示右肺转移。患者本次入院一般情况尚可，营养中等，血常规、肝肾功、电解质大致正常，纵隔、锁上、腹膜后淋巴结病变放疗后基本稳定。

主治医师：该患者病情诊断明确，食管中分化鳞癌术后、多程治疗后右肺转移。患者术后出现区域淋巴结进展，并分别于 2015 年 3 月、11 月进行放疗，第一次常规分割 IMRT 54Gy/30 次，第二次超分割 IMRT 50.4Gy，1.2Gy，2 次 / 天。经过两次放疗，淋巴结病变得到比较满意的控制，且尚未出现急性放射性肺炎的表现。目前患者主要病变为右肺新发病变，影像学提示食管癌肺转移，但无病理学诊断依据，建议患者行 CT 引导下肺穿刺活检。对于肺转移的治疗，可以考虑三线方案的化疗，或联合靶向治疗；局部放疗需要做好风险 - 获益的评估，因为该患者在过去一年内接受了两次高剂量的胸部放疗。

主任医师：从疾病整体治疗来看，该患者食管鳞癌术后放化疗后已存活 3 年，术后 2 年出现区域淋巴结进展，经多程放化疗后淋巴结病变控制稳定，但新发右肺单一病变。根据临床诊断思维以及影像学特点，都比较符合食管癌的肺部寡转移。但需要做进一步的判断：①建议行全身 FDG PET-CT 检查，评估目前病变范围；②建议行 CT 引导下肺肿物穿刺活检，明确病理，进一步排除原发性肺癌的可能，且可进一步监测 EGFR、ALK、ROS-1、HER-2 等基因突变情况，指导以后治疗决策。目前患者病情较晚，预期生存期较短，多程化疗后 4 月余出现肺部转移，说明转移灶对既往化疗方案可能不敏感，因此建议请内科会诊，是否可联合靶向治疗，包括抑制肿瘤血管生成的靶向药物，以提高疗效。考虑患者右肺转移灶为单一转移，病变距离胸膜、纵隔、既往放疗靶区都有一定距离，是否可以考虑第三次胸部放疗，建议采用大分割方式，但短期内第三程放疗势必对脊髓、食管、双肺、心脏大血管等组织器官造成较严重的损伤，因此需详细评估获益 - 风险。另外，从肺部病灶控制效果来说，大分割放疗的有效率会高于三线方案的化疗。建议回顾患者既往放疗计划，评估好各个危及器官的照射剂量，如果再程放疗能满足正常组织耐受阈值，可以考虑实施第三次放疗，但建议在疾病无快速进展的前提下，尽量延长第三次放疗的间隔时间。

三、治疗经过

患者拒绝行 CT 引导下肺穿刺，未行化疗联合靶向治疗，于 2016 年 6 月行右肺转移灶精确放疗，仰卧位，负压袋固定体位，激光灯摆位，CT 扫描，TPS 优化放疗计划，IMRT 技术，给予右肺转移灶精确放疗，5.0Gy/ 次，计划 10 次，总剂量 50Gy。危及器官受量：脊髓最大受量 4347cGy，心脏平均受量 157cGy，右肺平均受量 2622cGy，左肺平均受量 474cGy，双肺平均受量 289cGy，V20 = 5%（病例 22 图 3）。放疗结束后胸部 CT 扫描示病变体积明显缩小，近期疗效 PR 优。放疗结束 1 个月，再次发现右肺新发转移，并再次给予大分割放疗（50Gy/10 次，病例 22 图 4），3 个月后病情基本稳定，出现发热、咳嗽、胸闷、憋气，并逐渐加重，CT 诊断为急性放射性肺炎（病例 22 图 5），给予甲强龙，氧气吸入，抗感染，雾化等治疗好转后出院，失访。

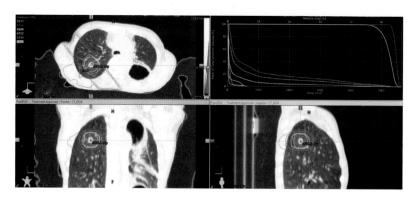

病例 22 图 3 右肺转移灶 SBRT 计划图，5.0Gy×10 次

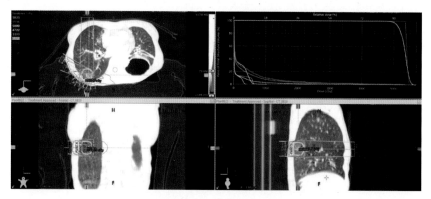

病例 22 图 4 右肺新发转移，再次给予 SBRT 治疗计划射野图，5.0Gy×10 次

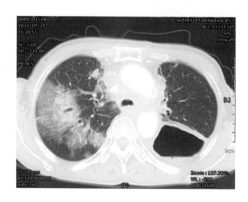

病例 22 图 5 胸部随访 CT 扫描示右肺大片致密阴影，提示肺炎

四、诊疗结局及随访

患者放射性肺炎，给予甲强龙，氧气吸入，抗感染，雾化等治疗后，咳嗽、胸闷、憋气逐渐好转出院，出院后失访。

五、主要治疗经验

1. 局部进展期食管癌术前放化疗已成为重要推荐模式，但食管癌术后辅助放疗和（或）联合化疗的价值尚未确立，研究结果尚不一致。几项随机研究评估了术后放射治疗的作用，但报道结果相互矛盾，另外包括 5 项随机试验的荟萃分析显示术后放疗没有生存获益。尽管缺乏高水平证据，指南目前推荐局部晚期（T2-4N0-1）食管腺癌患者或非 R0 切除术后患者考虑术后放化疗。Wong 等在 *Annals of Surgery* 发表了他们基于 NCDB 数据库的研究结果，结果显示，食管癌术后应用辅助化放疗（序贯或同步）可改善淋巴结阳性或切缘阳性患者的总体生存率（overall survival，OS）。

2. 食管癌术后患者失败模式主要是局部复发和区域淋巴结转移，其次是远处淋巴结及器官转移，如肺脏、肝脏、骨。术后应定期随访，包括内镜检查和影像学检查。

3. 经过选择的肺内单发转移或寡转移，SABR/SBRT 不失为一种有效的治疗方法。治疗计划需评估好周围危及器官受照剂量和体积，具体可参考病例 22 图 6。放射性肺炎是放疗后的严重不良反应，临床需特别注意预防和及时妥善处理。

4. 再程或三程放疗需详细评估获益 – 风险。

Table 2. Commonly Used Doses for SABR

Total Dose	# Fractions	Example Indications
25–34 Gy	1	Peripheral, small (<2 cm) tumors, esp. >1 cm from chest wall
45–60 Gy	3	Peripheral tumors and >1 cm from chest wall
48–50 Gy	4	Central or peripheral tumors <4–5 cm, especially <1 cm from chest wall
50–55 Gy	5	Central or peripheral tumors, especially <1 cm from chest wall
60–70 Gy	8–10	Central tumors

Table 3. Maximum Dose Constraints for SABR*

OAR/Regimen	1 Fraction	3 Fractions	4 Fractions	5 Fractions
Spinal Cord	14 Gy	18 Gy (6 Gy/fx)	26 Gy (6.5 Gy/fx)	30 Gy (6 Gy/fx)
Esophagus	15.4 Gy	27 Gy (9 Gy/fx)	30 Gy (7.5 Gy/fx)	105% of PTV prescription^
Brachial Plexus	17.5 Gy	24 Gy (8 Gy/fx)	27.2 Gy (6.8 Gy/fx)	32 Gy (6.4 Gy/fx)
Heart/Pericardium	22 Gy	30 Gy (10 Gy/fx)	34 Gy (8.5 Gy/fx)	105% of PTV prescription^
Great Vessels	37 Gy	NS	49 Gy (12.25 Gy/fx)	105% of PTV prescription^
Trachea & Proximal Bronchi	20.2 Gy	30 Gy (10 Gy/fx)	34.8 Gy (8.7 Gy/fx)	105% of PTV prescription^
Rib	30 Gy	30 Gy (10 Gy/fx)	40 Gy (10 Gy/fx)	NS
Skin	26 Gy	24 Gy (8 Gy/fx)	36 Gy (9 Gy/fx)	32 Gy (6.4 Gy/fx)
Stomach	12.4 Gy	NS	27.2 Gy (6.8 Gy/fx)	NS

*Based on constraints used in recent RTOG SABR trials (RTOG 0618, 0813, 0915).
^for central tumor location. NS = not specified

Please note - Tables 2–5 provide doses and constraints used commonly or in past clinical trials as useful references rather than specific recommendations.

病例 22 图 6 非小细胞肺癌 NCCN 指南（2017 年）SABR 正常组织最大限制剂量

六、相关知识点

1. 对于晚期食管癌肺内孤立或局限部位转移（寡转移），局部放射治疗在一部分经过挑选的，一般状况良好的，食管病变稳定的患者治疗中，有一定的治疗价值，可延长生存期。对于孤立或寡转移，SABR 如果对受累部位可以安全实施，在这种情况下是一种合适的选择。

2. 应用 SABR 或 SBRT，需要注意肿瘤和器官的移动，尤其是呼吸运动，在模拟定位时建议进行呼吸运动管理，如主动呼吸控制（ABC），腹部压迫法浅呼吸，周期性呼吸门控，肿瘤动态跟踪。建议 4D-CT，慢速 CT 扫描获取内靶区，减少靶区外放范围。当使用复杂的运动管理技术时，推荐影像引导放射治疗技术（IGRT）。

（王冬青）

病例 23 食管癌黏膜剥脱术后放化疗后多发骨转移

一、病历摘要

患者男性，47 岁，汉族，因"食管癌术后、放化疗后 1.5 个月，右上肢疼痛 1 周"入院。

病史：患者因"阵发性胸骨后不适 20 余天"于 2014 年 2 月 4 日就诊外院，胃镜检查示：食管原位癌、慢性浅表性胃炎，后到某市肿瘤医院会诊病理："食管黏膜组织鳞状上皮增生伴高级别上皮内瘤变"，2014 年 2 月 17 日在该院全麻下行食管癌黏膜切除及剥脱术，术中见：食管距门齿 29~35cm 大片碘不着色区域，镜下用氩气标记边缘，以甘油果糖、亚甲蓝混合液行黏膜下注射，抬举征阳性，分多次黏膜圈套及电切，部分黏膜用 flush 刀及勾刀剥离，间断应用热活检钳止血，距门齿 32cm 局部粘连，剥离时有微小穿孔，镜下用钛夹封闭创面，术中给予胸腔闭式引流。术后病理：食管黏膜送检破碎片状黏膜及黏膜下层组织，可见部分正常的鳞状上皮，部分呈低～高级别上皮内瘤变，少量为中分化鳞状细胞癌，侵达黏膜下层。术后出现明显的进食阻挡感，考虑为食管剥脱术后纤维瘢痕狭窄所致，多次给予球囊扩张术，症状好转，定期复查。

2016 年 3 月因声音嘶哑就诊我院，全身 PET-CT：胸中段食管癌术后改变，术区未见异常 FDG 高代谢；右上纵隔气管旁（1R、2R）、上纵隔气管前及血管前间隙（2L、3A）示多发放射性摄取增高的淋巴结，最高 SUV4.4。意见：结合临床，食管癌术后，纵隔淋巴结转移。支气管镜超声引导下活检病理：鳞状细胞癌。遂给予纵隔 1、2、3、4、5、7 区淋巴引流区 IMRT 66Gy/33 次，同步紫杉醇 + 顺铂周疗 6 次，复查 CT 疗效 SD。后续行脂质体紫杉醇 + 顺铂化疗 4 周期，疗效 SD。

2016 年 12 月 14 日复查胸部 PET-CT："食管癌治疗后改变，左肺门、纵隔、双颈部、双锁上淋巴结转移伴 FDG 高代谢，SUVmax 8.9，对比前 PET/CT，病变较前进展。胸上、中、下段食管未见明显异常代谢"。内科会诊后予吉西他滨 + 奈达铂化疗 2 周期。2017 年 2 月 22 日复查 CT 示肿瘤继续进展，调整化疗方案：奥沙利铂 + 替吉奥化疗 1 周期。结束后 1 周，出现右上肢疼痛不适，外院右上臂 X 线片示右肱骨中上段骨质结构模糊，密度减低，骨皮质连续性中断，并可见骨膜反应，病变长度约 11.7cm。提示右侧肱骨转移（病例 23 图 1）。

2013 年结节性甲状腺肿手术切除。Ⅱ 型糖尿病史 8 年，口服格列吡嗪 2.5mg，3 次 / 天，血糖控制满意。吸烟 30 余年 ×20 支 / 日，饮酒 30 余年 ×500ml/d。

入院查体：KPS：80 分，营养 NRS：1 分，疼痛 NRS：8 分。颈部、锁上浅表淋巴结未触及肿大。颈部手术瘢痕。双肺呼吸音低，未闻及干湿性啰音。心音有力，心律规则，未闻及病理性杂音。右上肢活动障碍，局部触痛明显，未肿块及骨擦感。

辅助检查：右上肢 X 线片：右侧肱骨溶骨性破坏，符合骨转移。

入院诊断：

1. 胸中段食管癌剥脱术后多发转移（Ⅳ b 期）。

纵隔淋巴结转移放化疗后。

右侧肱骨转移。

2. Ⅱ 型糖尿病。

3. 结节性甲状腺肿术后。

二、查房记录

（一）第一次查房

住院医师：患者食管癌剥脱术后 2 年余，纵隔淋巴结转移放化疗后 7 个月，进展多程化疗后 1.5 个月，右上肢疼痛 1 周。既往结节性甲状腺肿手术史 3 年余，糖尿病史 10 个月。入院血细胞分析、肝肾功大致正常；肿瘤标志物 Cyfra21-1 54.00ng/mL，癌胚抗原 109.10ng/mL。血生化:钾、钠、氯基本正常，钙 3.50mmol/L（危急值）。右上肢 X 线片示右侧肱骨溶骨性破坏，符合骨转移。食管钡餐造影(病例 23 图 2)示胸中段食管癌剥脱术后管腔狭窄。右肱骨 MRI(病例 23 图 3)：髓腔内长 T_1 短 T_2 信号，骨皮质中断，周围肌肉组织片状压脂序列高信号。

主治医师：该患者有以下特点：①食管癌多程治疗后进展，现右侧肱骨转移。建议行全身 ECT 检查，明确有无其他骨转移灶；胸腹部 CT 检查，排除内脏转移；②高钙血症，符合晚期肿瘤溶骨性骨质破坏导致血游离钙增高，患者肝肾功正常，血压增高，建议给予双磷酸盐、降钙素减低血钙，静脉补液，加速利尿。并需告知患者高钙血症可能导致的风险及预防可能出现的病理性骨折；③建议给予最佳支持治疗和减症放疗。

主任医师：同意上述病情分析及治疗建议。该病例非常典型，有临床教学意义。回顾整个治疗过程：①患者首次就诊行纤维内镜检查，病理提示高级别上皮内瘤变（原位癌），给予食管黏膜剥脱术。该治疗虽然创伤小，恢复快，但需严格掌握手术适应证。食管癌通常多点发病，食管镜下活检需多点进行，并需排除浸润癌，推荐行食管腔内超声检查及内镜下治疗。另外需注意食管黏膜广泛剥脱术后会出现较严重合并症，如食管狭窄，严重影响患者生活质量。建议剥脱术前行胸腔镜、PET-CT 等检查排除纵隔淋巴结或远处转移；②该患者行食管黏膜剥脱术后病理证实存在中分化鳞状细胞癌，侵达黏膜下层，为浸润癌，术后应考虑补充辅助放疗或根治性手术切除。但该患者自行选择观察，从而导致 PFS 仅 2 年；③患者疾病进展后多程化放疗，疾病均持续进展，提示肿瘤恶性程度高，且对放化疗抵抗，预后差。目前患者疾病进展诊断明确,右侧肱骨转移伴高钙血症,建议行全身骨 ECT 扫描明确骨转移范围,同时给予最佳支持治疗和对症治疗,注意预防感染、血栓等,给予降钙、水化、利尿等治疗,预防其他电解质紊乱、低蛋白血症、食管穿孔瘘、出血等。患者癌痛明显,建议行骨转移灶减症放疗。请内科会诊,能否靶向治疗。

（二）第二次查房

住院医师: 患者痛苦貌,目前给予奥施康定 10mg 1 次 /12h 镇痛,但活动后仍感疼痛不适。入院后 CT 检查:①结合临床,食管癌剥脱术后,食管壁增厚,较前（2017 年 2 月 22 日）略加重;纵隔淋巴结转移,较前部分增大,部分变化不著;左侧锁骨上淋巴结肿大;骨转移;②双肺慢性炎症及纤维灶,较前加重;左肺大片状实变影,建议观察;双侧胸膜略增厚;左侧胸腔少量积液,较前略增多;心包少量积液;③甲状腺低密度灶,较前略加重;④上腹部及颅脑扫描未见异常。骨 ECT 扫描发现右侧肱骨、右侧第九后肋、T_7 椎体多发转移。腰椎 MRI 检查（病例 23 图 4）：L_4 椎体转移并压缩骨折。

主治医师： 患者癌痛明显,为尽快缓解骨痛,建议加大奥施康定剂量,已遵嘱先予骨转移灶姑息性放疗。大孔径 CT 扫描,负压垫固定体位,参考 X 线、骨 ECT、MRI 检查结果,右侧肱骨转移灶外放 10mm 形成 CTV,包括右侧整个肱骨及相邻肌肉（适当留出淋巴回流空隙）,外放 5mm 形成 PTV,500cGy/ 次 ×5 次。右侧第 9 后肋、T_7 椎体转移灶,300cGy/ 次 ×10 次,L4 转移灶 400cGy/ 次 ×9 次,均采用 6MV–X 线,CRT 技术,5 次 / 周（放疗计划见病例 23 图 5）。放疗期间继续给予镇咳、化痰、抗炎、镇痛、抗凝等最佳支持治疗和对症治疗。多学科综合会诊后,给予阿帕替尼 0.425g,口服,1 次 / 天治疗。

主任医师： 晚期食管癌治疗包括最佳支持治疗和对症治疗。对于广泛转移的患者,一般状况较好的可考虑参与临床实验研究,目前针对晚期食管癌开展的最新研究包括抗肿瘤血管生成的靶向药物如阿帕替尼等。HER–2 监测可以考虑赫赛汀,可以考虑小分子的 EGFR 拮抗剂。晚期食管癌的综合治疗仍比较重要,合理的综合治疗可以尽可能延长患者生存,提高患者生活质量。包括姑息放射治疗可以有效减低患者癌痛,预防病理性骨折和骨相关事件。晚期食管癌通常存在恶病质,合理的肠内外营养显得尤为重要。

三、治疗经过

患者入院经完善检查,右侧肱骨病理性骨折癌痛明显,NRS 8~9 分,给予奥施康定 10mg 1 次 /12h 镇痛,NRS 评分减低至 4~5 分,但活动后仍感重度疼痛,给予外科会诊,夹板固定。后给予右侧肱骨转移灶 CRT,500cGy/ 次 ×5 次;给予右侧肱骨、T_7 椎体等多发转移灶 CRT 姑息放疗,300cGy/ 次 ×10 次;给予 L4 转移灶 CRT 姑息放疗,400cGy/ 次 ×9 次。放疗期间给予双膦酸盐治疗,以及包括降低血钙、镇痛、抗凝等最佳支持治疗和肠内外营养支持治疗。多学科综合会诊后,认为患者一般情况较差,不能耐受全身化疗,给予口服阿帕替尼 0.425g,口服,1 次 / 天治疗。患者后出院口服该靶向药物治疗,未有随访。

四、诊疗结局及随访

患者后出院口服阿帕替尼 0.425g，口服，1 次 / 天治疗，未有随访。

五、主要治疗经验

1. 食管黏膜剥脱术（EMR）和 ESD 应该有严格的手术适应证（pTis，pT1a，或者 Barrett's 食管炎），术后需进行严密的内镜随访；如证实为浸润癌，或 EUS、PET–CT 确认非 N0，则考虑进行手术切除治疗，非手术适应证患者考虑行根治性放化疗。

2. 食管癌伴广泛骨转移，可能导致高钙血症、病理性骨折等骨相关事件，对患者生存和生活质量产生重要影响。同时病理性骨折可致患者长期卧床，并且晚期癌症患者存在血液高凝状态，因此血栓风险极高，此外镇痛、营养支持治疗等姑息治疗手段也非常重要。

3. 晚期食管癌伴骨转移的姑息放疗，其最佳分割剂量仍没有定论。目前 3Gy×10 次为经常使用的放疗分割，但对于不宜经常搬动的患者，可考虑 8Gy 单次放疗。该患者肱骨转移灶 25Gy/5F，L4 转移灶 36Gy/9F，均取得较好的癌痛控制。ASTRO 有关骨转移放疗止痛的治疗指引指出：单次 8Gy 的疗效、晚期不良反应发生率与 30Gy/10F 相同，不同的是前者有 20% 的需接受再放疗，后者只有 7%~8%。

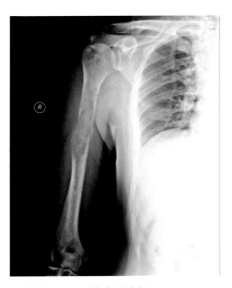
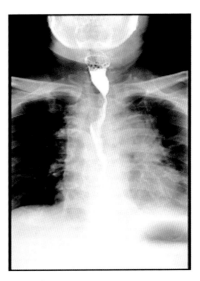

病例 23 图 1 放疗前胸部 PET-CT　　病例 23 图 2 放疗前食管钡餐造影

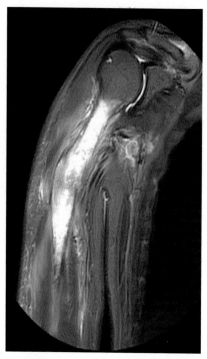

病例 23 图 3 放疗前右肱骨 MRI

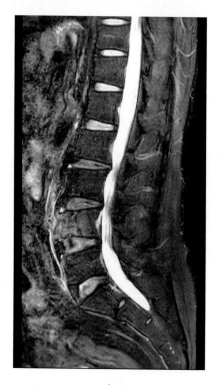

病例 23 图 4 放疗前腰椎 MRI 检查

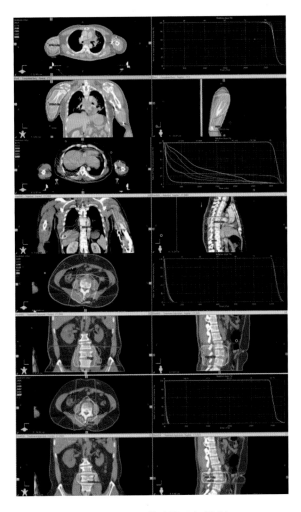

病例 23 图 5　放疗靶区与计划

六、相关知识点

1. 食管癌超声内镜治疗的目标　通过内镜黏膜切除术（EMR）、内镜黏膜下剥离术（ESD）和（或）消融术，完全切除早期病变，例如 pTis、pT1a 和癌前病变（Barrent's 食管）。

2. 早期食管癌病变需要做全面、准确的评估，包括评估结节或溃疡的状态，四周的扩散，排除多发病灶，以及在部分存在高危因素患者应用 EUS 检查来排除淋巴结转移。内镜下治疗对于早期食管病灶来说是优先考虑的，因为内镜下治疗后这些早期病灶出现淋巴结转移，局部复发或远处转移、死亡风险比较低。

3. 接受内镜切除治疗的患者应进行内镜随访。

（王冬青）

病例 24 食管癌二次放疗

例 1：

一、病历摘要

患者男性，69 岁，汉族，山东平阴人，因"进行性吞咽困难 3 个月"于 2014 年 3 月 23 日入院。

病史：患者于 2014 年 1 月无明显诱因出现进食阻挡感，以进食馒头等固体食物时为著，无吞咽疼痛，无黏液反流，无胸背部疼痛。未治疗，症状进行性加重，遂于 2014 年 3 月 15 日就诊于 ×× 县人民医院，食管镜检查示：距门齿 20cm 可见巨大肿物，表面糜烂、渗血，轻度结节感，管腔严重狭窄，镜身不能通过。活检病理：（食管）鳞状细胞癌。体重无明显变化。无手术史。无高血压、冠心病、糖尿病史，否认传染病史。否认外伤史。无药物过敏史。否认肿瘤家族史。

入院查体：T：36.5 ℃，P：85 次 / 分，R：20 次 / 分，BP：136/73mmHg，S：1.9m^2，KPS：90 分，NRS：0 分。老年男性，营养中等，神志清，精神好。全身浅表淋巴结未触及肿大。头颅及五官正常。颈软，气管居中。两肺呼吸音清，未闻及干湿性啰音或异常呼吸音。心率 85 次 / 分，心律齐，心音有力，未闻及病理性杂音。全腹无压痛及反跳痛，未扪及明显包块。肝脾肋下未触及。脊柱、四肢活动自如。神经反射无异常。

辅助检查：2014 年 3 月 15 日食管镜：距门齿 20cm 可见巨大肿物，表面糜烂、渗血，轻度结节感，管腔严重狭窄，镜身不能通过。活检病理：（食管）鳞癌。

入院诊断：胸上段食管鳞癌（待分期）。

二、查房记录

（一）第一次查房

住院医师：患者老年男性，因进行性吞咽困难 3 个月入院。未诉其他不适。症状持续加重，当地医院食管镜检查示：距门齿 20cm 可见巨大肿物，表面糜烂、渗血，管腔严重狭窄。活检病理：（食管）鳞癌。

主治医师：根据患者症状、胃镜及病理结果，诊断为胸上段食管鳞癌，应继续完善血常规、肝肾功能、肿瘤标志物、上消化道钡餐、肺功能、胸上腹部 CT 等检查明确临床分期。

主任医师：同意以上诊疗意见。建议：①会诊外院病理；②完善辅助检查，以明确临床分期，根据分期及患者的一般情况制订综合治疗方案。对于局部晚期食管癌，NCCN 指南推荐新辅助放化疗 + 手术或根治性同步放化疗。

（二）第二次查房

住院医师：患者症状、体征同前。胸部加强 CT：胸上段食管腔内可见软组织密度影，最大横截面约 1.6cm × 3.1cm，边缘与食管壁关系密切；纵隔、贲门旁小淋巴结。食管 X 线造影检查示：胸上段食管（平 T_{4-6} 水平）可见长约 5.0cm 管腔充盈缺损、不规则狭窄及龛影，狭窄横径宽约 1.0cm，该区黏膜中断，蠕动消失，钡剂通过缓慢。影像诊断：食管癌。

主治医师：根据检查结果，诊断为胸上段食管鳞癌（$cT_3N_1M_0$，Ⅲ期，AJCC/UICC 2002 第六版），可以考虑行超声内镜检查明确肿瘤浸润深度，PET-CT 检查，进一步明确淋巴结及远处转移情况。因该患者食管病变较长，上界侵犯颈段食管，手术难度较大，可提交多学科综合会诊，是否可行新辅助放化疗提高 R0 切除率，并和患者充分沟通，同步放化疗可作为替代方案。

主任医师：同意主治医师观点。患者已有病理诊断，胸上段食管鳞癌诊断明确，临床分期尚需进一步明确，以指导治疗方案的确定。国内外对局部晚期食管鳞癌的治疗理念曾存在一定差异，国外更倾向于新辅助放化疗，而国内更倾向于同步放化疗，或术后辅助放化疗，但总的原则是综合治疗，一般不做单纯手术或单纯放疗。NEOCRTE 5010 研究对比了新辅助放化疗＋手术与单纯手术对局部晚期食管癌生存的影响，结果显示，术前放化疗组无病生存期（100.1 个月 VS 41.7 个月，$P < 0.001$）、中位生存期（100.1 个月 VS 66.5 个月，$P = 0.025$）均优于单纯手术组，综合治疗组的优势非常明显。至于该患者，考虑肿瘤位置、年龄 69 岁，建议首选同步放化疗，若患者一般情况差不能耐受同步治疗，建议给予单纯根治性放疗或序贯化放疗。无放疗禁忌，注意放疗期间可能出现的不良反应。靶区勾画需要参考食管钡餐造影、胃镜检查、胸腹部 CT 等多种资料进行 GTV 确定。根据我院的前期临床研究，淋巴结引流区包括下颈部、上纵隔肿大淋巴结引流区。

三、治疗经过

2014 年 3 月 27 日开始行食管病灶上下外扩 3cm、环周外扩 10mm 及下颈部淋巴引流区、纵隔肿大淋巴结引流区常规放疗，200cGy/ 次，先放疗 20 次，DT 4000cGy（病例 24 图 1）。后以食管残留病灶上下外扩 3cm、环周外扩 5mm 及相应淋巴引流区为靶区勾画 CTV，外扩 5mm 为 PTV，拟加量放疗 10 次，200cGy/ 次（病例 24 图 2）。放疗至 5600cGy/28 次时出现发热，最高体温约 38.5℃，复查胸部 CT：结合临床，食管癌治疗后，较前好转；纵隔、贲门小淋巴结，较前变化不著；双肺上叶及右肺下叶炎症。考虑放射性肺炎，遂停止放疗，给予甲泼尼龙琥珀酸钠 40mg，2 次 / 天，静脉输液、头孢哌酮钠舒巴坦钠 2g q12h 抗感染治疗，症状及复查 CT 示肺炎明显好转后渐停用激素，出院。

四、诊疗结局及随访

2014 年 10 月 14 日复查胸部 CT：①结合临床，胸上段食管癌治疗后；②右肺炎症。疗效评价：PR。

2014 年 12 月 29 日复查胸部 CT，疗效评价：SD。

2015 年 6 月 17 日复查胸部 CT：①结合临床，胸上段食管癌治疗后，管壁较前（2014 年 12 月 29 日）略增厚；②右肺炎症，较前变化不著；双肺纤维灶；③颈部扫描未见明显异常。

2015 年 6 月 19 日电子胃镜检查：距门齿 22~27cm 食管腔狭窄，左侧壁近前壁黏膜充血水肿明显，23~26cm 处见肿物阻塞食管腔，胃镜勉强通过，于 26cm 处取活检组织 3 块送检。病理：（食管 26cm 活检）鳞状细胞癌。

2015 年 6 月 19 日复发后查房记录：根据病史及影像学结果，考虑为胸上段食管鳞癌放疗后局部复发，分期为 $rT_3N_0M_0$。2015 年 6 月 24 日给予 PF 方案化疗两周期：顺铂 40mg d1~3 + 氟尿嘧啶 0.5g d1，氟尿嘧啶 3.5g 持续泵入 120h。疗效评价 PR。后又行 4 周期同方案化疗，胃肠道反应 I 度，骨髓抑制 I 度。疗效评价 SD。

2016 年 2 月 24 日复发后查房记录：综合诊疗意见：患者胸上段食管鳞癌放疗后 1 年，原发灶边缘出现局部复发，回顾既往放疗计划，考虑野内边缘区复发，PF 方案一度有效，现复查 CT 又进展，且胃镜检查及刷检查到癌细胞，故目前诊断为胸上段食管鳞癌局部复发化疗后进展，建议仍以全身治疗为主，更换化疗方案为多西他赛 + 奈达铂；复发灶局部可行姑息放疗，二次放疗应注意限制肺及脊髓受量。

治疗经过：2016 年 3 月 2 日起行 TP 方案化疗两周期：多西他赛 60mg d1、8 + 奈达铂 130mg d2，每 3 周重复。疗效评价 SD。又行同方案两周期，复查 CT 示病变较前进展，食管溃疡较前增大，疗效评价 PD。

2016 年 7 月 27 日复发后查房记录：综合诊疗意见：患者胸上段食管鳞癌放疗后，局部复发两种方案化疗后进展，现食管溃疡较前增大，暂不宜放疗。仍以全身治疗为主，更换化疗方案为吉西他滨 + 顺铂。但须注意：如果吉西他滨与放疗同时给予，由于该药存在严重辐射敏化的可能性，发生严重的肺及食道纤维样变性的风险很大，所以吉西他滨化疗与放疗应间隔至少 4 周。

治疗经过：2016 年 7 月 27 日起应用吉西他滨 1.6 d1、8 + 顺铂 40mg d1~3 方案化疗两周期。复查胸腹部 CT 及食管 X 线造影，疗效评价 PD。

2016 年 10 月 28 日复发后查房记录：综合诊疗意见：回顾患者治疗经过，目前已对化疗抵抗，且体质逐渐变差，不宜再化疗，建议给予再程放疗。

治疗经过：2016 年 10 月 28 日开始，以胸上、中段食管复发灶为靶区勾画 GTV，外扩 10mm 为 PTV，90% 等剂量线包绕 PTV，处方剂量 180cGy/ 次，5 次 / 周，计划 25 次。按 4500cGy 评价，双肺 V20 = 22%，脊髓最大受照剂量为 4041.7cGy（病例 24 图 3）。放疗结束于 2016 年 11 月 30 日，疗效评价 PR。

2017 年 3 月 21 日复发后查房记录：2017 年 3 月 21 日复查胸部 CT，疗效评价 PD。已与患者及家属交代病情，再经内科会诊后，给予奈达铂 40mgd1~3，替吉奥 40mg d1~14 化疗 1 周期，胃肠道反应 I 度，骨髓抑制 I 度。

随访：2017 年 3 月出院后未再返院复查，2017 年 8 月 5 日突发憋气、猝死。

五、主要治疗经验

1. 本病例首次治疗为普通照射，再程放疗时为三维适形及调强放疗，普通照射时适形度差，肿瘤部位有低剂量区，周围正常组织剂量反而过多，故放疗疗效差，反应重。而三维适形及调强放疗以其剂量学优势、更好的肿瘤靶区覆盖和对周围正常组织的防护等优点，可在照射剂量低于普通照射的情况下,进一步提高局控率并降低不良反应发生率,进而延长患者生存期。

2. 吉西他滨与放疗同时给予,由于该药存在严重辐射敏化的可能性,发生严重的肺及食道纤维样变性的风险很大,所以吉西他滨化疗与放疗应间隔至少4周。

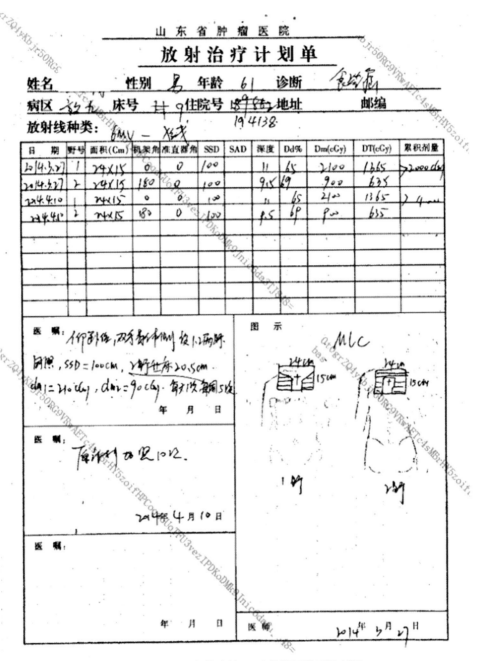

病例 24 图 1 初次放疗前 20 次的靶区范围及剂量

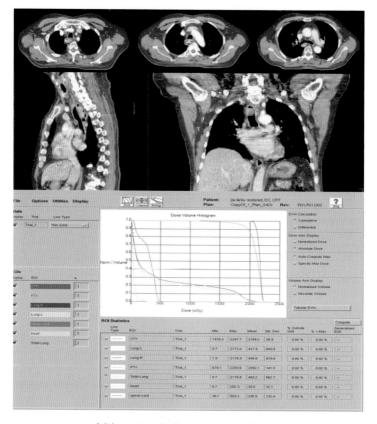

病例 24 图 2 初次放疗后 10 次的靶区

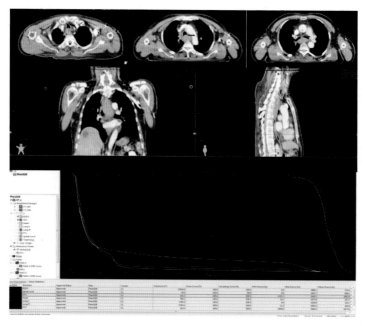

病例 24 图 3 复发放疗的靶区和计划

例2：

一、病历摘要

患者男性，63岁，汉族，山东齐河人，因"进食哽噎感2个月余"于2016年3月28日入院。

病史：患者2个月来无明显诱因进食哽噎，以进硬质食物明显，无饮水呛咳，无口吐黏涎，无反酸、嗳气。于2016年3月15日在某县人民医院行胃镜检查示：食管距门齿28~30cm可见隆起溃疡性病变，环管腔半周，镜身通过正常，表面凹凸不平，残胃体黏膜红白相间，蠕动良好。活检病理示：食管鳞状细胞癌。门诊以食管鳞癌收入院。自发病以来，以流质饮食为主，体重减轻约2kg。2012年因胃出血行胃部分切除术，具体术式及术后病理不详，同年曾行左肾囊肿切除术，术后恢复可。无高血压、冠心病、糖尿病史，否认传染病史。否认外伤史。无药物过敏史。否认肿瘤家族史。

入院查体：T：36.8℃，P：78次/分，R：20次/分，BP：130/80mmHg，S：1.68m^2，KPS：80，NRS：0分。老年男性，营养中等，神志清，精神好。全身浅表淋巴结未触及肿大。头颅及五官正常。颈软，气管居中，颈静脉怒张，未见颈动脉异常搏动。两肺呼吸音清，未闻及干湿性啰音或异常呼吸音。心率78次/分，心律齐，未闻及病理性杂音。腹正中可见一长约14cm的陈旧性手术瘢痕，全腹无压痛及反跳痛，未扪及明显包块。肝脾肋下未触及。四肢及神经系统无异常。

辅助检查：2016年3月23日电子胃镜示：食管距门齿28~30cm可见隆起溃疡性病变，环管腔半周，镜身通过正常，表面凹凸不平，残胃体黏膜红白相间，蠕动良好。活检病理示：食管鳞状细胞癌。

入院诊断：

1. 胸中段食管鳞癌（待分期）。

2. 部分胃切除术后。

3. 左肾囊肿术后。

二、查房记录

（一）第一次查房

住院医师：患者老年男性，一般情况可。曾行胃部分切除术、左肾囊肿切除术，本次因进食哽噎感2个月余入院。当地医院胃镜检查发现食管距门齿28~30cm隆起溃疡性病变，活检病理示食管鳞癌。颈部、锁上未触及浅表肿大淋巴结。初步诊断为胸中段食管鳞癌（待分期）。

主治医师：患者已有内镜病理证实，但目前临床分期不明。应完善血常规、肝肾功能、肿瘤标志物、上消化道钡餐、肺功能、胸上腹部CT等检查，进一步明确分期。

主任医师：同意上述分析及诊疗意见。建议：①会诊外院病理；②完善辅助检查，包括超声内镜检查明确T、N分期，头颈胸腹部CT及颅脑MR及全身骨扫描明确M分期，若经济条件允许，可考虑全身PET-CT检查。分期明确后再制订综合治疗方案。

（二）第二次查房

住院医师：患者症状同前，进半流质饮食，进食量可。胸上腹强化 CT：①胸中段食管癌；②胃部分切除术后；③肺气肿。食管 X 线造影：①考虑食管癌；②胃术后改变，请结合病史。

主治医师：根据现有检查结果，目前诊断为胸中段食管鳞癌（$cT_3N_0M_0$，ⅡA 期，AJCC/UICC 2002 年第六版）。根据诊疗规范，可行新辅助放化疗 + 手术或放疗为主的综合治疗，患者曾行胃部分切除术，经与胸外科沟通，不首选手术。

主任医师：患者既往有胃部手术史，手术难度大、风险高，目前不适合手术治疗，建议行放疗。

三、治疗经过

2016 年 4 月 6 日开始放疗，GTV 为食管原发病灶，前后左右外扩 5mm，上下各外放 30mm 及相应淋巴结引流区为 CTV，再各方向外扩 5mm 形成 PTV。PTV 边缘剂量 1.8Gy/ 次，5 次 / 周，处方剂量 39.6Gy/22 次（病例 24 图 4）。按 39.6Gy/22f 评价，危及器官受量：心脏 V30 < 10%，全肺 V20 < 10%，脊髓最大受量 3018.6cGy。2016 年 5 月 2 日复位，疗效 SD。继续原方案放疗，共完成 59.4Gy/33f（病例 24 图 5）。

随访：

2016 年 6 月 23 日（放疗结束后 4 周）胸上腹强化 CT 检查，疗效评价 PR。

2016 年 9 月 19 日无明显不适，复查胸上腹加强 CT，疗效评价 SD。

2016 年 12 月 9 日无明显不适，复查胸上腹部加强 CT：食管癌，壁厚较前（2016 年 9 月 19 日）加重；其周围类结节，为肿大淋巴结或病变一部分；胃部分切除术后改变；另贲门旁小淋巴结。临床综合考虑患者可能局部复发。

2016 年 12 月 13 日纤维食管镜检查：距门齿 28~30cm 9 点位见溃疡型新生物，底覆白苔及污秽物，周围黏膜充血水肿糜烂，活检及刷检。活检病理为鳞癌。

四、复发后诊疗过程

复发后查房记录（2016 年 12 月 14 日）：根据病史及影像学结果，考虑为胸中段食管鳞癌放疗后局部复发，分期为 $rT_4N_0M_0$。缓解时间仅半年多，且复发位置在上次照射野内，建议治疗方式以化疗为主。鉴于患者年龄不大、一般状况尚可，行放化综合治疗。化疗方案采用多西他赛 + 顺铂，每 3 周重复，四周期结束后评估疗效，并以此尽量延长两次放疗之间的间隔时间。

治疗经过：2016 年 12 月 20 日起行 TP 方案化疗两周期，胃肠道反应Ⅱ度，骨髓抑制Ⅰ度。胸部强化 CT 疗效评价 PR。继续原方案化疗两周期，胃肠道反应Ⅰ度，骨髓抑制Ⅱ度，胸部强化 CT 疗效评价 SD。考虑到患者二次放疗既要提高局部控制率，又要较好地保护晚期反应组织，采用后程加速超分割调强放疗。首先以 CT 纵隔窗勾画靶区，GTV 为胸中段食管复发灶，各方向外扩 1cm 形成 PTV，PTV 边缘剂量 2.0Gy/ 次，1 次 / 日，5 次 / 周，暂先给予处方剂量 26Gy（病例 24 图 6）。按总剂量 54.6Gy 评估危及器官受量：双肺 V5 = 25%，脊髓最大受量

841cGy。然后调整放疗计划为 1.3Gy/ 次，2 次 / 天，计划 22 次。共给予总剂量 54.6Gy（病例 24 图 7）。2017 年 4 月 14 日开始放疗，5 月 19 日结束放疗。

随访：2017 年 7 月出院，食管梗阻症状进行性加重，无法进食，2017 年 10 月 2 日去世。

五、主要治疗经验

1. 患者已有纤维胃镜检查，入院后可完善食管造影、超声内镜等多种技术手段以确定食管癌病变位置及病变长度、浸润深度，除了先进的 PET-CT、MR DWI 等技术外，更应该重视食管超声内镜和钡餐的价值，如果肿瘤较小，难以确定肿瘤范围，可在内镜下使用钛夹来标记肿瘤上下范围。

2. 国内外对局部晚期食管鳞癌的治疗理念曾存在一定差异，国外更倾向于新辅助放化疗，而国内更倾向于同步放化疗，或术后辅助放化疗，但总的原则是综合治疗，一般不做单纯手术或单纯放疗。

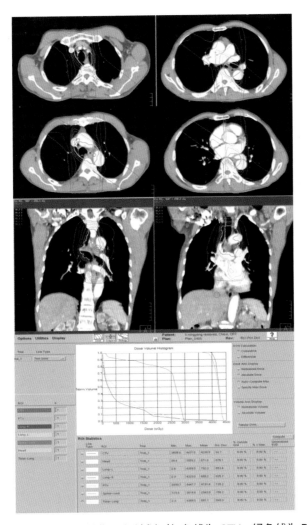

病例 24 图 4　初次放疗靶区与计划（红色线为 GTV，绿色线为 PTV）

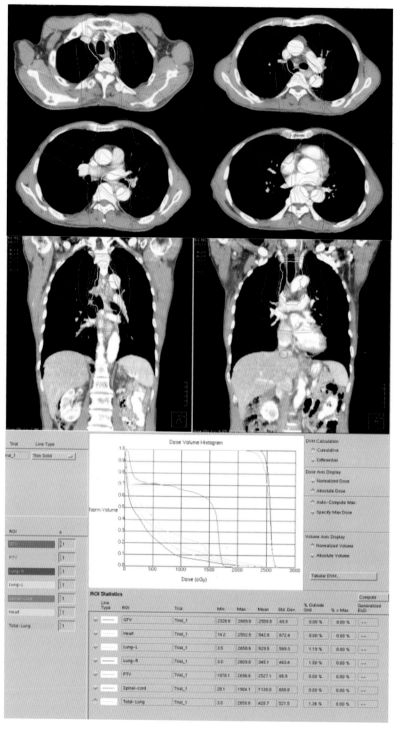

病例 24 图 5　初次放疗复位计划图（红色线为 GTV，绿色线为 PTV）

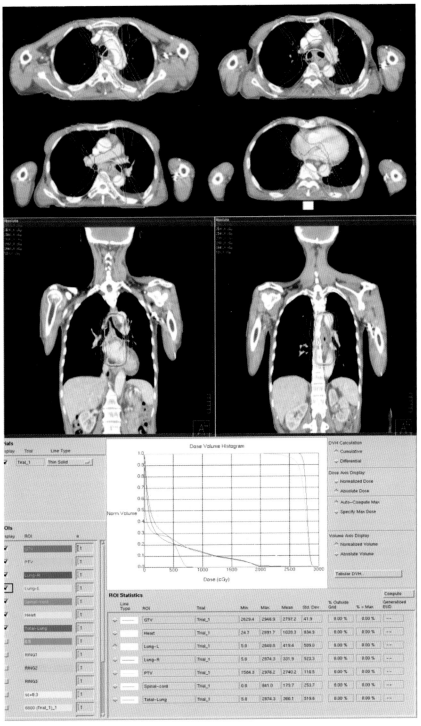

病例 24 图 6　复发放疗计划截图（红色线为 GTV，绿色线为 PTV）

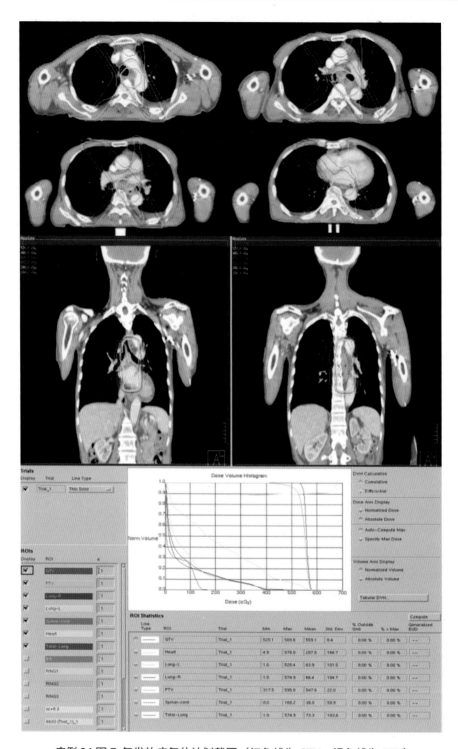

病例 24 图 7 复发放疗复位计划截图（红色线为 GTV，绿色线为 PTV）

例 3：

一、病历摘要

患者男性,56 岁,汉族,山东郓城人。因"进食阻挡感 20 余天"于 2015 年 3 月 17 日入院。

病史:患者 2015 年 2 月无明显诱因出现进食阻挡,进固体食物时为著,无进食时胸骨后疼痛,无声音嘶哑,无饮水呛咳,无发热,无咳嗽、咳痰。症状持续加重,伴反酸。2015 年 3 月 10 日到济宁医学院附属医院就诊,胸部平扫 CT:食管胸段局部管壁增厚,局部软组织肿块,较厚处约 1.2cm,范围 5.4cm,纵隔内见肿大淋巴结,上消化道钡餐:食管上段平胸 4 椎体见长约 6.3cm 的充盈缺损,局部管壁僵硬,黏膜中断,扩张受限,考虑食管癌。门诊以食管癌收入院。近期体重无明显下降。无手术史。无高血压、冠心病、糖尿病史,否认传染史。否认外伤史。无药物过敏史。否认肿瘤家族史。

入院查体:T：36.5 ℃,P：78 次 / 分,R：19 次 / 分,BP：116/82mmHg,S：1.75m^2,KPS：90 分,NRS：0 分。中年男性,营养中等。神志清醒,精神好。全身浅表淋巴结未触及肿大。头颅及五官正常。颈软,气管居中。双侧呼吸音清,未闻及干湿性啰音或异常呼吸音。心率 78 次 / 分,心律齐,心音有力,未闻及病理性杂音。全腹无压痛及反跳痛,未扪及明显包块。肝脾肋下未触及。脊柱、四肢无畸形。神经反射无异常。

辅助检查:2015 年 3 月 15 日上消化道钡餐:食管上段平胸 4 椎体见长约 6.3cm 的充盈缺损,局部管壁僵硬,黏膜中断,扩张受限,考虑食管癌。

2015 年 3 月 16 日胸部平扫 CT:食管胸段局部管壁增厚,局部软组织肿块,较厚处约 1.2cm,范围 5.4cm,纵隔内见肿大淋巴结。

入院诊断:胸上段食管癌（cT$_3$N$_1$M$_x$）。

二、查房记录

（一）第一次查房

住院医师：患者老年男性,因"进食阻挡感 20 余天"入院。无进食时胸骨后疼痛,无声音嘶哑,无饮水呛咳。胸部平扫 CT 示食管胸段局部管壁增厚,范围 5.4cm,纵隔内见肿大淋巴结,上消化道钡餐示考虑食管癌。

主治医师：依据患者的症状、有限的影像学结果,初步诊断为胸上段食管癌（cT3N1Mx）。应进一步完善血常规、肝肾功能、肿瘤标志物、肺功能、胃镜及活检、颅脑胸上腹部 CT 及全身骨扫描等检查。

主任医师：同意以上诊疗意见。建议完善辅助检查,以明确病理诊断及临床分期,参考患者的意愿、一般状况及经济条件再制订综合治疗方案。

（二）第二次查房

住院医师：患者进食阻挡感无变化,进食半流质饮食。胸上腹 CT 示：①食管癌并纵隔淋巴结转移,右侧锁骨上淋巴结肿大；②双肺气肿。胃镜示："距门齿 22~28cm 食管见溃疡隆起型肿物，表面充血糜烂，病变段食管狭窄，镜身通过勉强。病理诊断：食管鳞癌。全身骨扫描：L_5 代谢异常。

主治医师：患者各项检查已完善，该患者诊断已明确，为胸上段食管鳞癌（$cT_3N_1M_0$ Ⅲ期，AJCC/UICC 2002 第六版），符合我院正在进行的食管癌临床试验入组标准，该临床试验为：评价尼妥珠单抗注射液联合同步放化疗治疗局部中晚期不可手术的食管鳞癌患者的有效性及生存的一项多中心、随机对照、双盲Ⅲ期临床研究。

主任医师：同意目前诊断、临床分期及治疗建议。与患者及家属讲明临床试验流程及可能的获益或风险，获得同意后入组。大孔径 CT 定位，制订放疗计划，靶区包括食管病灶及纵隔、双侧锁骨上淋巴结引流区，按要求行同步尼妥珠单抗联合紫杉醇 + 顺铂化疗，每周 1 次，共 7 周。

三、治疗经过

自 2015 年 3 月 31 日开始放疗，CTV 为食管病灶环周 5mm、上下 30mm 及纵隔、双侧锁骨上淋巴结引流区，外放 5mm 为 PTV，95% 等剂量曲线包绕 PTV，边缘剂量为 180cGy，计划照射 25 次，按 45Gy 评价，危及器官受量：双肺 V20 = 19%，脊髓最大受量为 3376.3cGy，心脏平均受量为 576.8cGy。同步给予尼妥珠单抗试验用药 400mg，每周一次，紫杉醇 80mg，每周一次 + 顺铂 40mg，每周一次化疗。2015 年 5 月 6 日复位，CTV 为食管病灶及右侧锁骨上、纵隔内 2R、2L、4R、4L 区转移淋巴结，外放 5mm 为 PTV，加照 8 次，至总剂量 59.4Gy（病例 24 图 8）。同步每周尼妥珠单抗 400mg + 紫杉醇 80mg + 顺铂 40mg 同步治疗 7 周。2015 年 5 月 15 日放疗结束。

随访：2015 年 6 月 18 日复查胸上腹 CT，疗效评价：PR。

2015 年 9 月 22 日复查胸上腹 CT，疗效评价：PR。

2015 年 12 月 24 日复查胸上腹 CT，疗效评价：SD。

2016 年 2 月 29 日复查胸上腹 CT：疗效评价：SD。

2016 年 7 月 4 日复查胸上腹 CT，疗效评价：SD。

2016 年 9 月 20 日再次出现进食阻挡感，10 月 10 日复查胸上腹 CT：①食管癌治疗后，较前（2016 年 7 月 5 日）局部壁增厚；纵隔小淋巴结，变化不著；②双肺气肿、纤维灶。食管造影：胸中段食管（平 T_{4-5} 范围）示长约 3.8cm 管腔不规则狭窄及充盈缺损，狭窄横径宽约 0.5cm，该区黏膜中断，蠕动消失，钡剂通过缓慢。影像学意见：食管癌较前片（2016 年 7 月 6 日）复发。复查 PET-CT：结合病史，胸上段食管癌复发伴 FDG 高代谢。食管镜活检病理：鳞状细胞原位癌，不排除浸润。

四、复发后诊疗过程

（2016 年 11 月 2 日）综合诊疗意见：患者胸上段食管鳞癌放疗后 1 年出现局部复发，分期为 $rT_3N_0M_0$。复发时间超过 1 年，治疗方式建议以放化疗综合治疗为主。化疗方案为多西他赛 + 顺铂，每 3 周重复。化疗过程中及时评价疗效，择期放疗。考虑到患者二次放疗，建议行超分割调强放疗以减轻晚期反应。

治疗经过：2016 年 11 月 4 日起行 TP 方案化疗两周期，胃肠道反应Ⅱ度，骨髓抑制Ⅰ度。复查胸部 CT 疗效评价 SD。继续同方案化疗两周期，胃肠道反应Ⅱ度，骨髓抑制 0 度。胸上腹 CT 疗效评价 SD。行超分割调强放疗，放疗计划：以食管复发灶，头足方向外放 2cm、环周外放 5mm 形成 CTV，再外放 5mm 形成 PTV，给予 PTV 1.2Gy/ 次，2 次 / 天，间隔 6h 以上，50.4Gy/42f（病例 24 图 9）。脊髓最大剂量 36.6Gy，心脏 V30 = 1.7%，双肺 V20 = 7.6%。

随访：2017 年 3 月出院后定期复查，目前病情平稳。

五、主要治疗经验

1. 满足下列条者可考虑再次放疗　①复发时间距离首次放疗结束的时间较长（最好≥ 1、2 年）；②复发病变造成的进食梗阻不太严重（能进半流质饮食）；③没有明显的胸背痛及食管穿孔征象；④一般情况好。

2. 患者二次放疗时既要提高局部控制率，又要较好地保护晚期反应组织，采用后程加速超分割调强放疗。

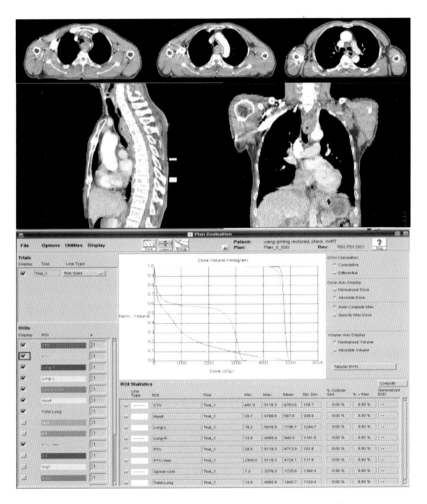

病例 24 图 8　初次放疗靶区与计划（红色线为 GTV，绿色线为 PTV）

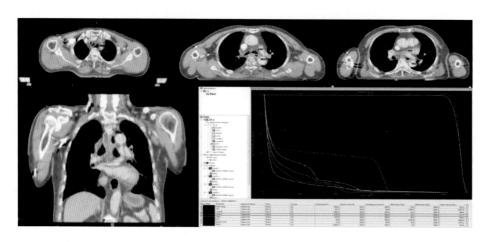

病例 24 图 9 复发放疗靶区与计划截图（红色线为 GTV，绿色线为 PTV）

六、食管癌二次放疗的相关知识点

根治性放疗后再次出现临床症状的病例，尤其是 1 年内症状复现者，应慎重鉴别是肿瘤复发还是放疗后炎症反应所致。对于无明确肿瘤复发依据者，应食管内镜取活检病理证实。

初次治疗未控或复发者再次治疗的方法很多，但无统一有效的治疗方法，大多数治疗为姑息对症治疗。若患者一般情况差，不能耐受手术和化放疗者，或初次治疗失败时伴远处转移，再次治疗则大多选择最佳支持治疗。若一般情况好者，初始治疗以局部为主的（包括手术），再次治疗可以考虑化放疗；若初次治疗为化放疗者，再次治疗可考虑手术挽救；初次治疗距离复发时间较长者，可考虑再次实施化放疗。

作为挽救性治疗，再次放疗是可供选择的一种治疗方法。食管癌放疗后复发者再照射的间隔时间、靶区勾画、合理剂量、与化疗或热疗的配合机理及方式尚不清楚，需要积累更多的临床资料进一步探索。一般来讲，再程放疗和初次放疗的间隔时间应大于 6 个月。郑氏报道了 87 例食管癌放疗失败后再程放疗的疗效，1、3、5 年生存率分别为 32%、5% 和 3%，认为再照射的剂量以 45~55Gy 为好。陈小军报道了 43 例行三维适形再程放疗的结果，放疗剂量为 50~60Gy，近期疗效总有效率 93.02%。不良反应中，放射性食管炎 44.19%，放射性肺炎 20.93%，骨髓抑制 53.49%。王权等报道了 50 例首程放疗后复发的食管癌患者行 IMRT 治疗的结果，中位剂量 54Gy，治疗有效率 70%，急性放射性食管炎、肺炎、骨髓抑制发生率分别为 22%、34%、32%。倪向东报道了 32 例食管癌再程放疗患者，近期有效率 62.5%，急性放射性食管炎、肺炎、骨髓抑制发生率分别为 68.8%、46.9%、65.6%。与前面两个报道相比，倪氏研究首次治疗均为普通照射，再程放疗时普通照射仍占 75%，虽然照射剂量偏高，但疗效较差，放疗反应较重，分析与照射技术有关。普通照射时适形度差，肿瘤部位有低剂量区，周围正常组织剂量反而过多，故放疗疗效差，反应重。而三维适形及调强放疗以其剂量学优势、更好的肿瘤靶区覆盖和对周围正常组织的防护等优点，可在照射剂量低于普通照射的情况下，进一步提高局控率并降低不良反应发生率，进而延长患者生期。从倪氏研究中放疗后死亡情况看，4 例死亡患者首次和再程放疗均为普通照射，这在一定程度上也反映了精确放疗的优势。

食管癌放疗有累及野照射及淋巴引流区预防照射两种，目前研究发现，两种照射方式的局部控制率和生存率没有差别，累及野照射时区域淋巴结接受的照射剂量约为处方剂量的40%~70%，所以再程放疗时照射野不宜过大，累及野照射已能满足治疗要求。

再程放疗的适宜剂量也是临床关心的问题。杨丹等研究认为，再程放疗剂量以 50~60Gy 较为适宜，再程放疗的剂量大小与患者 KPS 评分、再程放疗与首次放疗的间隔时间、放疗方式等因素有关，一般应小于首次放疗剂量，全身情况许可时可接近于首次放疗剂量。

食管癌放疗失败后的再程放疗效果不理想，1 年内死亡率高达 70%。再程放疗中有 25% 因一般状况恶化或食管穿孔、大出血死亡而终止放疗。一般认为有下列情况者不宜做再程放疗：①全身情况不佳，年迈体弱者；②进食梗阻严重，只能进流质；③食管钡餐片显示有明显尖刺突出或有大龛影者。满足下列条者可考虑再次放疗：①复发时间距离首次放疗结束的时间较长（最好≥1、2 年）；②复发病变造成的进食梗阻不太严重（能进半流质饮食）；③没有明显的胸背痛及食管穿孔征象；④一般情况好。

作为食管癌放疗后局部和（或）区域性失败的另一挽救性措施是手术切除。黄钢等对 48 例食管癌根治性放疗后复发病例施行手术治疗，手术切除率 79.2%，死亡率 12.5%，术后并发症 35.4%，最常见的并发症为吻合口瘘。切除组术后 1、3、5 年生存率分别为 65.8%、28.9%、18.4%。作者指出，食管癌根治性放疗后复发的手术适应证应严格掌握，术中吻合口应建立在放疗野之外。汪良骏等对 268 例食管癌根治性放疗后未控或复发者行手术挽救性切除，认为食管癌根治性放疗后复发的手术适应证为：①无远处转移，如无肝、肺、锁骨上淋巴结转移；②食管造影虽有严重狭窄、明显充盈缺损，甚至深大溃疡，但轴线尚直，未见明显扭曲成角者；③胸部 CT 检查，食管癌虽与主动脉关系密切，但仍有一定间隙。对气管膜部仅仅是外压性，而没有直接的侵入，食管上段癌更需纤维支气管镜检查，确认气管膜部有无受侵。

作为食管癌放疗后失败的两种挽救性治疗方法，再程放疗和手术切除的疗效是否存在差异呢？王鹤皋报道 78 例食管癌放疗后复发再照射和手术的随机对照研究，再程放疗的 1、3、5 年生存率分别为 40.5%、8.1%、2.7%，手术组分别为 68.6%、28.6%、22.9%，手术组的疗效优势比较明显，但并发症也高达 25.7%，手术死亡率达 11.4%，术后肺炎是主要的死亡原因，而再程放疗组仅 1 例死于出血。由此可见，虽然手术危险性大，但仍有部分患者能长期存活，其远期疗效比再次放疗好。因此，我们建议，这类患者若有手术切除的条件，应尽量争取手术治疗。

（陈毅如）

第二部分 肺 癌

病例 25 早期 NSCLC 立体定向放疗

一、病历摘要

患者男性,62岁,汉族,浙江台州人,因"发现右肺结节1个月余"于2016年6月6日入院。

病史:患者因感冒咳嗽于2016年4月29日在当地医院胸部CT发现右肺上叶结节,大小19mm×10mm,边缘毛刺;颅脑MRI未见脑占位病变;骨ECT未见全身骨骼异常核素浓聚;2016年5月26日在CT引导下穿刺活检病理:(右上肺肿物穿刺)涂片找到癌细胞(非小细胞性)。门诊以右肺癌收住入院。患者自发病以来无发热胸痛,食欲睡眠可,大小便正常,近期体重无明显减轻。患者有肺气肿病史10余年,否认高血压、糖尿病、心脏病、肝病史、肾病史。无肝炎、肺结核病史。否认伤寒病史,否认外伤史,无药物过敏史,否认肿瘤家族史。

入院查体:T:36.5℃,P:93次/分,R:19次/分,BP:130/89mmHg,H:164cm,W:59.0kg,BS:1.64m²,KPS:90,NRS:0分。中年男性,发育正常,营养中等,正常面容,神志清醒,精神好。自主体位,查体合作。全身皮肤正常,无黄染,无淤斑,全身浅表淋巴结未触及肿大。头颅正常,无畸形,毛发分布均匀,双侧眼睑无水肿,巩膜无黄染,眼结膜无苍白,双侧瞳孔等大等圆,对光反射灵敏。双耳郭未见异常,外耳道未见异常分泌物,鼻外形未见异常,通气良好,无异常分泌物,鼻窦无压痛,口唇红润,牙龈无出血,伸舌居中,咽部无充血水肿,双侧扁桃体无肿大。颈软,无抵抗,气管居中,未见颈动脉异常搏动。胸廓两侧对称无畸形,呼吸运动双侧对称,无胸膜摩擦感,双侧语颤正常,两肺叩诊清音,双侧呼吸音清,未闻及干湿性啰音。心前区无隆起,心尖搏动有力,心界不大,心率93次/分,心律齐,心音有力,未闻及病理性杂音。腹平坦,未见胃肠型,未见蠕动波。全腹无压痛及反跳痛,未扪及明显包块。Murphy氏征阴性,肝肋下未及,脾未触及。移动性浊音阴性。肝及双肾区无叩痛。肠鸣音4次/分,未闻及气过水声。肛门指诊及外生殖器未见异常。脊柱、四肢无畸形,活动自如。腹壁反射、角膜反射存在,Babinski征阴性。

辅助检查:

2016年5月9日颅脑MRI:未见脑占位病变。

2016年5月11日骨ECT:全身骨骼未见异常核素浓聚。

2016年6月13日病理会诊:(肺肿物穿刺)少量腺癌组织。

2016年6月13日肺功能:实测FEV1/FVC:40%,存在重度限制型及阻塞型肺通气功能减退。

2016 年 6 月 14 日全身 PET/CT：右肺上叶见放射性摄取增高的不规则结节影，边缘毛刺，大小约 19mm×16mm，最大 SUV3.9，肺癌可能性大；纵隔内、双肺门区见多枚放射性摄取轻度增高的淋巴结，部分伴有钙化，最大 SUV 约 8.0，考虑为炎性淋巴结。

入院诊断：

1. 右上肺腺癌（$cT_1N_0M_0$，Ⅰa 期）。

2. COPD。

二、查房记录

（一）第一次查房

住院医师：患者男，62 岁，既往体健。因感冒咳嗽于 2016 年 4 月 29 日在当地医院行胸部 CT，发现右肺大小约 2cm×1cm 结节；颅脑 MRI 及骨 ECT 未见异常；2016 年 5 月 26 日病理:(右上肺肿物穿刺) 涂片找到癌细胞（非小细胞性）。目前患者一般情况可。血细胞分析：白细胞计数 $7.9×10^9$/L，血红蛋白 15.5g/dl，血小板计数 $215×10^9$/L；肿瘤标志物：Cyfra21-1 2.33ng/ml，癌胚抗原 12.05ng/ml。

主治医师：根据患者目前症状、查体、影像学检查及病理结果，患者右上肺腺癌诊断明确，目前分期：$cT_1N_0M_0$，Ⅰa 期。患者慢性阻塞性肺疾病病史，肺功能显示存在重度限制型及阻塞型肺通气功能减退，存在手术禁忌证。予完善全身 PET/CT 排除纵隔肺门淋巴结转移及其他远处转移。

主任医师：患者右下肺腺癌明确，因存在慢性阻塞性肺疾病（FEV_1/FVC：40%），有手术禁忌证，建议行全身 PET-CT 完善分期并排除纵隔淋巴结转移，拟行立体定向放射治疗。

（二）第二次查房

住院医师：患者症状、体征同前无明显变化。全身 PET/CT：右肺上叶见放射性摄取增高的不规则结节影，边缘毛刺，大小约 1.9cm×1.6cm，最大 SUV3.9，肺癌可能性大；纵隔内、双肺门区见多枚放射性摄取轻度增高的淋巴结肿，部分伴有钙化，最大 SUV 约 8.0，考虑为炎性淋巴结。患者 PET-CT 所见淋巴结代谢活跃考虑为炎性,结合之前检查,目前分期明确为：右上肺腺癌（$cT_1N_0M_0$，Ⅰa 期）。

主治医师：根据第一次查房布置情况，向患者及家属充分家待病情及放疗可能并发症，取得理解合作，并签署知情同意书，目前完善放疗前相关准备。

主任医师：患者右上肺腺癌（$cT_1N_0M_0$，Ⅰa 期），诊断明确。全身 PET/CT 所示纵隔、双肺门淋巴结代谢增高，均考虑为炎性反应。根据最近国内外多项回顾及前瞻性临床实验研究结果，对于不可手术的Ⅰ期非小细胞肺癌患者，立体定向放射治疗（SBRT）可取得类似手术治疗的效果，且多数情况下治疗毒副反应轻微，是手术之外最优的治疗选择。患者肺功能 FEV1/FVC < 70%，具有慢性阻塞性肺疾病，存在手术禁忌证。但肿瘤最大径为 1.9cm，且为周围型，有 SBRT 指征，排除禁忌证拟行 SBRT。放疗期间密切观察放疗不良反应，定期监测血常规、肝肾功能，及时对症处理。

三、治疗经过

患者平静呼吸状态下行 4D-CT 增强扫描定位来记录病灶呼吸活动度，扫描范围包括第 4 颈椎上缘到第二腰椎下缘，层厚 2.5mm，扫描图像通过网络传输至治疗计划系统。分别于 10 个呼吸时相上勾画右上肺 GTV，然后将其融合形成 IGTV。根据我院胸部肿瘤放疗摆位误差经验，将 IGTV 在头脚、腹背、左右方向分别均匀外扩 5mm 形成 PTV。危及器官勾画双肺、心脏、胸壁、脊髓。处方剂量 12.5Gy/ 次 ×4 次，1 次 / 日，95% 等剂量线包绕 PTV。危及器官受量：胸壁 V30 2.4%，肺 V20 1.84%，脊髓最大剂量 600cGy，心脏最大剂量 700cGy。2016 年 6 月 6 日至 9 日进行放疗，治疗期间无胸闷气促，无咳嗽咳痰，无心悸胸痛等不适（病例 25 图 1）。

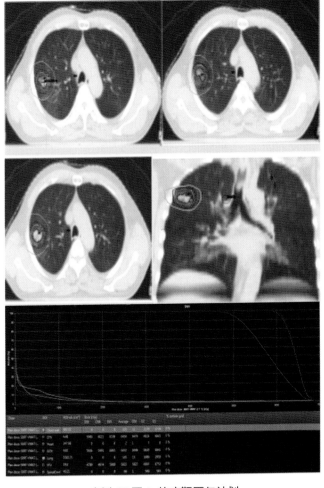

病例 25 图 1　放疗靶区与计划

四、诊疗结局及随访

患者放疗结束后无胸闷气促，无头痛头晕等不适。治疗后一个月（2017 年 1 月 18 日）复查胸部、上腹部 CT 示（病例 25 图 2）：右下肺腺癌 SBRT 后，右肺下叶胸膜下见 1.9cm×1.5cm

肿块影伴偏心性空洞，边缘见毛刺及胸膜牵拉。余肺未见明显占位灶。段以上支气管通畅，纵隔见小淋巴结影。两侧胸腔未见明显积液。CT疗效评价：SD。

随访：2017年10月23日复查胸部、上腹部CT示（病例25图3）：右肺下叶胸膜下见1.4cm×0.9cm肿块影，边缘见毛刺及胸膜牵拉，灶周见模糊斑片状密度增浓影。段以上支气管通畅，纵隔见小淋巴结影。两侧胸腔未见明显积液。心包少量积液。诊断结果：右下肺腺癌SBRT治疗后复查，右肺下叶占位较前（2017年7月25日CT）略缩小，结节内空洞未见显示；灶周炎性灶较前有所吸收。

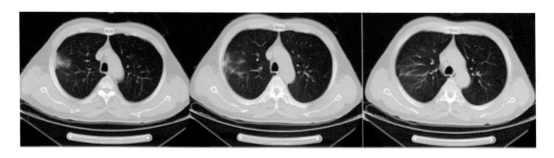

病例25图2 放疗1个月后CT

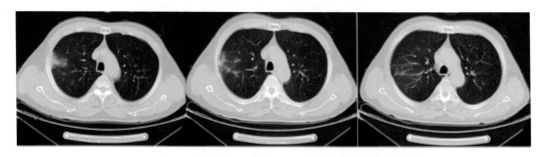

病例25图3 放疗4个月后CT

五、主要治疗经验

1. 早期患者治疗前行心、肺功能评估和包括通气灌注扫描在内的影像学检查以评价可否手术，尽管尚无共识，但北美将符合下列条件之一患者视作不可手术：①FEV_1＜预测值40%；②预测术后FEV_1＜预测值30%；③DLCO＜预测值40%；④低氧血症或高碳酸血症；⑤严重肺动脉高压；⑥具有器官损伤的糖尿病；⑦严重的心、脑或外周血管疾病；⑧严重的慢性心脏病。

2. 4D-CT扫描是以10%为呼吸时相间隔，每层面分为10个呼吸时相图像，再由10个呼吸时相CT图像融合而成的最大密度投影（maximum intensity projection，MIP）同时参考放疗前胸部CT或PET-CT结果，对比肺窗及纵隔窗进行IGTV勾画。因高密度或与肿瘤相似密度的组织遮挡，MIP图像不能明确界定IGTV边界者，逐个时相勾画GTV，然后合成IGTV。

3. 每次治疗前必须行 KV 级 CBCT（cone beam computed tomography）扫描并在线配准，记录每次各中心轴的位置误差。

4. 治疗过程中密切监测患者治疗不良反应，及时对症处理。全部治疗结束后，需定期随诊。

六、相关知识点

1. 早期 NSCLC 的 SBRT　2010 年，美国放射治疗协作组在 JAMA 杂志上公布了 RTOG 0236 研究结果：对 55 例早期周围型不可手术 NSCLC（肿块直径 < 5cm）患者给予 18Gy × 3 次，隔日 1 次放疗，中位随访 34 个月，3 年生存率（OS）56%，3 年局部 + 区域控制率 90.7%；1 例原发灶原位复发，3 例原发灶所在肺叶内复发，3~4 级不良反应发生率为 16%，主要为放射性肺炎（RP）和肺功能减退，无 5 级不良反应和治疗相关死亡发生。2014 年 Timmerman 等对该研究进行随访更新：中位随访至 4 年，5 年局部区域复发率 20%，远处转移仍然是主要失败模式（5 年 31%），中位 OS 未变，分析其 OS 不及手术患者很大程度上源于 SBRT 患者多伴严重内科合并症。2016 年浙江省肿瘤医院放射肿瘤重点实验室对 2012 年 1 月至 2015 年 9 月在该院接受 SBRT 的胸部肿瘤患者（N = 200）进行回顾分析，中位随访 14.9（1.2~47.3）个月，2 年原发（59%）和继发（41%）肺癌局控率分别为 84.3% 及 72.8%，2 年 OS 分别为 92.0% 和 61.9%，Ⅲ级急性放射性肺炎 6（3.12%）例，经糖皮质激素等治疗后好转，无 4 级放射性肺炎和 3 级以上放射性食管炎发生。这些数据提示 SBRT 治疗早期不可手术 NSCLC 的局控和 OS 高，放疗毒副反应可耐受，是该类患者的标准治疗方式。

在治疗不可手术患者获得令人鼓舞疗效基础上，人们开始探索其应用于可手术患者的可能，相比手术切除，SBRT 具有可门诊治疗、无创、无术后并发症及可同时治疗多处病变的优点。2010 年日本一项多中心 Ⅱ 期试验（JCOG0403）对 100 例不可手术与 64 例可手术的早期 NSCLC 患者进行双臂分析，分割模式 48Gy/4 次，所有患者入组前接受外科医生评估，满足以下条件纳入可手术组：①预计术后 FEV1 ≥ 800mL；② PaO$_2$ ≥ 65mmHg 或更高；③无严重的心脏病和糖尿病。该试验数据在 2015 年进行更新，可手术组中位随访 67 个月，3 年 OS 和 PFS 分别为 76.5% 与 54.5%，7 例（10.7%）发生 3 度不良反应，无 3 级以上毒性或治疗相关死亡发生；不可手术组中位随访 47 个月，3 年 OS 和 PFS 分别为 59.9%、48.8%，29 例患者（29%）发生 3 度不良反应，4 例（4%）发生 4 度不良反应，未见 5 度副反应或治疗相关死亡。2013 年美国 RTOG 0618 研究结果显示，接受 54Gy/3F 剂量放疗的可手术 NSCLC 患者 2 年生存率及局控率分别为 84% 和 92.3%，治疗相关副反应可接受。2014 年 JAMA 的一篇回顾性文章对接受过手术（95.8%）或 SBRT（4.2%）的 9093 例老年（≥ 66 岁）早期 NSCLC 患者行配对比较，发现匹配后 SBRT 与肺叶切除两者 OS 无统计学差异（HR 1.01；95% CI 0.74~1.38）。STARS、ROSEL 两项对比手术与 SBRT 的 Ⅲ 期随机研究均纳入 cT1-2a（< 4cm）的患者，手术干预为肺叶切除，但因入组缓慢而提前终止，JY Chang 等对 STARS、ROSEL 项目已纳入的病例进行匹配分析，3 年生存率 SBRT 组（31 例）显著高于手术组（27 例）（95% VS 79%；P = 0.037）；3 年无区域淋巴结复发生存率、无局部复发生存率、无远处转移生存率均无明显差异，初步表明对于可手术的 Ⅰ 期 NSCLC，SBRT 作为一种治疗选择，可达到与手术相近的疗效。浙江

省肿瘤医院放射肿瘤重点实验室在 2017 年 11 月对 2012 年 1 月至 2015 年 9 月在该院接受 SBRT 或手术切除的早期（$T_{1-2}N_0M_0$）患者更新随访，并以年龄、性别、城市或农村居民、有无 COPD、除去 COPD 后的 Charlson 合并症指数、KPS 评分为协变量，以治疗方式为因变量，对两组患者行倾向评分匹配，匹配按 1：1 比例进行，中位随访 32.3 个月（8.6~68.4 个月），SBRT 组与手术组 3 年生存率分别为 83.4% 和 83.3%。总之，手术仍是目前早期 NSCLC 的标准治疗，而 SBRT 具有与手术相似甚至较高的局部控制以及较低的毒性，是因内科原因不可手术，或拒绝手术的早期 NSCLC 的最佳根治性手段。

2. 放疗剂量最优化 SBRT 表现出明显的剂量—效应关系，即提高放射生物等效剂量（biological equivalent dose，BED）可提高疗效。美国密西根大学的研究结果提示，肿瘤接受的放疗剂量与患者预后密切相关：在正常组织器官可耐受条件下，增加肿瘤的放疗剂量能提高肿瘤的局部控制率。Onishi 等对 245 例接受大分割放疗的早期 NSCLC 进行回顾性分析，提示 BED 是否大于 100Gy 是治疗成败的关键，BED ≥ 100Gy 与 < 100Gy 的局部复发率及 3 年 OS 分别为 8.1%、88.4% 和 26.4%、69.4%（$P < 0.05$）。严格的剂量控制和合理分割标准对疗效及预后的影响较大，但目前 SBRT 的实施缺乏有效的剂量控制原则，有关剂量与局控率间的关系也多源自于单中心回顾性研究，不同文献间也存在技术、患者选择等方面的差异，总结文献报道，北美普遍采用 20~22Gy × 3 次的处方剂量，而日本多采用的剂量分割为 10~12Gy × 4~5 次。

3. PET/CT 在 SBRT 中的应用 RTOG 规定在 SBRT 前 8 周内行胸部增强 CT 联合 PET-CT 以排除纵隔淋巴结和（或）远处转移。相比于纵隔淋巴结镜检，PET/CT 灵敏度为 60%~90%，特异性为 80%~96%。一项研究对影像学分期为 N_0 的患者行纵隔镜活检病理检查，发现纵隔隐匿性淋巴结转移发生率只占 3%。当 PET/CT 怀疑有阳性纵隔淋巴结时，应行纵隔镜或支气管镜穿刺活检予以明确。

随着 SBRT 应用于早期 NSCLC 经验的积累，我们对治疗后影像学变化的理解也在逐渐深入，早期 CT 影像变化主要有弥漫性实变、斑片样实变、毛玻璃样阴影（ground glass opacity，GGO）和点状片状纤维化等，晚期改变主要包括改变的常规模式、肿块样、瘢痕样以及无改变等，根据单次 CT 结果不易区分 SBRT 后纤维化和肿瘤复发，需长期系统检查以监测其改变。一般典型的纤维化在初期会出现进展，而后趋于稳定。RTOG 建议根据 CT 来监测肿瘤变化，如有增大则进一步行 PET/CT 以明确是否存在与原发肿瘤类似的 SUV 升高，若 PET/CT 考虑复发（复查需距放疗后 6 个月以上且 SUV > 5）则建议穿刺活检。

作为一种无创的检查方法，PET-CT 已在 SBRT 治疗中广泛使用。对于有禁忌或拒绝行纵隔镜的患者，PET-CT 能提供可靠的疾病分期。另外，PET-CT 作为放疗后半年以上的复查手段也有令人满意的准确性和特异性。

4. 正在进行的前瞻性试验 截至目前，有 4 项正在进行的将可手术 I 期 NSCLC 随机分组进行手术或 SBRT 的前瞻性试验。STABLE-MATES 试验将高危患者随机分为接受亚叶切除或 SBRT，主要终点为 3 年 OS。SABR-Tooth 是一项在英国启动的比较周围型 I 期 NSCLC（≤ 5cm）

患者 SBRT 与手术疗效的Ⅲ期随机对照试验。由 RTOG 和 NRG 发起的 POSTLIV 将 ≤ 3cm 的周围型 NSCLC 随机分配到根治性切除或 SBRT，主要终点是 2 年局控率。第四项试验 VALOR 纳入 ≤ 5cm 周围或中央型病变的患者。手术干预为肺叶切除术或肺段切除，主要终点 5 年 OS。完整可靠的Ⅲ期试验数据将为 SBRT 治疗早期可手术 NSCLC 提供最直接的证据。

（董百强）

病例 26　Ⅲ期非小细胞肺癌同步放化疗

一、病历摘要

患者男性，56 岁，汉族，山东潍坊人，因"咳嗽 20 余天，诊右肺腺癌 4 天"于 2016 年 9 月 12 日，14 : 07 由门诊入院。

病史：患者 20 余天前无明显诱因出现咳嗽、咳黄痰，无胸闷憋气，无头痛、头晕，无发热，自服感冒药和消炎药物（具体不详）5 天，效果欠佳，咳嗽逐渐加重，伴右侧胸痛。2016 年 9 月 2 日至外院行胸部 CT（CT 号：A69979）：右上肺见有不规则形肿块影，大小约 8.1cm × 6.9cm，密度不均匀，边界尚清，周围见有片状模糊影，注射造影剂后肿块不均匀强化，双肺门影增大、增浓，段以上支气管通畅，纵隔内见有明显肿大淋巴结影，双侧胸膜未见明显异常。意见：考虑右肺癌并纵隔淋巴结转移。颅脑 MRI 示（MRI 号：31714）：脑内散在缺血灶。行支气管镜：右上叶支气管黏膜轻度充血，未见新生物，尖段支气管间嵴增宽，各叶段管腔通畅。取活检未见明显异常。进一步行 CT 引导下右肺肿物穿刺，活检病理：（右肺上叶）免疫组化结果提示为腺癌。CK7（＋）、TTF-1（＋）、P40（－）、SyN（－）、CD56（±）、Ki-67 阳性细胞数约 60%。患者未行特殊治疗，今门诊以右肺腺癌收入院。患者自发病以来饮食、睡眠可，大小便正常，体重较前变化不著。无高血压，无冠心病，无糖尿病史，无高血脂病史，否认肝炎病史，否认结核病史，否认伤寒病史。否认外伤史，无手术史，无输血史。无药物过敏史。预防接种史随当地进行。出生于原籍，无疫水接触史，否认疫区居住史，无长期外地居住史。吸烟 30 余年，日约 20 支；社交性饮酒 30 余年。无化学性、放射物及毒物接触史。结婚年龄 26 岁，育子，配偶及儿子身体健康，夫妻关系和睦。

入院查体：T : 36.0℃，P : 80 次 / 分，R : 20 次 / 分，BP : 130/82mmHg，H : 176cm，W : 65kg，BS : 1.81m²，KPS : 90 分，NRS : 0 分。中年男性，发育正常，营养中等，正常面容，体型正力型，神志清醒，精神好。自主体位，查体合作。全身皮肤正常，无黄染，无淤斑，全身浅表淋巴结未触及肿大。头颅正常，无畸形，毛发分布均匀，双侧眼睑无水肿，巩膜无黄染，眼结膜无苍白，双侧瞳孔等大等圆，对光反射灵敏。双耳郭未见异常，外耳道未见异常分泌物，鼻外形未见异常，通气良好，无异常分泌物，鼻窦无压痛，口唇红润，牙龈无出血,伸舌居中,咽部无充血水肿,双侧扁桃体无肿大。颈软,无抵抗,气管居中,颈静脉怒张,未见颈动脉异常搏动。胸廓两侧对称无畸形,呼吸运动双侧对称,无胸膜摩擦感,双侧语颤正常,两肺叩诊清音,双侧呼吸音清,异常呼吸音,未闻及干湿性啰音。心前区无隆起,心尖搏动有力,心界不大,心率80次/分,心律,心音有力,各瓣膜听诊区未闻及病理性杂音。腹平坦,未见胃肠型,未见蠕动波,腹壁静脉怒张。全腹无压痛及反跳痛,未扪及明显包块。Murphy氏征阴性,肝肋下未及,脾未触及。移动性浊音阴性。肝及双肾区叩痛。肠鸣音正常,未闻及气过水声。肛门指诊未查,外生殖器无异常。脊柱、四肢无畸形,活动自如。膝腱反射,跟腱反射存在,Babinski征,Oppenheim征未引出。

辅助检查:2016年9月2日胸部CT右上肺见有不规则形肿块影,大小约8.1cm×6.9cm,密度不均匀,边界尚清,周围见有片状模糊影,注射造影剂后肿块不均匀强化,双肺门影增大、增浓,段以上支气管通畅,纵隔内见有明显肿大淋巴结影,双侧胸膜未见明显异常。意见:考虑右肺癌并纵隔淋巴结转移。

2016年9月3日支气管镜:右上叶支气管黏膜轻度充血,未见新生物,尖段支气管间嵴增宽,各叶段管腔通畅。

2016年9月2日颅脑MRI:脑内散在缺血灶。

2016年9月8日活检病理(右肺上叶):免疫组化结果提示为腺癌,CK7(+)、TTF-1(+)、P40(-)、SyN(-)、CD56(±)、Ki-67阳性细胞数约60%。

入院诊断:右肺腺癌($cT_3N_2M_x$)。

二、查房记录

(一)第一次查房

住院医师:患者中年男性,既往有烟酒史,肿瘤标志物:神经元特异性烯醇化酶22.05ng/ml,癌胚抗原3.11ng/mL,Cyfra21-1 16.80ng/mL。会诊外院胸部CT:右肺上叶示不规则软组织密度影,大小约7.0cm×6.8cm,边界欠清,周围可见短毛刺,强化扫描呈中度不均质强化;瘤周示毛玻璃样影;余肺野未见异常。纵隔及右肺门示肿大淋巴结,大者短径约2.6cm。影像学意见:①右肺癌并纵隔及右肺门淋巴结转移;②右肺炎症。会诊颅脑MRI:脑缺血变性灶。会诊外院病理:(右肺穿刺活检)非小细胞癌,结合原单位免疫组化符合腺癌。原单位免疫组化:CK7(+)、TTF-1(+)、P40(-)、SyN(-)、CD56(±)、Ki-67阳性细胞数50%~60%。根据目前检查结果考虑右肺腺癌(cT_3N_3Mx)诊断明确,继续完善腹部CT以及全身骨扫描明确有无骨转移。

主治医师:该患者有病理结果,肺腺癌诊断明确,患者已有CT及颅脑MRI结果,完善骨扫描进一步明确分期。根据目前情况,诊为肺癌ⅢB期,N_3患者不能将手术治疗作为首选。可行同步放化疗或者序贯放化疗,亦可行基因检测明确有无靶向治疗指征。

主任医师:从患者目前的各项影像学来看,肺癌诊断明确,CT骨窗无明显破坏情况,对Ⅲ期不能行手术的患者,全身治疗+局部治疗为主,靶向治疗已有一线治疗指征。对于能耐受放化疗的患者序贯靶向治疗可能会延长治疗的周期，从而获得更好的 OS。

（二）第二次查房

住院医师：患者症状、体征同前无明显变化。为行基因检测于我院行 CT 引导下肺穿刺活检（病例 26 图 1），过程顺利，无明显疼痛、出血及气胸表现。活检病理（病例 26 图 2）示：（右肺穿刺活检）腺癌。EGFR、ALK 基因检测未查见突变。骨 ECT 结果示：左侧胫骨上端呈放射性异常浓集灶，余骨影像放射性分布大致均匀、对称，未见局限性异常放射性浓聚区或缺损区。诊断为：骨代谢异常；X 线检查：左侧胫腓骨外形规则，骨小梁清晰，骨皮质光滑锐利，骨外软组织未见肿胀。影像学意见：左侧胫腓骨未见骨性异常。患者排除骨转移，修正诊断为：右肺腺癌（$cT_3N_3M_0$，ⅢB 期）。

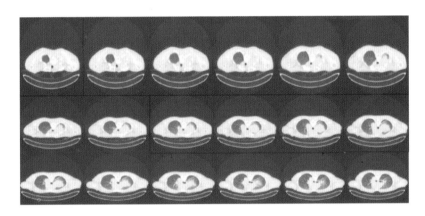

病例 26 图 1 CT 引导下肺穿刺

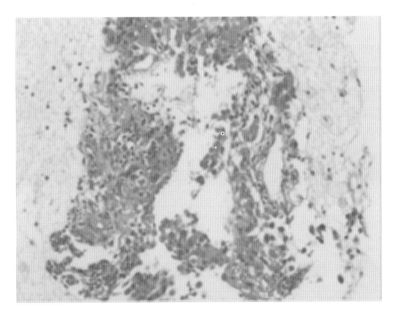

病例 26 图 2 病理报告

主治医师：患者目前诊断右肺腺癌（$cT_3N_3M_0$，ⅢB 期）明确，根据 NCCN 指南，对于不能手术的患者，全身化疗及局部放疗为标准治疗。根据患者体质可选择同步放化疗或者续贯放化疗。考虑患者为中年男性、体质好，建议行同步放化疗，交代病情后，患者及家属表示理解。与患者及其家属沟通后，向患者及家属充分家待病情及放化疗可能并发症，取得理解合作，并签署知情同意书。安排行同步放化疗。①请内科会诊后，给予培美曲塞 500mg/m² d1 + 顺铂 25mg/m² d1~3（每 3 周重复)；②常规口服叶酸、地塞米松，并给予维生素 B_{12} 肌内注射；③对症支持治疗。

主任医师：患者诊断明确。需要注意的是，同步放化疗较续贯放化疗胃肠道反应、骨髓抑制等副反应重。患者一般情况可，可以耐受同步放化疗。放化疗期间密切观察放化疗副作用，定期监测血常规、肝肾功能，及时对症处理。避免受凉感冒。

三、治疗经过

2016 年 9 月 20 日患者开始治疗，根据患者体表面积计算，具体用药剂量为：培美曲塞 0.8g d1 + 顺铂 40mg d1~3。患者放疗计划制订完成，GTV 包括右肺病灶、右肺门纵隔和右锁骨上转移淋巴结。GTV 外扩 0.7cm 为 CTV，CTV 外扩 0.5cm 为 PTV，GTV、CTV、PTV 边缘剂量分别为 2.4Gy、2.2Gy、2.0Gy，计划 25 次（病例 26 图 3）。按照 DT = 60Gy 评价放疗计划，脊髓最大受量 4650.0cGy，支气管树最大受量 6242.4cGy，主支气管最大受量 6308.7cGy，食管最大受量 6321.6cGy，心脏平均受量 1129.5cGy，左肺平均受量 1268.2cGy，V20 为 25%，右肺平均受量 2177.2cGy，V20 为 42%，双肺平均受量 1726.9cGy（病例 26 图 4）。同步治疗期间诉出现Ⅰ度放射性食管炎，Ⅰ度胃肠道反应，放疗 21 次后出现Ⅱ度骨髓抑制，对症治疗后均示好转。放疗 25 次结束后大孔径 CT 复查示病灶较前缩小，疗效评价：PR。放疗期间同步培美曲塞 0.8 d1 + 顺铂 40mg d1~3 化疗 1 周期。

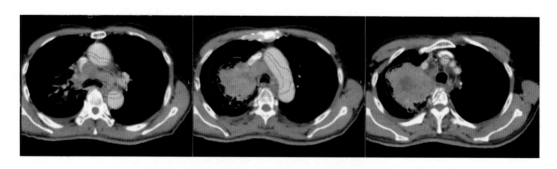

病例 26 图 3 放疗靶区及剂量分布图

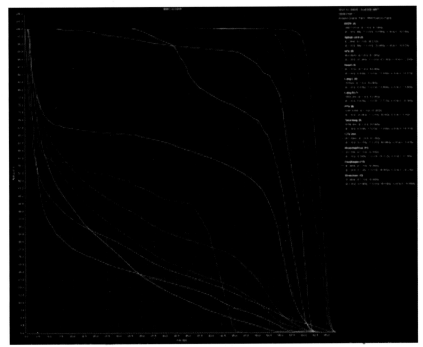

病例 26 图 4 DVH 图

四、诊疗结局及随访

患者放化疗结束后诉略有咳嗽,偶有白色黏痰,上腹部不适,无吞咽疼痛,无进食饮水呛咳,无胸背部疼痛,对症治疗后好转。2016 年 11 月 2 日行 CT 检查:右肺上叶示不规则软组织密度影,大小约 3.7cm×4.9cm,边界欠清,周围可见短毛刺,强化扫描呈中度不均质强化,与邻近胸膜分界不清;瘤周示毛玻璃样影;余肺野未见异常。纵隔示肿大淋巴结,大者短径约1.0cm。所扫上腹部扫描未见异常。影像学意见:①右肺癌累及胸膜并纵隔淋巴结转移;②右肺炎症。疗效评价 PR,继续行第 3~6 周期该方案化疗。4 周期化疗后 2016 年 12 月 19 日行CT(病例 26 图 5)检查示:右肺上叶示不规则软组织密度影,大小约 3.1cm×3.9cm,边界欠清,周围可见短毛刺,强化扫描呈中度不均质强化,与邻近胸膜分界不清;周围示肺内示斑片影。右侧锁骨上、右肺门及纵隔示大者短径约 1.0cm 淋巴结。心脏略增大。右肾示小囊性密度灶。胆囊壁增厚。肝脏、胰腺、脾、双侧肾上腺及扫描野内左肾未见明显异常。腹腔及腹膜后未见肿大淋巴结。脑质内未见明确异常密度灶。脑室系统及脑沟、裂、池未见异常。中线结构无移位。意见:①右肺癌累及胸膜并纵隔淋巴结转移治疗后,较前(2016 年 10 月 31 日)好转;右侧锁骨上及右肺门稍大淋巴结;②右肺炎症,略减轻;③右肾囊肿;④颅脑 CT 扫描未见明显异常。疗效评价 PR。6 周期后 2017 年 2 月 4 日行 CT 复查:①右肺癌累及胸膜并纵隔淋巴结转移治疗后,较前(2016 年 12 月 19 日)略好转;右侧锁骨上及右肺门稍大淋巴结,变化不著;②右肺炎症,变化不著;③右侧少量胸腔积液(病例 26 图 5)。疗效评价 SD。其后 2~3 个月复查病情稳定。

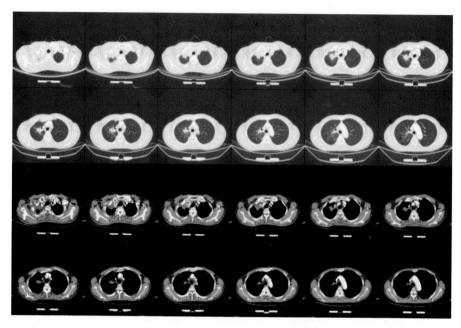

病例26 图5 化疗4周期后CT表现

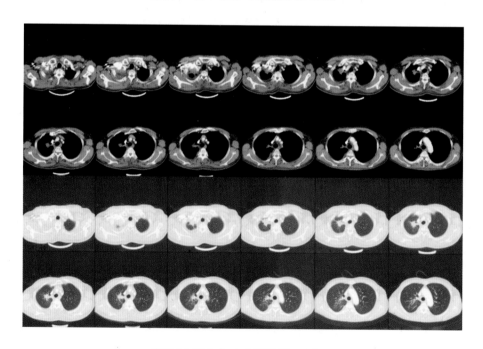

病例26 图6 化疗6周期后CT表现

随访：2017年4月11日复查胸部CT：①右肺癌累及胸膜并纵隔淋巴结转移治疗后，较前（2017年2月7日）不易比较，考虑基本变化不著；右侧锁骨上及右肺门稍大淋巴结，变化不著；②右肺炎症，较前加重；③右侧少量胸腔积液，较前增多；左侧胸腔及心包积液；

④左肺少许炎症（病例 26 图 7）。后患者当地继续复查，最近一次随访在 2018 年 9 月 10 日病情稳定，无明显不适。

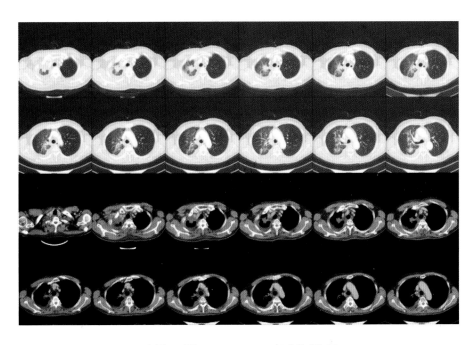

病例 26 图 7 2017-04-11 复查胸部 CT

五、主要治疗经验

1. 患者入院后完善各项检查，结合 CT 引导下肺穿刺、MRI/ 骨扫描等多种技术手段确定肺癌的类型及分期，除此之外，支气管镜、痰查细胞学等亦能对病理诊断提供帮助。血液学 NGS 的发展也为基因检测提供了一条无创的新路。

2. 该患者治疗过程中出现胸骨后疼痛不适，疼痛为持续性钝痛，进食明显，考虑同步放化疗时放射性食管炎的出现概率更高，应该预防应用黏膜修复的药物。

3. 放疗的设计主要是累及野照射，如果该患者的危及器官耐受可，可适当使用选择性淋巴结照射（ENI），需要包括相应的高危淋巴引流区（CTVnd）。

4. 治疗过程中密切监测患者放化疗不良反应，及时对症处理。全部治疗结束后，需定期随诊。

六、相关知识点

非小细胞肺癌患者病情发现时大都已发展为Ⅲ期，多数患者已失去了手术治疗的时机，故而需要强调临床病灶的高度控制，并注重改善患者的预后。临床上对于非手术局部晚期患者多选择放疗、化疗控制。随着现代医疗技术水平的不断提升，医学界对此症病情及其治疗手段的研究持续深化，诸多研究结果表明：单一放疗、化疗控制Ⅲ期非小细胞肺癌患者局部病灶的效果欠佳，并不能对患者的病情发展起到良好的控制效果。故而将放疗、化疗联用治疗Ⅲ期非小细胞肺癌患者，该手段可有效控制病灶，延长患者的生存期，故而对患者的生存质量改善有着积极作用。

序贯放化疗是于20世纪末期被提出，并逐渐被临床验证效果良好。但随着现代化医疗技术水平的不断提升，同步放化疗模式被提出并广泛应用，诸多资料显示：该模式局部病灶控制的效果显著，并可对患者全身微小转移病灶起到极佳的治疗效果。亦有资料显示：Ⅲ期非小细胞肺癌患者经同步放疗治疗的效果显著，患者局部病灶及远处转移情况得以有效抑制，其生存期亦适当延长。该模式治疗Ⅲ期非小细胞肺癌患者时，强调同步放疗后提高药物的敏感性，灭杀毒性细胞的效果更强，亦具有全身转移病灶极强杀伤力的优势，故而可有效缩短治疗时间，并使得细胞繁殖速度快速降低。上述诸多研究结果可提示：同步放化疗的协同作用极佳，二者具有良好的相辅相成效果，但亦有研究结果显示：经此治疗Ⅲ期非小细胞肺癌患者虽可获得良好的病灶控制效果，但亦会带给患者相应的不良反应。同步化疗方案选择，肺非鳞癌建议培美曲塞 + 铂类，肺鳞癌可考虑紫杉醇 / 依托泊苷 + 铂类，因吉西他滨与放疗联合应用有导致放射性肺损伤风险，因此不建议同步放疗使用。

综上所述，巩固化疗加强了同步放疗的效果，其二者联用治疗Ⅲ期非小细胞肺癌患者的近期效果优于序贯放化疗，患者1年内生存率亦高，但会带给患者不同程度的不良反应，故而临床治疗选择时需依据患者的具体病情。

（王中堂）

病例27 局部晚期非小细胞肺癌同步放化疗

例1：

一、病历摘要

患者男性，59岁，汉族，农民，浙江绍兴人，因确诊"左上肺鳞癌1天"于2014年5月13日入院。

病史：患者因"咳嗽、咳痰伴痰中带血半年"于2014年5月就诊于外院，行胸部CT检查示：左肺上叶团块状密度增高影，大小约38mm×39mm，与左肺动脉关系密切，主动脉弓旁可见多枚淋巴结肿大，诊断考虑左肺上叶肺癌。为进一步诊治来我院，于2014年5月12日行支气管镜检查示左肺上叶上支开口见隆起新生物，部分堵塞管腔，累及舌段开口，咬检病理为左肺上叶鳞状细胞癌。门诊拟左上肺鳞癌收治我科。患者目前偶有咳嗽，伴少量白痰，有时痰中带少量血丝，无胸闷气急，无胸痛乏力，无头晕头痛，无骨痛症状，无畏寒发热，精神、食纳、睡眠尚可，大小便正常，体重无明显减轻。

入院查体：T：36.9℃，P：79 次 / 分，R：18 次 / 分，BP：134/87mmHg。心脏听诊未闻及病理性杂音，双肺未闻及干湿性啰音，腹平软，无压痛，未触及异常包块，移动性浊音阴性。

辅助检查：2014 年 5 月 10 日外院胸部 CT：左肺上叶肺癌考虑，与左肺动脉关系密切，主动弓旁多枚淋巴结肿大，左侧肋骨多发陈旧性骨折。腹部 B 超：脂肪肝，胆囊壁欠光整。2014 年 5 月 12 日本院支气管镜检查：左肺上叶上支开口见隆起新生物部分堵塞管腔，累及舌段开口。支气管镜病理：左肺上叶鳞状细胞癌。2014 年 5 月 19 日脑 MRI 提示脑实质内未见明显占位灶。2014 年 5 月 20 日胸部 CT：左上肺门可见软组织肿块影，分叶明显，大小约 4.6cm × 4.0cm，明显强化，远端少许阻塞性炎症。余肺内未见明显占位。左上肺支气管开口狭窄闭塞。纵隔内腔静脉后可见约 3.5cm 肿块影。两侧胸腔未见明显积液。左侧多根后肋陈旧性骨折。诊断结果：左肺门占位，中央型肺癌伴远端阻塞性炎症，纵隔淋巴结转移首先考虑。

入院诊断：左肺上叶鳞状细胞癌（$cT_2N_3M_0$，ⅢB 期，AJCC/UICC 7th）。

二、查房记录

（一）第一次查房

住院医师：患者因"咳嗽、咳痰伴痰中带血半年"于 2014 年 5 月 10 日就诊于外医院，胸部 CT 检查示（病例 27 图 1）：左肺上叶团块状密度增高影，大小约 38mm × 39mm，与左肺动脉关系密切，主动脉弓旁可见多枚淋巴结肿大，诊断考虑左肺上叶肺癌。于 2014 年 5 月 12 日我院行支气管镜检查示左肺上叶上支开口见隆起新生物部分堵塞管腔，累及舌段开口，咬检病理为左肺上叶鳞状细胞癌。行全身 PET-CT（前文未提及，脑 MRI、胸部 CT 亦未描述）检查示：左肺上叶纵隔旁见放射性摄取异常影，大小约 4.9cm × 4.2cm × 3.4cm，最大 SUV 值 8.4，左肺上叶支气管狭窄，右肺中叶见密度增高小结节影，直径约 5mm，未见明显放射性摄取；纵隔内见放射性摄取增高的肿大淋巴结，最大 SUV 为 6.8。诊断：左肺上叶肺癌伴纵隔淋巴结转移。

主治医师：患者全身 PET-CT 未见远处转移灶，脑 MRI 排除脑转移。目前诊断可明确为左肺上叶鳞状细胞癌 $cT_2N_3M_0$，ⅢB 期，病变为局部晚期，无手术适应证，标准治疗为同步放化疗，放疗采用调强技术，采用累及野照射，同步化疗方案首选 EP 方案。继续完善检查，行放疗前准备。

（二）第二次查房

住院医师：患者主诉伴少量白痰，无痰血，无胸痛胸闷，精神、食纳、睡眠等一般状况尚可，PS = 1。查体：双锁骨上区未触及明显肿大淋巴结，双肺未闻及明显干湿性啰音。腹部 B 超：脂肪肝，胆囊壁欠光整。

主任医师：患者已完善检查，目前诊断明确为右上肺鳞癌 $cT_2N_3M_0$，ⅢB 期，各项检查无放化疗禁忌，符合目前我院正在开展的多中心临床研究：恩度联合同步放化疗治疗不可切除Ⅲ期 NSCLC 的多中心、开放性Ⅰ/Ⅱ期临床研究入组标准，已向患者及家属解释本研究的详细情况，包括其权利及可能的受益和风险，患者及家属阅读并完全理解本研究的介绍，所有疑问皆得到充分满意的解答后，自愿参与本研究，已签署知情同意书。

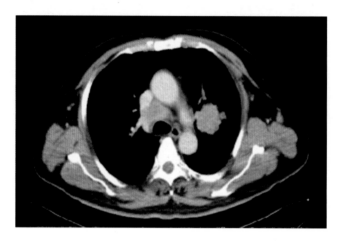

病例 27 图 1 治疗前胸部 CT

三、治疗经过

定位扫描，放疗范围包括原发病灶、纵隔阳性淋巴引流区，采用适形调强放疗技术，因患者靶区范围较大，予 6000cGy/30F 已超正常组织耐受量，故拟先予 4000cGy/20F 放疗后缩野推量至 DT 6000cGy/30F。主要危及器官勾画包括脊髓、肺、食管、心脏等。参考限量：脊髓 max ≤ 45Gy；双肺 V5 ≤ 60%，V20 ≤ 28%，V30 ≤ 20%，MLD ≤ 15Gy；心脏 V30 < 40%，V40 < 30%，MHD ≤ 25Gy；食管 max ≤ 66Gy。依托泊苷 50mg/m² d1~5，顺铂 50mg d1、8，1 次 /28 天 ×2 周期，隔周联合恩度共治疗 4 周。放化疗期间出现Ⅱ度骨髓抑制、Ⅱ度放射性食管炎（病例 27 图 2）。

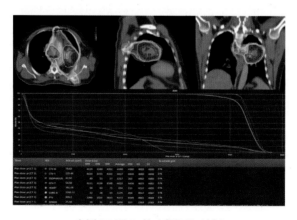

病例 27 图 2 放疗靶区与计划

四、诊疗结局及随访

放疗结束后主诉胃纳一般，查各生命体征平稳，双颈部、双锁骨上未触及明显肿大淋巴结，心脏听诊未闻及病理性杂音，双肺未闻及干湿性啰音，腹平软，无压痛，未及异常包块，移动性浊音阴性。复查胸部 CT 提示肺原发灶较前缩小，疗效评价 PR。后定期随访，末次随访 2017 年 4 月 11 日（放化疗后 2 年半），患者病情稳定（病例 27 图 3 至病例 27 图 5）。

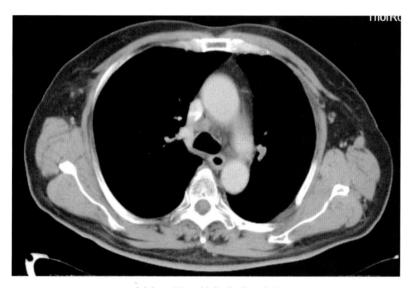

病例 27 图 3 放化疗后 4 个月

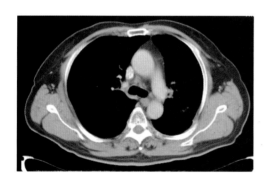

病例 27 图 4 放化疗后 7 个月

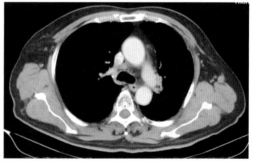

病例 27 图 5 放化疗后 2 年半

例 2：

一、病历摘要

患者，女，54 岁，已婚，农民，汉族，浙江宁波人。主诉咳嗽伴胸闷、气急 2 个月。

2017 年 4 月无明显诱因出现咳嗽，干咳为主，痰少。咳嗽剧烈时伴有胸闷气急，休息后可自行缓解。无发热盗汗，无胸痛，无头晕头痛等不适。2017 年 4 月 8 日在外院就诊，查胸部 CT：右肺中叶占位伴肺不张，右肺中叶支气管阻塞，右肺上叶斑片灶。2017 年 4 月 11 日查支气管镜：右中叶支气管黏膜浸润病变，考虑右中心型肺癌。病理：右肺中叶支气管恶性肿瘤（首先考虑腺癌）。2017 年 4 月 14 日复查胸部增强 CT：右肺中叶占位伴肺不张，右肺中叶支气管阻塞，两侧肺门淋巴结稍增大，考虑恶性肿瘤、右下肺动脉受侵。患者病理明确，手术切除较困难，累及上肺静脉，予以术前新辅助化疗，2017 年 5 月 3 日、2017 年 5 月 23 日、2017 年 6 月 23 日予培美曲塞 680mg d1 + 顺铂 34mg d1~3 化疗 3 周期，同时予护肝、止吐等对症、支持治疗。2017 年 6 月 12 日复查 CT，对照 2017 年 4 月 24 日 CT：①右中肺支气管开口处病灶较前略缩小；②右肺门及纵隔 2 区肿大淋巴结，较前相仿；③右上肺斑片状影，考虑炎症，建议随访复查；④上腹部 CT 未见明显占位。提示患者化疗后肿瘤缩小不明显，疗效 SD，手术困难，为行根治性放化疗入院。

入院查体：T：36.6℃，P：92 次 / 分，R：20 次 / 分，BP：136/97mmHg。双锁骨上、双颈部未及明显肿大淋巴结，其余部位浅表未及肿大淋巴结。心脏听诊未闻及病理性杂音，双肺未闻及干湿性啰音，腹平软，无压痛，未及异常包块，移动性浊音阴性。

辅助检查：外院 2017 年 4 月 8 日胸部 CT（病例 27 图 6）：右肺中叶占位伴肺不张，右肺中叶支气管阻塞，右肺上叶斑片灶。2017 年 4 月 11 日支气管镜：右中叶支气管黏膜浸润病变，右中心型肺癌考虑。病理：右肺中叶支气管恶性肿瘤（腺癌首先考虑）。2017 年 4 月 14 日胸部增强 CT：右肺中叶占位伴肺不张，右肺中叶支气管阻塞，两侧肺门淋巴结稍增大，考虑恶性肿瘤、右下肺动脉受侵。

入院诊断：

1. 左肺中叶腺癌（$cT_3N_2M_0$，ⅢA 期，AJCC/UICC 7th）。
2. 高血压病。

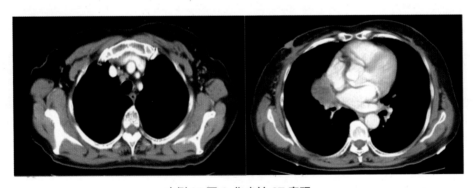

病例 27 图 6 化疗前 CT 表现

二、查房记录

（一）第一次查房

住院医师：患者，女，54 岁，已婚，农民，汉族。因"右肺恶性肿瘤化疗后 3 周余"入院。

查体：一般可，生命体征平稳，H：145cm，W：47Kg，T：36.6℃，R：20次/分，P：92次/分，BP：136/97mmHg，心脏听诊未闻及病理性杂音，双肺未闻及干湿性啰音，腹平软，无压痛，未及异常包块，移动性浊音阴性。血常规：白细胞 $5.6×10^9$/L，中性粒细胞 $3.5×10^9$/L，红细胞 $4.22×10^{12}$/L，血红蛋白12.5g/dl，血小板 $394×10^9$/L；凝血四项：凝血酶原国际化比率0.94INR，D-二聚体331.0ng/ml；生化全套：白蛋白40.4g/L，丙氨酸氨基转移酶26U/L，天冬氨酸氨基转移酶30U/L，超敏C反应蛋白0.83mg/L，钾4.44mmol/L。

主治医师：听取病史汇报结合查体及辅检，认为患者左肺中叶腺癌（$cT_3N_2M_0$，ⅢA期，AJCC/UICC 7th）诊断明确，右肺中叶占位伴肺不张，右肺中叶支气管阻塞，右下肺动脉受侵，手术切除较困难，予以PC方案诱导化疗后，肿瘤缩小不明显，疗效SD，拟继续行根治性同步放化疗。

（二）第二次查房

住院医师：患者主诉伴少量白痰，无痰血，无胸痛、胸闷，精神、食纳、睡眠等一般状况尚可，PS = 1。查体：双锁骨上区未触及明显肿大淋巴结，双肺未闻及明显干湿性啰音。

主任医师：患者左肺中叶腺癌（$cT_3N_2M_0$，ⅢA期，AJCC/UICC 7th）诊断明确，病理腺癌，右肺中叶占位伴肺不张，右肺中叶支气管阻塞，右下肺动脉受侵，手术切除较困难，拟继续行根治性同步放化疗。患者门诊已行CT模拟定位，定位记录：患者仰卧位，体罩固定，CT模拟定位，扫描范围包括全颈部、胸部。

三、治疗过程

2017年7月17日起予以胸部根治性调强放疗：靶区GTV包括肺部可见病灶及转移淋巴结，CTV = GTV + 8mm，PTV = CTV + 5mm，考虑患者靶区范围较大，肺V20超量，予以PTV处方剂量5040cGy/28F，PGTV局部加量6160cGy/28F（PGTV = GTV + 0.5cm）。正常组织受量：双肺V20 = 29.05%，MLD = 1492cGy，脊髓最大剂量 = 4374cGy，心脏平均剂量1577cGy，V40 = 12.33%，2017年7月25日予以PC方案同步化疗：培美曲塞680mg d1 + 顺铂34mg d1~3，并予护肝、止吐等对症、支持治疗，过程顺利。放疗后于2017年9月15日、2017年10月11日予PC方案巩固化疗2周期：培美曲塞680mg d1 + 顺铂34mg d1~3（病例27图7）。

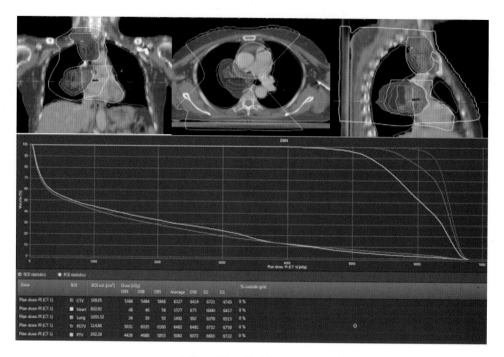

病例 27 图 7 放疗靶区与计划

四、诊疗结局及随访

放化疗期间出现 I 度骨髓抑制、I 度放射性食管炎，放疗结束后主诉胃纳可，查体各生命体征平稳，双颈部、双锁骨上未触及明显肿大淋巴结，心脏听诊未闻及病理性杂音，双肺未闻及干湿性啰音，腹平软，无压痛，未及异常包块，移动性浊音阴性。复查胸部 CT（病例27 图 8、病例 27 图 9）提示右中肺原发灶较前缩小，疗效评价 PR。后定期随访，截至 2018年 6 月病情稳定，目前 PFS 13 个月。

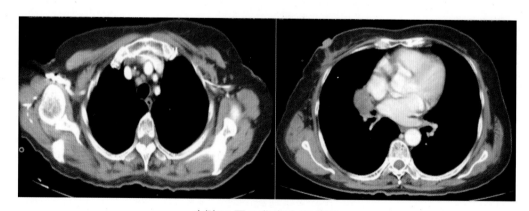

病例 27 图 8 化疗后 CT 表现

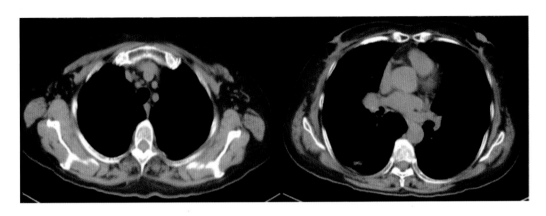

病例 27 图 9 放化疗后 CT 表现

五、主要治疗经验

1. 对于不可手术切除局部晚期 NSCLC 尽量采用同步放化疗。
2. 根据患者病理类型及身体状况，选择合适的同步化疗方案。
3. 根治性放疗靶区采用累及野照射。
4. 同步放化疗时放疗剂量不易过高，一般给予常规分割 60Gy 照射。

六、相关知识点

局部晚期非小细胞肺癌（LA-NSCLC）是指未出现远处转移，但由于局部肿瘤进展，大多已不能手术的ⅢA（N₂）和ⅢB 期病变，占整个肺癌的 1/3 左右。目前，LA-NSCLC 治疗策略基本确立为两个方面：①ⅢA 期可切除的病例推荐手术 + 化疗 + 放疗；②不能切除的ⅢA、ⅢB 期，推荐放化疗综合治疗。放化疗综合治疗包括诱导化疗、放疗、同步放化疗，巩固化疗等治疗方式。NCCN 指南推荐同步放化疗作为局部晚期非小细胞肺癌的标准治疗模式。

1. 同步放化疗 对于不可手术的ⅢA（N₂）和ⅢB 期的患者而言，基于多项Ⅲ期临床研究及一项 Meta 分析，根治性的放化疗仍然是首选治疗。单纯放疗曾作为不可切除Ⅲ期 NSCLC 标准治疗沿用了数十年，5 年生存率徘徊在 5%~10%。20 世纪 90 年代，几个Ⅲ期试验和 meta 分析结果证实，含铂类药物的放化综合治疗相比单纯放疗降低了死亡危险度，5 年生存率提高约 5%。1997 年放化综合治疗取代单纯放疗成为标准治疗。有足够证据表明，对于不可切除Ⅲ期 NSCLC 患者，同步放化疗优于序贯放化疗，中位生存期提高约 3 个月。对于不适合同步放化疗的患者，可给予诱导化疗并序贯根治性放疗。CALGB 8433 研究发现，序贯化放疗与单纯放疗的 5 年生存率分别为 17% 和 6%。

目前临床上使用最广泛的同步化疗方案是 EP 方案和 PC 每周方案。尽管 PC 每周方案作为一个标准的对照方案在多项大型临床试验中被使用，但它目前仍并未被广泛接受。一项来自国内单中心的回顾性研究评价了 PC 三周方案同步胸部放疗局部晚期 NSCLC 的疗效和安全性，并与 EP 方案进行比较。结果显示，PC 组和 EP 组在疗效上无统计学差异。此外，一项多中心、随机对照的Ⅲ期临床研究（CAMS）比较了 EP 方案 /PC 方案联合同步放疗，在局部晚期 NSCLC 患者中的疗效，结果显示，EP 方案较 PC 方案有更多的生存获益。此外，在一项针对局部晚期非鳞 NSCLC 的随机对照的Ⅲ期临床研究（PROCLAIM）中，采用同步 AP（培美曲塞 + 顺铂）对比标准的 EP 方案，结果显示 AP 同步方案在 ORR、PFS 和 OS 方面，均未显示出统计学差异，但 AP 同步放疗显示出延长 PFS 的趋势，且显著降低了药物相关性 3/4 级不良事件发生率。

同步放化疗后联合巩固化疗的价值目前仍有待进一步探索。SWOG 9019 和 SWOG 9504 入组病例均为Ⅲ B 期患者，两个试验使用相同的同步放化疗方案：顺铂 $50mg/m^2$，d1、8、29、36，VP-16 $50mg/m^2$，D1~5、29~33。放疗开始于化疗第 1 天，总剂量 61Gy（45Gy/1.8Gy/25 次，缩野加量 16Gy/2Gy/8 次）。两者的区别在于巩固化疗不同：SWOG 9019 为 EP 方案巩固化疗 3 周期，SWOG 9504 为多西紫杉醇 75~100mg/m² 巩固化疗 3 周期。二者中位生存时间分别为 15 个月、26 个月，5 年生存率分别为 17%、29%，疗效的改善可能来自于多西紫杉醇巩固化疗。但 HOG LUN 01-24 将Ⅲ期患者随机分为两组，研究组使用 SWOG 9504 相同的 EP 同步放化疗加多西紫杉醇巩固化疗，对照组单纯同步放化疗，结果两组局控和生存各项指标都没有差异，不支持多西紫杉醇巩固化疗可以改善疗效的观点。2009 年一项国际多中心Ⅲ期临床试验中期分析显示，不可切除的Ⅲ期 NSCLC 肺癌接受顺铂 $20mg/m^2$ 每周 1 次 + 多西紫杉醇 $20mg/m^2$ 每周方案同步放化疗后的非 PD 患者，随机分为两组，分别接受 3 周期的多西紫杉醇 $35mg/m^2$，d1、8 + 顺铂 $35mg/m^2$，d1、8，1 次 /3 周方案化疗或临床观察，共 233 例患者入组，中位生存时间巩固化疗组 21.2 个月，对照组 20.7 个月（$P = 0.19$），巩固化疗并未显示出生存优势。另外，我们在临床实践中发现，同步放化疗后使用巩固化疗有可能加重放射性肺和食管损伤，或者诱发潜在的放射性损伤。

新辅助化疗联合同步放化疗方案的价值仍不明确。CALGB39801 研究对比 PTX + CBP 方案诱导化疗后 PTX + CBP 同步放疗 66Gy 与单纯 PTX + CBP 同步放疗 66Gy，中位生存期为 14m VS 12m，2 年生存率为 31% VS 29%，$P = 0.3$，没有显著差异，但血液、肺、食管 3/4 级毒性反应分别为 31%、36%、32% VS 10%、15%、4%，$P < 0.0001$，差异显著。LAMP 和 CALGB 39801 临床试验均证实，诱导化疗 + 同步放化疗无获益，同时通过诱导化疗前后放疗计划对比研究，发现诱导化疗对降低正常组织剂量是有限的。目前应用诱导化疗 + 同步放化疗模式常见于肿瘤较大无法满足危及器官剂量限制，或远处转移几率极大如高分级 N3 患者，该类患者如果开始就给予同步放化疗，可能有在同步放化疗过程中即出现远处转移的可能，或是怀疑某部位转移，而无法获取病理。对于接受诱导化疗 + 同步放化疗的患者，需要在诱导化疗前给予基线 CT 或 PET/CT，以指导诱导化疗后的靶区勾画。

抗血管生成治疗联合放化疗是目前治疗局部晚期 NSCLC 一种新的探索模式。贝伐珠单抗联合放化疗治疗局部晚期 NSCLC 的Ⅰ期临床研究，因严重的肺毒性，仅入组 6 例就提前关闭。一项Ⅱ期临床研究评价了另一种抗血管生成药物恩度，联合放化疗治疗局部晚期 NSCLC 的临床疗效，总有效率为 77.3%，1 年 OS 率为 80.7%，1 年 PFS 率为 51.1%，具有较好的近期疗效且并未增加治疗相关毒性。国内最新一项前瞻性、多中心Ⅱ期临床研究（HELPER）的初步结果，评价了该药隔周持续静脉泵注联合同步放化疗对不可切除Ⅲ期 NSCLC 的有效性及安全性，共 73 例患者入组，63 例可进行评价，中随访时间 13.6 个月，随访期间 21 例死亡，其中 15 例死于肺癌进展。中位 PFS 为 14.8 个月，1 年 PFS 率、OS 率分别为 51%、78%。恩度泵注给药提高了患者依从性，联合同步放化疗治疗不可切除Ⅲ期 NSCLC 近期疗效和耐受性良好。该研究成功入选"2017 Best of ASTRO"。

2. 同步放化疗放疗靶区勾画 目前 LA-NSCLC 的放疗靶区采用累及野照射的原则。

（1）GTV：影像学显示的原发肿瘤及转移淋巴结区域。GTV 应在 CT 影像上勾画，PET 作为参考。如果 PET 结果显示有病变，但 CT 上并无相应的阳性表现，应请影像诊断学医生会诊；如果 CT 有符合病理学改变标准（最短径 > 1.5cm）的阳性表现，而 PET 阴性者，则应该根据临床经验将这一病变包括进去。

如果患者有阻塞性肺不张，应考虑将不张的部分置于 GTV 以外，CT 和 PET 均可作为排除不张的依据。经过 3~4 周的治疗，不张的肺可能已经张开，这时候应该重新进行模拟定位。

考虑纵隔淋巴结阳性的标准：最短径 > 1cm，或虽然最短径不足 1cm，但同一部位肿大淋巴结多于 3 个。对侧纵隔、对侧肺门或隆突下淋巴结仅在影像学阳性时包入 GTV。

化疗后放疗的患者，GTV 应以化疗后的肺内病变范围为准，加上化疗前的受侵淋巴结区域，如果纵隔或者隆突下淋巴结受侵，则还应包括同侧肺门。如果化疗后 CR，则应将化疗前的纵隔淋巴结受侵区域及肺内病变的范围勾画为 CTV，最少给予 50Gy。如果化疗期间病变进展，GTV 则应包括进展的病变范围。

（2）CTV：原则上，局部晚期 NSCLC 放疗采用"累及野"照射，不采用选择性淋巴结预防照射（ENI）。故一般情况下，CTV 直接由 GTV 外放，其中鳞癌外放 6mm，腺癌外放 8mm。CTV 可以包括同侧肺门淋巴结区域，即使其没有淋巴结转移。除非确有外侵存在，CTV 不应超出解剖学边界。

若正常组织受量仍有一定的空间，以下的影像学无受侵证据时也可考虑预防性淋巴结照射：

1）如果隆突下或纵隔 LN 受侵，同侧肺门应包入 CTV。

2）对于右中下叶或左舌叶、左下叶病变，如果纵隔淋巴结受侵，隆突下 LN 应包入 CTV。对于左上叶病变，如果纵隔淋巴结包括隆突下 LN 受侵，AP 窗的 LN 应包入 CTV。

（3）PTV：CTV 加上肿瘤的运动范围，再加上 5~8mm 的摆位误差。

3. 放疗剂量 对于不可手术的局部晚期 NSCLC，临床常用的放疗剂量多为每日常规分割照射（1.8~2.0Gy/F），总剂量 60~66Gy。RTOG 0617 随机将患者分为常规放疗组（60Gy）、常规放疗 + 西妥昔单抗组、高剂量放疗组（74Gy）和高剂量放疗 + 西妥昔单抗组。入组患者均采用 PC 方案同步化疗，并予以 2 周期的巩固化疗。研究结果最终显示，高剂量放疗组中位生存期低于常规剂量组（20.3 个月 VS 28.7 个月，$P = 0.004$），同时联合靶向治疗也未能有效提高治疗效果（西妥昔单抗组 25 个月，无西妥昔单抗组 24 个月，$P = 0.29$）。高剂量放疗组中位生存较差的原因可能与正常组织限量，其靶区内剂量分布较差、心脏毒性以及肺毒性较高有关。一项来自 NCDB，2004—2012 年接受放疗的 33 566 例Ⅲ期 NSCLC 患者的生存疗效分析显示，放疗剂量与生存获益成正相关，与 59.4Gy 治疗组相比，高剂量组有着更好的生存获益。按照患者特征、人口学特点、肿瘤和治疗相关参数进行配对分析，高剂量组的生存获益仍然存在，并且 70Gy 组的 OS 优于 66Gy 组，但接受更高放疗剂量（≥ 71Gy）的患者的 OS 和生活质量均有下降。因此，合理、适中的放疗剂量是较为理想的选择。

（徐裕金）

病例 28 完全切除的非小细胞肺癌术后辅助治疗

一、病历摘要

患者女性，61 岁，汉族，浙江临安人，因"确诊肺癌 1 个月余，术后 1 周"于 2016 年 11 月 14 日由门诊入院。

病史：患者 2016 年 10 月 18 日因"痰中带血 9 天"就诊于外院，当时无胸闷、胸痛、气促、气急，无发热、畏寒、心悸、盗汗等不适，2016 年 10 月 20 日查 CT 示：右上肺占位，具体不详。来我院 2016 年 10 月 28 日查 PET-CT 示：右肺上叶空洞性肿块，4.3cm × 3.2cm 大小，符合周围性腺癌，病灶与胸膜分界不清。甲状腺 FDG 代谢弥漫性增高，炎性病变可能。脂肪肝，胃小弯及腹膜后炎性淋巴结显示，左侧股骨头坏死改变。2016 年 10 月 27 日右上肺肿块穿刺活检病理示：右上肺腺癌。于 2016 年 11 月 7 日在全麻下行胸腔镜下右上肺癌根治术，手术过程顺利，术后病理：（右上）肺结节型（瘤体 4cm × 3cm × 3cm）浸润性腺癌（腺泡型为主，部分微乳头型），易见脉管瘤栓，侵及脏层胸膜，浸润或转移至（右上肺支气管根部）2/5 只、（右上肺内支气管旁）0/2 只、（第 2 组）1/2 只、（第 4 组）1/6 只、（第 7 组）1/1 只、（第 9 组）0/1 只、（第 10 组）0/1 只淋巴结。免疫组化单克隆抗体及癌基因检测：ALK（D5F3）（−）、ALK-NC（−）、ROS1（−）、c-Met（+++，90%）、CK7（+）、Napsin A（+）、P40（−）、P63（−）、TTF1（+）、CK5/6（−）。分子检测结果：EGFR 基因（ARMS）（肿瘤样本中检测到 EGFR 基因 Ex21 L858R 突变，未发现其他已知突变）。术后恢复可，来我院进一步求治。

患者一般情况好，胃纳睡眠可，大小便无殊。高血压 1 级病史 7 年余，目前口服络活喜 5mg，1 次/天，血压控制好。无冠心病、糖尿病史，无高血脂病史，否认肝炎、结核、伤寒病史，否认外伤史，无药物过敏史，否认肿瘤家族史。

入院查体：T：36.9℃，P：86 次/分，R：18 次/分，BP：146/71mmHg，W：65kg，H：153cm，KPS：90 分，NRS：0 分。老年女性，发育正常，营养中等，正常面容，正力型，神

志清醒，精神好。自主体位，查体合作。全身皮肤正常，无黄染，无淤斑，全身浅表淋巴结未触及肿大。头颅正常，无畸形，毛发分布均匀，双侧眼睑无水肿，巩膜无黄染，眼结膜无苍白，双侧瞳孔等大等圆，对光反射灵敏。双耳郭未见异常，外耳道未见异常分泌物，鼻外形未见异常，通气良好，无异常分泌物，鼻窦无压痛，口唇红润，牙龈无出血，伸舌居中，咽部无充血水肿，双侧扁桃体无肿大。颈软，无抵抗，气管居中，颈静脉怒张，未见颈动脉异常搏动。胸廓两侧对称无畸形，右胸可见胸腔镜术后手术瘢痕，呼吸运动双侧对称，无胸膜摩擦感，双侧语颤正常，两肺叩诊清音，双侧呼吸音清，异常呼吸音，未闻及干湿性啰音。心前区无隆起，心尖搏动有力，心界不大，心率86次/分，心律齐，心音有力，未闻及病理性杂音。腹平坦，未见胃肠型，未见蠕动波，腹壁静脉怒张。全腹无压痛及反跳痛，未扪及明显包块。Murphy氏征阴性，肝肋下未及，脾未触及。移动性浊音阴性。肝及双肾区叩痛。肠鸣音4次/分，未闻及气过水声。肛门指诊及外生殖器未见异常。脊柱、四肢无畸形，活动自如。腹壁反射、角膜反射存在，Babinski征阴性。

辅助检查：2016年10月20日外胸部CT：右肺上叶占位性病变伴空洞形成，考虑为周围型肺癌。2016年10月28日外院PET-CT：①右肺上叶空洞性肿块，4.3cm×3.2cm大小，符合周围性腺癌，病灶与胸膜分界不清；②甲状腺FDG代谢弥漫性增高，炎性病变可能。脂肪肝，胃小弯及腹膜后炎性淋巴结显示，左侧股骨头坏死改变。2016年10月27日外院右上肺肿块穿刺活检我院病理会诊：右上肺腺癌。2016年10月27日我院右上肺肿块穿刺活检病理会诊：右上肺腺癌。2016年11月11日于我院术后病理：（右上）肺结节型（瘤体4cm×3cm×3cm）浸润性腺癌（腺泡型为主，部分微乳头型），易见脉管瘤栓，侵及脏层胸膜，浸润或转移至（右上肺支气管根部）2/5只、（右上肺内支气管旁）0/2只、（第2组）1/2只、（第4组）1/6只、（第7组）1/1只、（第9组）0/1只、（第10组）0/1只淋巴结。

入院诊断：

1. 肺恶性肿瘤（右上肺腺癌 pT$_2$N$_2$M$_0$ ⅢA期）。
2. 高血压。

二、查房记录

（一）第一次查房

住院医师：患者女，61岁，杭州临安人，无吸烟史，因"确诊肺癌1个月余，术后1周"入院。查体：PS评分1分，双锁骨上淋巴结未触及肿大，双肺叩诊呈清音，双肺呼吸音清。既往高血压1级病史7年。入院前辅助检查：2016年10月20日外院CT示（病例28图1）：右肺上叶占位性病变伴空洞形成，考虑为周围性肺癌；2016年10月27日外院右上肺肿块穿刺活检病理示：右上肺腺癌；2016年10月20日外院脑MRI：未见占位。2017年10月28日外院PET/CT（病例28图2）：右肺上叶病变穿刺术后改变；右肺上叶空洞性肿块，3.3cm×3.2cm大小，FDG代谢增高，符合肺癌表现；病变与邻近肺膜分界不清。双肺门及纵隔内小淋巴结显示，部分淋巴结钙化；放射性分布轻度增高，SUVmax约3.8，首先考虑炎性病变，请随访；

右腋窝淋巴结显示，FDG 代谢稍高，请随访；胃小弯及腹膜后炎性淋巴结显示。

2016 年 11 月 7 日在全麻 + 肋间神经阻滞下行肺癌根治术（胸腔镜下右上肺叶切除术）；探查肿块位于右上肺约 3cm×3cm×1.5cm 大小，累及脏层胸膜，行右上肺切除术；清除 2、4R、7、9、10 组淋巴结多枚，0.2~0.5cm 大小，质软。术后病理：（右上）肺结节型（瘤体 4cm×3cm×3cm）；浸润性腺癌（腺泡型为主，部分微乳头型），易见脉管瘤栓，侵及脏层胸膜；（右上）支气管切缘阴性；片内未见明确神经侵犯。浸润或转移至（右上肺支气管根部）2/5 只、（右上肺内支气管旁）0/2 只、（第 2 组）1/2 只、（第 4 组）1/6 只、（第 7 组）1/1 只、（第 9 组）0/1 只、（第 10 组）0/1 只淋巴结。免疫组化及癌基因检测：ALK（D5F3）（－）、ALK-NC（－）、ROS1（－）、c-Met（+++，90%）、CK7（+）、Napsin A（+）、P40（－）、P63（－）、TTF1（+）、CK5/6（－）。EGFR 基因（ARMS）：EGFR 基因 Ex21 L858R 突变，未发现其他已知突变。术后诊断：右上肺腺癌 $T_2N_2M_0$ Ⅲ a 期（EGFR 基因 Ex21 L858R 突变）。

主治医师：临床诊断考虑右上肺腺癌（$cT_2N_0M_0$ Ⅰ b 期）。已行胸腔镜下右上肺叶切除术，术后病理发现多站 N_2 转移，免疫组化及癌基因检测发现 ALK（D5F3）（－）、c-Met（+++，90%）、EGFR 基因 Ex21 L858R 突变。术后考虑诊断：右上肺腺癌 $T_2N_2M_0$，Ⅲ a 期（EGFR 基因 Ex21 L858R 突变）。现来我科求治，建议完善血常规、生化、肺功能、心电图、c-MET（FISH 或 RT-PCR）等检查。

主任医师：从患者目前的各项影像学及病理诊断结果来看，右上肺腺癌 $pT_2N_2M_0$，Ⅲ a 期（EGFR 基因 Ex21 L858R 突变）的诊断是成立的。但是仍需要进一步检查了解心功能、肝肾功能、肺功能，以及进一步明确 c-MET 基因突变情况。c-MET 基因突变形式有基因突变、蛋白高表达、和基因扩增。相应的检测方有荧光定量 PCR，原位免疫荧光杂交（FISH），和免疫组化（IHC）。前面两者特异性好，而 IHC 的灵敏度高。明确 c-MET 有无突变对预后判断，治疗决策重要意义。以目前循证证据来看，标准治疗仍然是辅助化疗序贯辅助放疗的治疗模式。

（二）第二次查房

住院医师：患者症状、体征同前无明显变化。入院后，完善相关检查。肺功能：FEV_1 1.87L，实 / 预 84%，DLCO 实 / 预 116%。心电图示：①窦性心律；②T 波改变。肝肾功能无异常。患者因无力负担 c-MET 基因突变后继治疗（注：当时克唑替尼尚未进入医保）；拒绝进一步 c-MET 基因检测。

主治医师：结合现有检查，患者右上肺腺癌 $pT_2N_2M_0$，Ⅲ a 期（EGFR 基因 Ex21 L858R 突变）诊断明确，心肺肝肾功能等检查未发现异常。予以辅助化疗，方案首先考虑培美曲塞（500mg/m^2）+ 顺铂（75mg/m^2）d1，d22。4 个疗程辅助化疗后，予以辅助放疗，用 IMRT 或 VMAT 技术实现，剂量 50Gy/25F。

主任医师：患者右上肺腺癌 $pT_2N_2M_0$，Ⅲ a 期（EGFR 基因 Ex21 L858R 突变）诊断明确，予以辅助化疗序贯辅助放疗的治疗模式。需要注意的是，患者术前 CT 及 PET/CT 未发现直径超过 1cm、高代谢的淋巴结，但术后病理发现多站 N2；而且术后 CT 仍然有不少小淋巴结影。

在对肺剂量影响不大前提下，可对小淋巴结适当加量。可以耐受辅助化疗及辅助放疗。放化疗期间密切观察放化疗副作用，定期监测血常规、肝肾功能，及时对症处理。

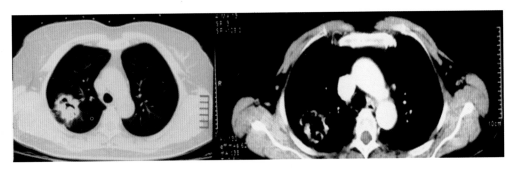

病例 28 图 1 治疗前 CT

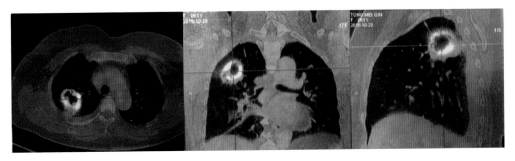

病例 28 图 2 治疗前 PET/CT

三、治疗经过

排除禁忌证后于 2016 年 11 月 18 日、2016 年 12 月 23 日、2016 年 12 月 2 日、2016 年 12 月 23 日、2017 年 1 月 13 日行培美曲塞 + 顺铂方案化疗，具体剂量培美曲塞二钠针 0.8g 静脉滴注 d1 + 顺铂注射液 40mg 静脉滴注 d1~3。化疗期间毒副反应：白细胞 II 度，恶心 II 度，无其他严重反应。2017 年 3 月 15 日至 2017 年 4 月 27 日采用 CT 模拟定位，VMAT 技术照射淋巴引流区：CTV 靶区包括残端及肺门、2L、2R、4L、4R、7 区淋巴结，CTV 外扩 0.8cm 为 PTV，剂量 5040cGy/28F。同时对 2R、4R、4L 小淋巴结同期加量，GTV 总体积 4.7ml，外扩 8mm 形成 PGTV，同期加量 2.2Gy × 28F。肺受照射总量：MLD = 12.3Gy，V5 48.9%，V20 = 22.4%，V30 = 15.47%。放疗期间未出现严重毒副反应，放疗顺利结束，放疗后定期复查（病例 28 图 3）。

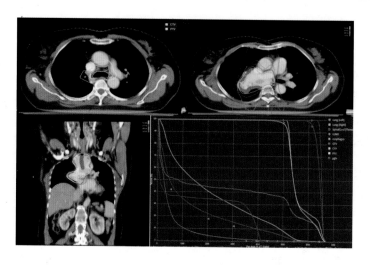

病例 28 图 3 放疗靶区与计划

四、诊疗结局及随访

2017 年 7 月 20 日因咳嗽咳痰 1 周，加重伴胸闷，气喘 3 天来我院复诊。复查胸部 CT（病例 28 图 4）：右上肺癌放化疗后，比较 2017 年 5 月 23 日 CT：①双肺下叶纵隔旁斑片影，考虑放射性肺炎；②双肺多发结节影、磨玻璃影，考虑转移；③纵隔多发小淋巴结；④右侧胸腔少量积液。考虑右上肺腺癌综合治疗后双肺转移，放射性肺炎，予甲强龙 40mg/ 天治疗放射性肺炎。1 周后患者症状明显好转，改口服激素，同时盐酸埃克替尼（凯美纳）治疗。2017 年 9 月 20 日复查 CT（病例 28 图 5）：①双肺下叶纵隔旁斑片影，考虑放射性肺炎；②双肺多发结节影，考虑转移，较前缩小减少变淡，提示好转。建议尽早行 c-MET 检测，患者仍拒绝。建议到肿瘤内科继续随访。

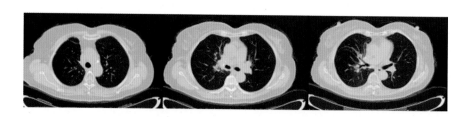

病例 28 图 4 放疗 1 个月后 CT 表现

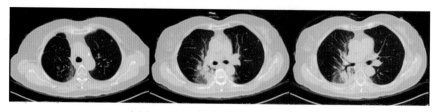

病例 28 图 5 放疗 3 个月后 CT 表现

五、主要治疗经验

1. 重视肺癌患者的分子病理诊断。
2. 结合个体，选择合适的辅助治疗方案。
3. 术后病理发现多站 N2，可考虑更为积极的辅助治疗方案。
4. 治疗过程中密切监测，治疗后定期随访，早期发现和治疗放射性肺炎。

六、相关知识点

1. EGFR 突变患者，术后辅助化疗还是辅助靶向治疗？

对 EGFR 突变的腺癌患者，术后是选择辅助化疗，还是辅助靶向治疗，是目前争论的热点问题。辅助化疗数据较成熟，IALT、JBR10、ANITA、CALGB 均显示出了良好的生存获益（病例 28 表 1）。2008 年，LACE 研究证实辅助化疗有 5.4% 的生存获益，奠定了辅助化疗在完全手术切除的 Ⅱ、Ⅲ 期 NSCLC 的治疗地位。

而与此相反的是，早先的辅助靶向治疗大都未能取得生存优势（病例 28 表 2）。但这些研究存在样本量小、没有针对 EGFR 突变的患者群体等缺陷。吴一龙教授的 ADJUVANT 研究对比吉非替尼与长春瑞滨 + 顺铂辅助治疗 Ⅱ ~ ⅢA 期（N1~N2）EGFR 敏感突变型 NSCLC。与化疗治疗组相比，接受吉非替尼治疗组患者能够延长 DFS 10.7 个月（28.7 个月 VS.18.0 个月），风险比（HR）为 0.60，*P* = 0.005，肿瘤复发风险下降 40%。3 年 DFS 也在吉非替尼治疗组得到显著提高（34.0%VS.27.0%，*P* = 0.013）。说明吉非替尼辅助治疗可作为伴 EGFR 突变的 Ⅱ ~ ⅢA 期肺癌患者的辅助治疗选择。

病例 28 表 1　术后辅助化疗临床研究

研究名称	研究类型	病例	OS 获益（5y）	DFS 获益（5y）	获益人群	不获益人群
IALT（2003）	Ⅲ期临床	1867	44.5%VS. 40.5%	39.4%VS. 34.3%	/	/
JBR10（2004）	Ⅲ期临床	482	69% VS.54%	未到 /46.7 月	Ⅱ期	Ⅰb
ANITA（2006）	前瞻随机	840	65.7m VS.43.7m	/	Ⅱ，Ⅲa	Ⅰb
CALGB 9633	前瞻随机	344	80% VS.73%（3y）	无差别（6y）	≥4cm Ⅰb	其余Ⅰb
LACE（2008）	META	4584	5.4%	/	Ⅱ，Ⅲ	Ⅰb

病例 28 表 2 术后靶向治疗放疗临床研究

研究名称	研究类型	例数	EGFR 突变	OS 获益	DFS 获益
JT02012	回顾性	1118	222	无	HR 0.43，$P = 0.001$
BR19（JCO2013）	III期临床	482	15	无	无
RADIANT（JCO2015）	前瞻随机	973	161	NR	无
ADJUVANT	III期临床	220	220	NR	34% VS 27%（3y）
IMPACT	III期临床	230	230	进行中	进行中
ADAURA	III期临床	/	/	进行中	进行中

2. 术后辅助放疗的选择 术后辅助放疗对完整切除的 NSCLC 肺癌患者总生存的影响一直都存在着争议。虽然前瞻性研究未能提供术后放疗提高总生存的循证证据，但大样本的回顾性研究提示 N_2 患者可能从术后辅助放疗中获益。新的临床研究仍然需要进行，以提供更高级别的证据；目前针对患者个体情况，权衡放疗远期毒性和可能的生存获益，选择适合的辅助治疗模式。

病例 28 表 3 术后辅助放疗相关临床研究

研究名称	研究类型	病例数	DFS	OS	获益者	不获益者
Lancet（1998）	META	2128	39% VS. 34%（2y）	48% VS. 55%（2y）	N_2	N_0，N_1
SEER（2006）	回顾性	7465	/	41% VS 47%	/	N_0，N_1
NCDB（2006）	回顾性	30552	/	37.7% VS 48%（N0）	/	N_0，N_1
SEER（2013）	回顾性	11324	N2，$HR = 0.9$，$P = 0.026$		N_2	N_1
LungCancer	META	2728	/	$HR = 0.77$，$P = 0.02$	N_2	/
NCDB	回顾性	2115	/	40% VS 35%（5y）	N_2	/
GALGB9734	前瞻	37	/	74% VS 72%（1y）	/	/
LUNGART	前瞻	700	进行中	进行中	/	/
医科院肿瘤	前瞻	215	无差异	无差异	/	/

3. 术后辅助放疗靶区 目前对术后放疗靶区勾画未达成共识。比较有名的三个研究采用了不同的靶区勾画方法，如先前美国的 CALGB9734 研究包括同侧肺门、全纵隔和锁骨上区；而欧洲的 LungArt 包括支气管残端、同侧肺门、肿瘤可能侵及的纵隔胸膜、转移的淋巴结区及不相邻的转移淋巴结区之间的淋巴引流区域；中国医科院肿瘤医院的临床研究则包括同侧肺门（支气管残端）、隆突下和同侧纵隔。理论上来讲，术后辅助放疗的靶区应为术后局部区域复发的高危区域，但尚需大样本、长时间的随访研究来确认这些高危区域。

（王　谨）

病例 29 NSCLC 二次放疗

一、病历摘要

患者男性，52 岁，汉族，因"右肺癌术后 6 个月余，左肺癌术后 3 个月余。发现右肺复发 1 周"于 2016 年 3 月 28 日入院。

病史：患者 2011 年 6 月查体发现双肺多发结节，未予诊治，2013 年发现右肺下叶结节有所增大，后定期复查。2015 年 8 月 24 日于外院行 PET-CT：①右下肺实性结节，代谢异常增高，结合病史考虑肺癌；②双上肺磨玻璃病变，轻微高代谢，恶性可能大；③双肺多发肺大疱，请随诊（病例 29 图 1）。2015 年 9 月 1 日在北京 301 医院行胸腔镜右肺上叶楔形及右肺下叶楔形切除术，术后病理：（右肺上叶）肺泡上皮中 – 重度不典型增生，局部癌变，大小约 0.4cm×0.3cm。（右肺下叶）肺中分化腺癌，肿物大小约 1.2cm×1.0cm×1.0cm，癌组织未侵犯胸膜，吻合钉切缘未见癌。送检（第七组、九组）淋巴结未见癌转移。免疫组化：ALK（Ventana）（弱 +），Ki-67（+600%），Her-2（–），Top-Ⅱα（局部 +）。右肺下叶腺癌基因检测结果示：EGFR 基因第 21 号外显子突变。2015 年 12 月 14 日于中国医学科学院肿瘤医院行左肺上叶楔形切除术。术后病理示：高分化腺癌。左肺上叶腺癌基因检测结果示：EGFR 基因第 19 号外显子突变。于 2016 年 3 月 22 日至中国医科院肿瘤医院复查胸部 CT：①右肺术后改变，术区上部金属吻合器影，周边软组织略增厚，术区下部金属吻合器旁软组织较前明显增厚，最大面积约 3.7cm×1.6cm，警惕肿瘤复发，建议结合临床考虑；②右肺门区多发软组织影及肿大淋巴结，大者短径约 1.3cm，考虑转移可能性大。

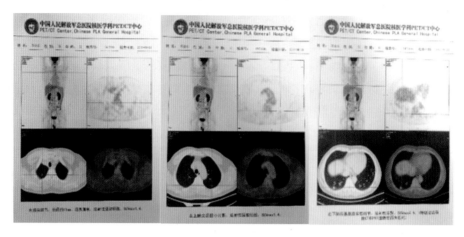

病例 29 图 1 2015 年 8 月外院 PET-CT

入院查体：中年男性，发育正常，营养中等，正常面容，正力型，神志清醒，精神好。自主体位，查体合作。全身皮肤正常，无黄染，无淤斑，全身浅表淋巴结未触及肿大。头颅正常，无畸形，毛发分布均匀，双侧眼睑无水肿，巩膜无黄染，眼结膜无苍白，双侧瞳孔等大等圆，对光反射灵敏。双耳郭未见异常，外耳道未见异常分泌物，鼻外形未见异常，通气良好，无异常分泌物，鼻窦无压痛，口唇红润，牙龈无出血，伸舌居中，咽部无充血水肿，双侧扁桃体无肿大。颈软，无抵抗，气管居中，颈静脉怒张，未见颈动脉异常搏动。胸廓两侧对称无畸形，呼吸运动双侧对称，无胸膜摩擦感，双侧语颤正常，两肺叩诊清音，双侧呼吸音清，异常呼吸音，未闻及干湿性啰音。心前区无隆起，心尖搏动有力，心界不大，心率60 次 / 分，心律，心音有力，未闻及病理性杂音。左侧及右侧胸壁各见一长约 10cm 斜行手术瘢痕，愈合良好。腹平坦，未见胃肠型，未见蠕动波，腹壁静脉怒张。全腹无压痛及反跳痛，未扪及明显包块。Murphy 氏征阴性，肝肋下未及，脾未触及。移动性浊音阴性。肝及双肾区叩痛。肠鸣音 5 次 / 分，未闻及气过水声。肛门指诊未查，外生殖器无异常。脊柱、四肢无畸形，活动自如。膝腱反射，跟腱反射，肱二头肌反射存在，Babinski 征，Oppenheim 征，Gordon 征未引出。

辅助检查：2015 年 8 月 24 日胸部 CT，右肺下叶后基底段见直径约 1.3cm 实性结节，右肺上叶后段、中叶外侧段及左肺上叶尖段见多发磨玻璃影，部分内见空泡，左肺下叶外基底段见直径约 1.4cm 囊泡影。

2015 年 8 月 24 日 PET-CT：①右下肺实性结节，代谢异常增高，结合病史考虑肺癌；②双上肺磨玻璃病变，轻微高代谢，恶性可能大；③双肺多发肺大疱，请随诊。2015 年 9 月 8日术后病理：（右肺上叶）肺泡上皮中 - 重度不典型增生，局部癌变，大小约 0.4cm×0.3cm。（右肺下叶）肺中分化腺癌，肿物大小约 1.2cm×1.0cm×1.0cm，癌组织未侵犯胸膜，吻合钉切缘未见癌。送检（第七组、九组）淋巴结未见癌转移。免疫组化：ALK（Ventana）（弱 +），Ki-67（+600%），Her-2（ - ），Top- Ⅱ α（局部 + ）。2015 年 9 月 18 日基因检测：右肺上叶及右肺下叶 EGFR 基因第 21 号外显子突变。2015 年 12 月 17 日术后病理：左肺上叶高分化腺癌。肿瘤最大径 1.5cm，未累及脏层胸膜，肺切缘未见癌。淋巴结未见转移癌。

2015 年 12 月 17 日基因突变：左肺上叶 EGFR 基因第 19 号外显子突变。2016 年 3 月 16 日颅脑 MR 平扫：未见明显异常。2016 年 3 月 21 日颈部超声　双侧颈部、锁骨上未见明显肿大淋巴结。2016 年 3 月 22 日胸部 CT：①左肺术后改变，术区可见金属吻合器影；②右肺术后改变，术区上部金属吻合器影，周边软组织略增厚，术区下部金属吻合器旁软组织较前明显增厚，最大面积约 3.7cm×1.6cm，警惕肿瘤复发，建议结合临床考虑；③右肺门区多发软组织影及肿大淋巴结，大者短径约 1.3cm，考虑转移可能性大。入院诊断：

1. 右肺下叶腺癌（$pT_{1a}N_0M_0$，ⅠA 期，AJCC 第七版）楔形切除术后局部复发右肺门淋巴结转移。

2. 右肺上叶癌（$pTisN_0M_0$）楔形切除术后。

3. 左肺上叶腺癌（$pT_{1a}N_0M_0$，ⅠA 期，AJCC 第七版）楔形切除术后。

4. 痛风。

二、查房记录

（一）第一次查房

住院医师：汇报病例。

主治医师：患者中年男性，右肺术床区软组织影穿刺活检病理示：分化差的癌，符合腺癌。2016 年 3 月 28 日 PET-CT（病例 29 图 2、病例 29 图 3）：右肺下叶术后高代谢灶，考虑复发，右下肺内、右肺门、纵隔多发淋巴结转移伴 FDG 高代谢；左侧肾上腺略高代谢结节，考虑转移可能性大。

主任医师：根据患者症状、胸部 CT 及 PET-CT 检查结果诊断上考虑右肺下叶基底段切除后出现右肺门淋巴结转移，左肾上腺稍高代谢建议行薄层强化 CT，并对比前片以排除转移。并完善颅脑检查。

（二）第二次查房

住院医师：颅脑 MRI（－），上腹部薄层 CT（－）。

主治医师：现患者 N_2，肾上腺排除转移，目前属于Ⅲ期，除 PFS 获益外，还应考虑 OS 的获益，建议同步放化疗，争取根治的机会。而将靶向药物作为次选方案。

主任医师：结合患者 PET-CT 颅脑 MRI 及上腹部薄层 CT，患者无远处转移，放疗是唯一可根治的手段。可放疗期间同步培美曲塞或 TKI。必要时可行全基因测序，是否同源。

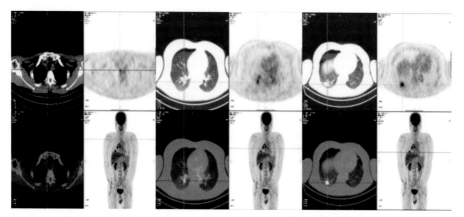

病例 29 图 2　2016-03 山东省肿瘤医院 PET-CT

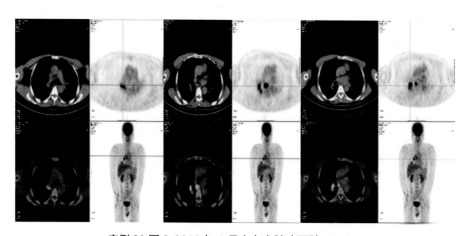

病例 29 图 3　2016 年 3 月山东省肿瘤医院 PET-CT

三、治疗经过

2016 年 4 月 2 日至 5 月 25 日右肺残余病灶及右肺门转移淋巴结精确放疗，2.0Gy×35 次。右肺平均剂量 2029cGy，右肺 V20 40%；双肺平均剂量 1366cGy，双肺 V20 25%；心脏平均剂量 1243cGy，心脏 V30 15%；脊髓最大剂量 4339cGy，气管最大剂量 6635cGy（放疗靶区及计划 DVH 图见病例 29 图 4）。

分别于 2016 年 4 月 4 日、4 月 27 日、5 月 19 日、6 月 15 日行培美曲塞 1g d1 + 顺铂 60mg d1，8 + 贝伐珠单抗 600mg 治疗；胃肠道反应 Ⅱ 度，骨髓抑制 Ⅲ 度。疗效评价 PR。

2016 年 7 月 19 至 2017 年 5 月 3 行贝伐珠单抗 600mg + 培美曲塞 1g 化疗 11 周期，无明显副反应，疗效评价 SD。

2017 年 7 月 13 日：

颅脑 MR：考虑右顶叶小转移瘤（病例 29 图 5、病例 29 图 6、病例 29 图 7）。胸 + 上腹部 CT：胸下段食管增厚（病例 29 图 8、病例 29 图 9）。

胃镜：距门齿 31~36cm，5 点位黏膜下隆起，表面黏膜光滑，完整。超声内镜示病变来源于固有肌层的低回声肿物，周围淋巴结无转移。食管黏膜下肿物穿刺活检病理示：倾向腺癌。免疫组化：CKpan$^+$，CK7$^+$，TTF-1$^-$，Syn$^-$，CgA$^-$，P40$^-$，Ki-67$^+$60%~70%。

基因检测 EGFRL858R 第 21 外显子突变；R776C 第 20 外显子突变。免疫组化：PD-1（-）、PDL-1（-）。

全身 PET-CT（病例 29 图 10）：结合病史，双肺癌术后改变，右肺下叶癌术后复发治疗后，右肺门及右肺下叶片状密度增高影略高代谢，考虑治疗后纤维炎性变；右锁上、腹膜后多发淋巴结转移，左侧肾上腺转移高代谢；胸中下段食管壁增厚高代谢，考虑为恶性病变（转移或原发请结合临床）。考虑肺癌脑转移、食管黏膜下转移。

治疗：口服泰瑞沙。

2017 年 8 月 21 日：颅脑 MR：原（2017 年 7 月 13 日）右侧顶叶转移灶显示不清（病例 29 图 11、病例 29 图 12、病例 29 图 13）。

胸上腹部 CT（病例 29 图 8、病例 29 图 9）：①双肺癌术后伴局部纤维变；较前基本变化不著；②右侧胸腔少量积液；心包少量积液，较前略增多；③原食管病灶较前缩小。

复发后诊疗过程（2018 年 1 月 7 日）：患者进食阻挡感加重，全身 PET-CT：结合病史，双肺癌术后表现，与 2017 年 7 月 24 日 PET/CT 对比：右下肺癌复发伴高代谢；左上肺转移伴略高代谢；右肺门及左锁骨后新发转移淋巴结，右锁骨后淋巴结治疗后消失，腹膜后淋巴结较前部分缩小或消失，部分增大，出现新发淋巴结；食管转移伴高代谢，较前病变范围略缩小；右胸膜转移；右肺小叶间隔增厚；右胸腔积液较前增多；左肾上腺转移较前缩小，代谢降低（病例 29 图 14）。

行 CT 引导下右肺病灶穿刺术，病理：倾向腺癌。组织基因检测示：EGFR：L858R 第 21 外显子突变。血液基因检测 EGFR：L858R 第 21 外显子突变；R776C 第 20 外显子突变；P151T 第 5 外显子突变。免疫组化 PD-1，PD-L1：弱阳性（60%~70%），PD-1：阳性（1%~2%）。

综合诊疗意见：患者右肺癌放疗后 1 年余出现局部复发，且出现食管黏膜下转移。组织基因检测示：EGFR：L858R 第 21 外显子突变。复发时间超过 1 年，治疗方式建议以放疗联合靶向治疗的综合治疗为主。考虑到患者二次放疗，建议行超分割调强放疗以减轻晚期反应。

治疗经过：2018 年 2 月 1 日至 3 月 5 日以右肺复发病灶、纵隔转移淋巴结及食管黏膜下转移灶位靶区行精确放疗，每次 1.2Gy，每天 2 次，计划 50 次。右肺部平均剂量 2754cGy，右肺 V20：54%；双肺平均剂量：1521Gy，双肺 V20：27%，脊髓最大剂量 2925cGy，心脏平均剂量：2834cGy，V30：40%。（放疗靶区及计划 DVH 图病例 29 图 15）42 次后出现咳嗽、咳黄痰伴发热，暂停放疗，行止咳、化痰、吸氧、抗病毒、抗细菌及真菌药物对症治疗后症状好转。

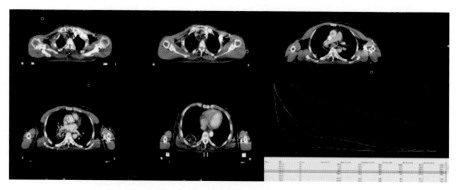

病例 29 图 4 初次放疗靶区及计划 DVH 图

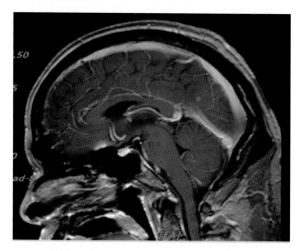

病例 29 图 5 2017 年 7 月 13 日颅脑 MRI

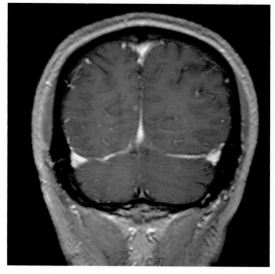

病例 29 图 6 2017 年 7 月 13 日颅脑 MRI

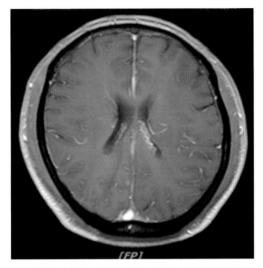

病例 29 图 7　2017 年 7 月 13 日颅脑 MRI

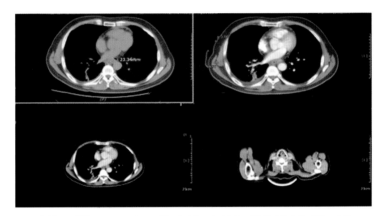

病例 29 图 8　2017 年 7 月 13 日、8 月 21 日胸部 CT 对比（1）

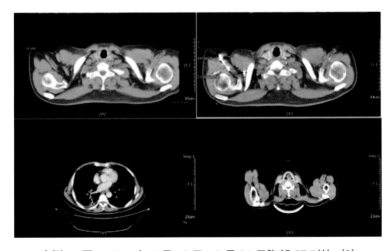

病例 29 图 9　2017 年 7 月 13 日、8 月 21 日胸部 CT 对比（2）

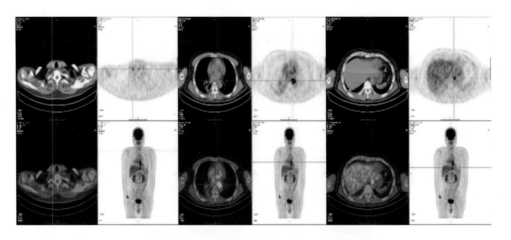

病例 29 图 10 2017 年 7 月山东省肿瘤医院 PET-CT

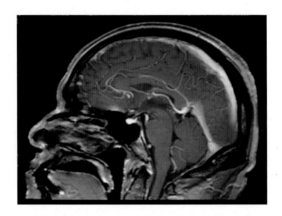

病例 29 图 11 2017 年 8 月 21 日颅脑 MRI

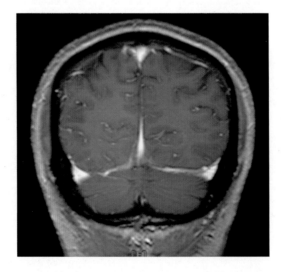

病例 29 图 12 2017 年 8 月 21 日颅脑 MRI

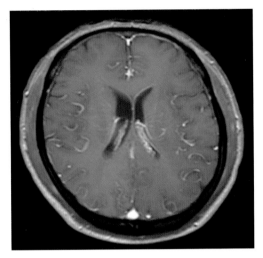

病例 29 图 13　2017 年 8 月 21 日颅脑 MRI

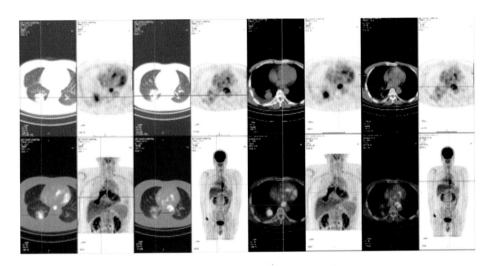

病例 29 图 14　2018 年 1 日山东省肿瘤医院 PET-CT

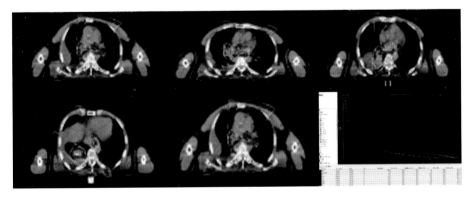

病例 29 图 15　二次放疗靶区及计划 DVH 图

四、诊疗结局及随访

2018 年 4 月 29 因"双肺炎症"就诊于山东省胸科医院,2018 年 5 月 6 日去世。

五、主要治疗经验

1. Ⅲ期 NSCLC,除 PFS 获益外,还应考虑 OS 的获益,以同步放化疗为主的综合治疗可争取根治的机会。而将靶向药物作为次选方案。

2. 初次治疗未控或复发者再次治疗的方法很多,一般情况好者,初始治疗以局部为主的(包括手术),再次治疗可以考虑化放疗;若初次治疗为化放疗者,再次治疗可考虑手术挽救;初次治疗距离复发时间较长者,可考虑再次实施化放疗。

3. 患者二次放疗时既要提高局部控制率,又要较好地保护晚期反应组织,采用后程加速超分割调强放疗。

4. 胸部再程放疗已越来越多地应用于胸部复发或转移的患者,放射性肺炎(RP)仍然是最主要的并发症。

六、相关知识点

放射治疗后肿瘤局部复发后的再程放疗,特别是根治性放射治疗后的再程放疗临床上存在一定难度。而放疗失败的主要原因是肿瘤的个体性及肿瘤对射线的抗拒和放疗技术的差异。近几年国内多采用三维适形放疗、图像引导下调强放疗以及呼吸门控等先进精确放疗技术进行再程放疗取得了一定的效果,但总的放疗时间相对较长;而国外多项研究结果认为通过改变传统放射治疗的分割模式,加大单次剂量和减少分割次数,缩短治疗时间可能对放射抗拒的肿瘤的局部控制力更有利。因此,近期多将立体定向放射治疗(Stereotactic body radiation therapy,SBRT/SART)技术用于再程放疗。该技术不仅使高能射线在三维方向上的分布形态与肿瘤组织一致,而且在降低正常组织受照射的同时加大肿瘤单次受照剂量并缩短疗程,明显提高肿瘤的生物等效剂量从而提高了疗效,同时结合全身化疗为放疗后局部复发的 NSCLC 带来了转机。与传统的单纯放疗或化疗相比,该治疗方式有较好的临床疗效,大多数患者能耐受,未见严重的近期放射性损伤,但是晚期放射性损伤及远期疗效尚有待进一步研究。有文献报告,NSCLC 复发后实施再程放疗可以有效地减轻患者症状,较好地提高了患者生活质量,临床症状缓解率为 48%~70%。Jeremic 等对一些肺部再程放疗的研究进行总结得出咳嗽症状缓解率为 50%~77%;胸部疼痛症状缓解率为 40%~80%;咯血症状缓解率为 33%~100%;呼吸困难症状缓解率为 35%~100%。多个文献提示其有良好的局控率及长期生存,Kruser 等报道的一项 37 例局部复发的 NSCLC 患者接受 SBRT 再程放疗的回顾性分析中发现中位剂量 30Gy/10 次,中位生存期为 5.1 个月,多变量分析显示 KPS ≥ 80 及高剂量放射能提高再程放疗的生存期。Trovo 等报道的一项包括 17 例接受 SBRT 的局部复发的 NSCLC 患者的回顾性分析中发现,SBRT 照射总剂量为 30Gy/5~6 次,1 年内局部控制率达 88%,1 年和 2 年的总生存率分别为 59% 和 29%。另外国外学者研究显示再程放疗中位生存期范围是 5~14 个月,1、2 年生存率范围是 8.7%~59%,生存期范围是 28~57 个月。

再程放疗的剂量目前尚无统一标准，原则是用剂量体积直方图等剂量曲线评价治疗计划，充分了解首程放疗时危及器官（Organs at risk，OR）的受照剂量，控制脊髓、肺、食管和心脏等重要组织及器官的此次受照剂量的同时尽可能提高再程放疗的剂量。国内研究结果显示采用三维适形放疗技术进行再程放疗的剂量为 60~70Gy/6~7 周。Trovo 等采用 SBRT 再程放疗的中位剂量为 30Gy/5~6 次。Kruser 等采用 SBRT 再程放疗的中位剂量 30Gy/10 次。国外学者大多数认为再程放疗应尽量采用短疗程、大剂量的照射方式，减少副损伤，肿瘤局部控制率会得到明显提高。

再程放疗的毒性反应，对于 NSCLC 放化疗后局部复发的患者进行再程放疗时应持谨慎态度，主要是由于首次放疗时多个正常器官或组织的受照剂量可能较高，因此再程放疗发生严重放射性损伤的概率也会随之升高，限制了再程放疗剂量。对于再程放疗的防护问题，原则上尽量保护 OR。首先，重点防护的 OR 是肺脏，肺脏虽然是并联器官，即使有部分亚单位损伤也不会导致整个肺脏功能丧失，但患者大多数是老年人，肺功能较差，再次放疗确实会增加部分肺伤，因此对肺脏的保护十分重要。设野时应尽量采用小野、多野等精确放疗技术，尽可能避开首次治疗时已照射过的正常肺组织。如发生了放射性肺损伤，需经过抗生素和大量激素的对症治疗，基本能完成再程放射治疗。此外，脊髓在首程放疗时已接受了不同程度剂量的照射，因此，再次放疗时脊髓剂量应控制在 10Gy 以内，对于靠近脊柱的复发病灶，通过精确放疗技术避开脊髓以免除放射性脊髓损伤的发生。国外学者认为脊髓经首次照射后 6 个月内其放射性损伤有显著恢复，但照射后脊髓残余的损伤仍可能存在。0kamoto 等报道的一项包括 34 例接受再程放疗的肺癌患者（年龄为 38~85 岁），首程中位剂量为 60Gy，再程放疗中位剂量为 50Gy，发生 2 级和 3 级放射性肺炎的人数分别是 12 人和 7 人；2 级和 3 级放射性食管炎的人数分别是 4 人和 2 人；无 4~5 级毒性反应。Jeremic 等总结多项研究显示再程放疗出现 3 级放射性食管炎概率为 4%~6%，3 级放射性肺炎概率为 5%~21%。Peulen 等报道的一项 32 例接受 SBRT 的局部复发的肺癌患者的回顾性分析中发现 8 名患者出现 3~4 级毒性反应（3 名咳嗽、2 名呼吸困难和 2 名支气管狭窄），3 名患者出现大量咯血的 5 级毒性反应。肺 V20 是一项重要的优化指标，临床上 NSCLC 行同步放化疗时 V20 常被限制在 25% 以内。为避免或减少放射性肺损伤的发生，再程放疗时 V20 需控制在多少范围为宜，能否找到更适合再程放疗计划评判的指标尚需进一步临床观察。此外，对食管和心脏也要注意保护，食管受照射的剂量应 ≤ 30Gy，心脏受照射的剂量应 ≤ 20G，在制订和优化放射治疗计划时都应进行充分考虑。近年来的研究表明，NSCLC 再程放疗能为大多数患者所耐受，显示了较好的近期疗效，但晚期放射毒副反应及并发症有待于进一步观察。

（陈毅如）

病例 30 EGFR 突变非小细胞肺癌脑转移的综合治疗

一、病历摘要

患者女性，40 岁，汉族，江苏盐城人，因"咳嗽、咳痰 3 个月余"，2018 年 3 月 8 日，12：01 由门诊入院。

病史：患者 3 月前无明显诱因出现咳嗽，咳白色痰，不黏稠，尚易咳出，无胸闷、胸痛、气促、气急、心悸、盗汗等不适，2018 年 2 月 7 日就诊于江苏省 XX 县人民医院，查 CEA 55.34ng/ml，CA125 470.4IU/ml。我院 2018 年 2 月 21 日胸腹部 CT 示：左肺下叶分叶状肿块，约 4cm×3cm 大小，伴左肺门及纵隔多发淋巴结肿大融合。门诊以左肺下叶癌收入院。发病以来，精神、食欲和睡眠可，大小便正常，体力体重无明显下降。

无高血压，冠心病，糖尿病，高血脂病史，否认肝炎病史，结核病史，否认伤寒病史。否认外伤史。无药物过敏史。否认肿瘤家族史。

入院查体：意识清楚，T：37.0℃，P：86 次 / 分，R：18 次 / 分，BP：101/60mmHg，W：61.5kg，H：158cm；自主体位，能配合检查，KPS：90，NRS：0 分。全身皮肤正常，无黄染，无淤斑，全身浅表淋巴结未触及肿大。头颅正常，无畸形，毛发分布均匀，双侧眼睑无水肿，巩膜无黄染，眼结膜无苍白，双侧瞳孔等大等圆，对光反射灵敏。双耳郭未见异常，外耳道未见异常分泌物，鼻外形未见异常，通气良好，无异常分泌物，鼻窦无压痛，口唇红润，牙龈无出血，伸舌居中，咽部无充血水肿，双侧扁桃体无肿大。颈软无抵抗，气管居中，颈静脉怒张，未见颈动脉异常搏动。左锁骨上触及肿大的淋巴结，约 1cm×1cm 大小，质硬，边界不清，活动度差。胸廓两侧对称无畸形，呼吸运动双侧对称，无胸膜摩擦感，双侧语颤正常，两肺叩诊清音，双侧呼吸音清，无异常呼吸音，未闻及干湿性啰音。心前区无隆起，心尖搏动有力，心界不大，心率 86 次 / 分，律齐，心音有力，未闻及病理性杂音。腹平坦，未见胃肠型，未见蠕动波，腹壁静脉怒张。全腹无压痛及反跳痛，未扪及明显包块。Murphy 氏征阴性，肝肋下未及，脾未触及。移动性浊音阴性。肝及双肾区叩痛。肠鸣音 4 次 / 分，未闻及气过水声。肛门指诊及外生殖器未见异常。脊柱、四肢无畸形，活动自如。腹壁反射、角膜反射存在，Babinski 征阴性。

辅助检查：2018 年 3 月 5 日病理：（左锁骨上肿块粗针穿刺）纤维组织内见转移性或浸润性腺癌。

入院诊断：左肺下叶腺癌（分期待完善检查）。

二、查房记录

（一）第一次查房

住院医师：患者女，40 岁，江苏盐城人，无吸烟史，因"咳嗽、咳痰 3 个月余"入院。查体：PS 评分 1，左锁骨上触及肿大的淋巴结，约 1cm×1cm 大小，质硬，边界不清，活动度差，双肺叩诊呈清音，双肺呼吸音清。2018 年 2 月 21 日胸腹部 CT 示左肺下叶占位，伴左肺门及纵隔多发淋巴结肿大融合，考虑肺癌。

主治医师：该患者主因"咳嗽、咳痰 3 个月余"入院，临床诊断考虑左下叶肺癌。胸腹部 CT 左肺下叶肿块，伴左肺门及纵隔多发淋巴结肿大融合，考虑肺癌，分期至少是局部晚期。建议完善血常规、生化、肺功能、心电图、病理、基因检测、脑 MRI 及骨 ECT 等检查。

主任医师：目前患者各项检查还不完善。需要进一步检查了解心功能、肝肾功能、肺功能，进一步明确病理和驱动基因突变情况，同时行骨 ECT、脑 MRI 等排除他处器官转移。

（二）第二次查房

住院医师：患者症状和体征同前。入院后完善相关检查。B 超：双锁骨上多发淋巴结肿大，转移可能性大。超声引导下锁骨上淋巴结穿刺，病理为纤维组织内见转移性和浸润性腺癌。分子检测结果：肿瘤样本中检测到 EGFR 基因 Ex19 del 突变。脑 MRI：脑多发转移瘤。骨扫描：全身多处骨代谢活跃，脊柱多个椎体、多根肋骨、胸骨、左侧髂骨及右侧股骨近端可见放射性浓聚影，考虑多发骨转移。

主治医师：根据分期检查结果，患者诊断修订为：左下肺腺癌 $T_2N_3M_{1c}$ Ⅰ Vc 期（EGFR 基因 19del 突变）。心肺肝肾功能等检查未发现异常。建议行 TKI 靶向治疗，辅以局部放疗。

主任医师：患者左下肺腺癌 $T_2N_3M_{1c}$，Ⅱ Vc 期（EGFR 基因 19del 突变）诊断明确，适合 TKI 为基础的综合治疗。需要注意的是，患者虽无脑转移症状，但仍应考虑积极的局部治疗。Magnuson 等分析了 6 个中心 351 例 EGFR 敏感突变的肺腺癌脑转移患者，发现先脑部放疗（1~3 个转移灶采用 SRS，多转移灶采用 WBRT）较延迟脑放疗组（先 TKI，待脑转移瘤进展再采用 WBRT 或 SRS）显著延长生存，先 SRS 组、先 WBRT 组和先 TKI 组的中位生存时间分别 46 个月、30 个月和 25 个月；而在延迟脑放疗组中，87.8% 患者为无症状脑转移，最后生存反而更差。提示传统的观点"肺癌脑转移无症状者，先 TKI，放疗可推迟，甚至可以不做放疗"不一定适用于 EGFR 突变的脑转移肺癌患者。结合本例患者特点，在 TKI 治疗的基础上，予以积极的全脑放疗；同时患者多发骨转移，尤其 L3 承重骨破坏严重，也应给予 L3 放疗。同时予以唑来膦酸等治疗。

三、治疗经过

于 2018 年 3 月 21 日开始埃克替尼 125mg，口服，3 次 / 天；2018 年 3 月 26 日至 2018 年 4 月 9 日予以全脑放疗，放疗剂量 30Gy/10F。2018 年 3 月 30 日至 2018 年 4 月 13 日予以 L3 骨转移灶姑息放疗 30Gy/10F。放疗过程顺利，未出现严重毒副反应。放疗后定期复查（病例 30 图 1）。

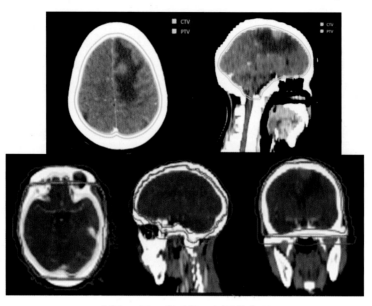

病例 30 图 1 放疗靶区剂量分布图

四、诊疗结局及随访

2018 年 4 月 13 日完成骨转移灶放疗出院，继续口服埃克替尼，目前尚未到第一次随访时间。

五、主要治疗经验

EGFR 突变的脑转移患者，宜对采取分类治疗的策略。综合临床表现、分子病理、家庭社会等因素及全身治疗，合理选择局部放疗介入的时机和方式，以最大限度改善患者生存和保障患者生活质量。

六、相关知识点

1. EGFR-TKI 与脑放疗联合治疗伴脑转移的 EGFR 突变晚期 NSCLC 尽管新的 EGFR-TKI 药物发展迅速，但结合现有的数据及我国国情，第一代 EGFR-TKI 在短期内仍将广泛应用。对于伴脑转移的 EGFR 突变晚期 NSCLC 患者，采用 TKI 联合脑放疗的治疗方案有一定优势；主要的理论依据如下：肺原发灶与脑转移灶 EGFR 突变状况并不总是一致、EGFR 突变的肿瘤细胞本身对放疗敏感、放疗可增加血脑屏障的通透性以及 TKI 耐药不可避免等。实际临床应用上，联合治疗的疗效还存在争议。不少研究发现 TKI 联合全脑放疗（whole brain radiotherapy，WBRT）脑内反应率达到 52.6%~87.8%，中位 iPFS 为 6.6~18 个月，中位 OS 达 12.9~26 个月，优于单纯 TKI 治疗。2017 年初 Magnuson 等对比 TKI 与 WBRT 或立体定向放射外科（stereotatic radiosurgery，SRS）不同的联合方式对 OS 影响的研究引发学术界广泛讨论。该研究分析了 6 个中心 351 例 EGFR 敏感突变的肺腺癌脑转移患者，发现先脑部放疗（1~3 个转移灶采用 SRS，多转移灶采用 WBRT）较延迟脑放疗组（先 TKI，待脑转移瘤进展再采用 WBRT 或 SRS）显著延长生存，先 SRS 组、先 WBRT 组和先 TKI 组的 OS 分别 46 个月、30 个月和 25 个月。尽早行脑放疗可显著改善 EGFR 敏感性突变的 NSCLC 脑转移患者的生存。相关的前瞻性临床试验正在进行中。

2. 新的脑转移分类有助于预测预后　对脑转移患者，我们过去常用 DS-GPA（diagnosis-specific Graded Prognostic Assessment）等分类工具进行评分，以预测预后及辅助制订综合治疗措施。原有的 DS-GPA 评分基于 1985—2005 年的病例，已不能适应精准治疗时代的要求。Mehta MP 等分析 2006—2014 年 2186 例肺癌患者的预后，在原有四要素（年龄、KPS 评分、颅外转移及脑转移数目）基础上补充腺癌 EGFR 和 ALK 的状态，建立新的 DS-GPA 评分，称之为 Lung-molGPA，对预后判断的价值可能更好，但尚需验证性研究进一步证实。

3. 脑转移瘤的分类治疗　对转移个数较少的脑转移瘤的 NSCLC 患者，曾经广泛采用 SRS+WBRT 的治疗模式。目前对 SRS 的认可度正在增加，多数观点认为，对寡病灶而言，较高的 BED 可提高局控；SRS 治疗脑转移的适应证也正在拓展，超过 3 个转移灶使用 SRS 的研究也显示了优于 WBRT 的趋势。而 WBRT 对神经认知功能损伤较大，如记忆力和认知力的减退，因此饱受质疑。

总体而言，多项研究表明，SRS+WBRT 颅内失败率下降，单独 SRS CNS 肿瘤失败率高，WBRT 的加入未能改善 OS，且增加神经认知功能障碍的发生。近年来有两项研究较具代表性。来自日本的 JROSG 99-1 随机对照研究认为，对 DS-GPA 为 2.5~4.0、脑转移瘤 1~4 个的患者，WBRT + SRS 可显著降低脑复发率，可使总生存从单用 SRS 的 10.6 个月提升至 16.7 个月（P = 0.04）。而另一项试验 Alliance（NCT00377156）中，共计 213 例 1~3 个 BM 的患者被随机到 SRS 加或不加 WBRT。治疗 3 个月后 SRS 组较 SRS+WBRT 组认知障碍发生率低（63.5% 对比 91.7%），12 个月时颅内控制率低（50% 对比 85%），但而 OS 无差异。因此，对脑转移的患者，需分别对待，对于预后可能较好的患者，应慎重考虑是否放弃 WBRT。

对于不适合手术或 SRS 的脑转移患者，WBRT 的作用也受到了质疑。QUARTZ 研究中，72 家中心共入组 538 例伴 BM、不适合 SRS 或手术的晚期 NSCLC 的患者，随机分为 WBRT 组或最佳支持治疗（BSC）组，结果两组的中位 OS 分别为 2.3 个月比 2.1 个月（HR 1.06，P = 0.8084），生活质量也无差异；放疗组质量调整寿命年（QALYs）较 BSC 延长 4.7 天。中位生存如此之低的报道近年来极为罕见，可能与纳入大量预后差的患者有关。

因此，目前对 EGFR 突变的肺癌脑转移，我们推荐采用分类治疗的策略。在开始 EGFR-TKI 治疗后，有一部分患者具有较高颅内进展死亡风险和较低颅外进展风险，积极的局部治疗有望改善这类患者的中位 OS。对于 DS-GPA 评分较好的患者，SRS+WBRT 可显著改善颅内疾控率，继而有可能改善生存，而弃用 WBRT 可能会增加颅内进展风险。对多发性脑转移或 DS-GPA 极差的患者，根据个体情况建议 WBRT、SRS、SRS + WBRT 或 BSC 治疗。随着研究的推进，未来针对这些患者可能会有不同的建议。

（王　谨）

病例 31 局限期小细胞肺癌诱导化疗后同步放化疗

一、病历摘要

患者男性，47岁，汉族，浙江台州人，因"咳嗽1个月余，发现左肺肿物1周余。"于2017年12月21日由门诊入院。

病史：患者2017年10月因感冒出现咳嗽，咳少量白色痰，伴劳累后乏力、胸闷和气急等不适。无明显咳痰咯血、胸痛心悸、头晕头痛、发热盗汗等不适。自行服用感冒药，效果不佳。2017年12月12日于当地医院CT检查提示肺恶性肿瘤，伴有肺内转移。2017年12月20日胸部增强CT检查：①左肺中央型癌伴上叶阻塞性改变，左全肺阻塞性肺气肿。增强后显示病灶侵犯左肺动脉干；② 2L、6、7区见多发肿大淋巴结，考虑转移；③上腹部CT扫描未见异常。门诊以肺恶性肿瘤收治入院。患者自起病以来，精神睡眠饮食可，大小便同前，体重较前下降1kg。患者既往体质良好，无高血压，无冠心病，无糖尿病史，无肾病史，否认肝炎病史，否认结核病史，否认伤寒病史。否认手术、外伤史。无食物、药物过敏史。既往吸烟25年，每天60支，现已戒烟。患者家族中有肿瘤患者，父亲患肺癌、肝癌。母亲患乳腺癌，均已故。

入院查体：T：36.9℃，P：93次/分，R：19次/分，BP：109/77mmHg，H：168cm，W：74Kg，BS：1.83m²，KPS：90分，NRS：0分。中年男性，发育正常，营养中等，正常面容，神志清醒，精神好。自主体位，查体合作。全身皮肤正常，无黄染，无淤斑，双颈部及锁骨上区未触及肿大淋巴结，其余全身浅表淋巴结未触及肿大。头颅正常，无畸形，毛发分布均匀，双侧眼睑无水肿，巩膜无黄染，眼结膜无苍白，双侧瞳孔等大等圆，直径3mm，对光反射灵敏。双耳郭未见异常，外耳道未见异常分泌物，鼻外形未见异常，通气良好，无异常分泌物，鼻窦无压痛，口唇红润，牙龈无出血，伸舌居中，咽部无充血水肿，双侧扁桃体无肿大。颈软，无抵抗，气管居中，未见颈静脉怒张，未触及颈动脉异常搏动。胸廓两侧对称无畸形，呼吸运动双侧对称，无胸膜摩擦感，双侧语颤正常，两肺叩诊清音，双侧呼吸音清，异常呼吸音，未闻及干湿性啰音。心前区无隆起，心尖搏动有力，心界不大，心率93次/分，心律齐，心音有力，未闻及病理性杂音。腹平坦，未见胃肠型，未见蠕动波，腹壁静脉无怒张。腹肌紧张度适中，全腹无压痛及反跳痛，未扪及包块。Murphy氏征阴性，肝肋下剑突下未及，脾未触及。移动性浊音阴性。肝及双肾区无叩痛。肠鸣音3次/分，未闻及气过水声。肛门指诊及外生殖器未见异常。脊柱、四肢无畸形，活动自如。肌张力无增强及减弱，四肢肌力V级。腹壁反射、角膜反射存在，膝反射对称。Babinski征阴性。

辅助检查：2017年12月20日胸部增强CT（病例31图1）：①左肺中央型癌伴上叶阻塞性改变，左全肺阻塞性肺气肿，增强后显示病灶侵犯左肺动脉干；② 2L、4L、4R、5、6、7区见多发肿大淋巴结，考虑转移；③上腹部CT扫描未见异常。病理暂缺。

入院诊断：左上肺癌（$cT_4N_3M_x$）。

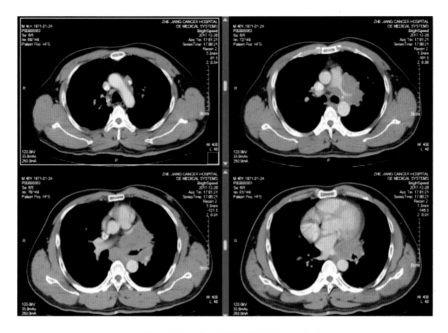

病例 31 图 1　化疗前胸部增强 CT 影像

二、查房记录

（一）第一次查房

住院医师：患者中年男性，既往体健，长期吸烟史，每天 60 支，长达 25 年，现已戒。因"咳嗽 1 个月余，发现左肺肿物 1 周余。"入院。查体无肿瘤相关阳性体征。今日血常规：白细胞 $9.1 \times 10^9/L$，中性粒细胞 $6.8 \times 10^9/L$，血红蛋白 15.9g/dl，血小板 $239 \times 10^9/L$；生化全套：白蛋白 37.8g/L，丙氨酸氨基转移酶 33U/L，天冬氨酸氨基转移酶 25U/L，L–γ–谷氨酰转移酶 20U/L，总胆红素 $8.5 \mu mol/L$，直接胆红素 $3.2 \mu mol/L$，间接胆红素 $5.3 \mu mol/L$，总胆汁酸 $5.5 \mu mol/L$，尿素氮 5.26mmol/L，肌酐 $76.9 \mu mol/L$，葡萄糖 5.93mmol/L，钾 3.52mmol/L，钠 141.5mmol/L，氯 102.7mmol/L，钙 2.29mmol/L；男性肿瘤全套：神经元特异性烯醇化酶（NSE）57.9ng/mL，细胞角蛋白 19（CYF211）6.95ng/ml。目前临床诊断左上肺癌（$cT_4N_3M_x$）。

主治医师：患者为中年男性，既往长期吸烟史，吸烟指数达 1500，胸部增强 CT 显示左上肺中央型肿物，伴纵隔多发淋巴结肿大。目前病理尚不明确，需与肺结核，肺炎等良性疾病鉴别，但影像学检查倾向肺癌，且患者吸烟指数高达 1500，仍考虑肺癌可能性大。目前需进一步检查，明确病理类型。此外患者分期尚不明确，建议进一步完善全身 PET/CT 及脑增强 MRI 检查以除外远处转移。

主任医师：从 CT 结果来看，考虑肺癌临床诊断成立。肿物与左肺动脉干关系密切，且纵隔多发淋巴结肿大，无手术适应证。患者肿瘤标志物中的 NSE 达到 57.9ng/mL，超过正常值上限 3 倍多。NSE 是小细胞肺癌较为敏感的肿瘤标志物，患者为小细胞肺癌可能性大，但仍需要进一步检查明确病理。左上肺中央型肿物，可首选纤维支气管镜检查以取得病理样本。全身 PET-CT 检查可以了解肿瘤转移和侵犯情况，对于局部晚期肺癌的胸部放疗靶区勾画也有指导作用，但对于脑部转移的判断存在不足，故分期检查需加做脑 MRI。

（二）第二次查房

住院医师：患者症状、体征同前无明显变化。我院 2017 年 12 月 25 日全身 PET-CT 检查：①左肺门不规则巨大软组织占位伴纵隔、左肺门多发肿大淋巴结，FDG 代谢增高，左肺中央型肺癌伴纵隔、左肺门淋巴结转移考虑，病灶侵犯左肺动脉干，伴左肺上叶阻塞性炎症及左肺肺气肿；②右锁骨上区数个小淋巴结，FDG 代谢增高，淋巴结转移可能性大。其余全身未见肿瘤转移征象。2017 年 12 月 27 日纤维支气管镜：左主支气管远端见浸润样新生物完全堵塞管腔，予活检。2017 年 12 月 29 日纤支镜病理（病例 31 图 2、病例 31 图 3）:（左主支气管）小圆细胞恶性肿瘤伴挤压伤（形态符合小细胞癌）。2018 年 1 月 3 日颅脑 MRI 扫描未见异常。

主治医师：患者目前病理及分期检查均已完成，现临床诊断修改为：左上肺小细胞癌 $T_4N_3M_0$，ⅢC 期（2017 UICC/AJCC）。已与患者及家属说明病情及预后情况，患者及家属表示理解。充分沟通后，患者及家属决定入组"局限期小细胞肺癌大分割放疗同步化疗对比常规分割放疗同步化疗的Ⅲ期随机临床研究"，患者随机进入大分割放疗组。向患者及家属充分交代病情及放化疗可能的并发症，取得理解合作，并签署知情同意书。按照研究方案，患者先接受 2 周期依托泊苷 + 顺铂方案诱导化疗，然后行胸部放疗联合同步化疗，胸部放化疗后 1 个月疗效评价为 PR 或 CR 的予全脑预防性放疗。

主任医师：目前患者病理及分期检查均已完成，完整的肿瘤诊断必须包括定位、定性、定量三方面，同意目前临床诊断：左上肺小细胞癌 $T_4N_3M_0$，ⅢC 期（2017 UICC/AJCC）。全身 PET-CT 发现了之前体检及普通增强 CT 均未发现的右侧锁骨上小淋巴结转移灶，放疗时需将该区域纳入放疗靶区。初治的小细胞肺癌对化疗敏感，2 周期诱导化疗后肿瘤常可以获得部分或完全缓解，但同步放疗最迟须在第 3 疗程化疗时同步开始，不宜推迟。对于放疗靶区范围，原发病灶可只照射化疗后残留的肿瘤，但阳性淋巴结即使化疗后完全缓解也需照射其所在的完整结区。患者为中年人，一般情况可，无其他内科合并症，可耐受同步放化疗。既往实践结果显示放化疗期间 40%~50% 的患者会发生Ⅲ~Ⅳ度骨髓抑制，治疗期间需密切观察放化疗毒副反应，定期复查血常规、肝肾功能，及时对症支持治疗。

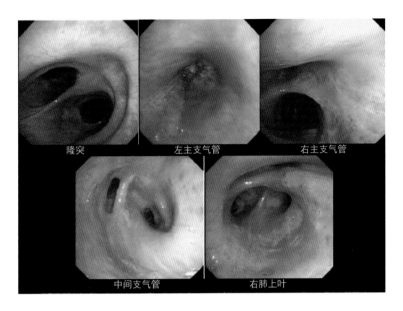

病例 31 图 2　纤维支气管镜检查

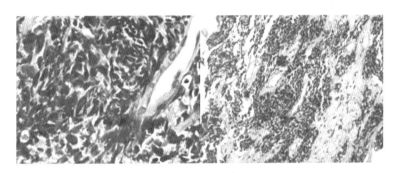

病例 31 图 3　病理图文报告

三、治疗经过

2018 年 1 月 3 日至 5 日、24 日至 26 日行 EP 方案化疗两周期：依托泊苷 180mg dl~3 + 顺铂 50mg d1~3。化疗过程顺利，出现Ⅰ度胃肠道反应。采用热塑膜体罩固定，增强 CT 模拟定位，勾画肿瘤靶区，见肺部肿块位于左上肺，化疗后明显缩小，纵隔 1R、2、4、5、6、7 区淋巴结化疗后明显缩小，总体疗效评价 PR。GTV-T 包括 CT 片结合 PET-CT 显示肺部化疗后残留原发肿瘤，GTV-N 为 PET/CT 片上显示的左肺门、1R、2、4、5、6、7 肿大淋巴结，CTV-T 为 GTV-T 前后左右、头脚外扩 0.8cm，外扩后根据解剖屏障进行调整，CTV-N 为化疗前的阳性淋巴结的整个淋巴结区域。CTV-T 头脚方向外扩 1cm，其余方向外扩 0.8cm 后形成 PTV-T，CTV-N 均匀外扩 0.8cm 形成 PTV-N。主要危及器官勾画包括：脊髓、双肺、食管、心脏。采用 6MV-X 线照射，95% PTV 剂量为 45Gy，分 15 次 /3 周进行。危及器官剂量实际受照情况：脊髓 max = 4424cGy；双肺 V5 = 58.3%，V20 = 29.4%，V30 = 18.8%，MLD =

1459cGy；心脏 V40 = 25.8%，MHD = 2770cGy；食管 max = 4914cGy。2018 年 2 月 21 日至 3 月 13 日进行，同期于 2018 年 2 月 21 日、3 月 14 日行 EP 方案化疗 2 周期：依托泊苷 180mg d1~3 + 顺铂 50mg d1~3。放化疗过程顺利，出现Ⅱ度急性放射性食管反应，Ⅰ度胃肠道反应，2 度白细胞减少，Ⅰ度中性粒细胞减少，Ⅰ度血红蛋白减少，未出现明显急性放射性肺反应及心脏反应。放化疗结束后 4 周复查脑 MRI 未见肿瘤征象，胸腹部增强 CT 显示肿瘤较化疗前明显退缩，NSE 12.6ng/mL，CYF211 1.22ng/ml，疗效评价 PR，予 MRI 模拟定位，保护海马的全脑放疗 25Gy/10 次。（病例 31 图 4）

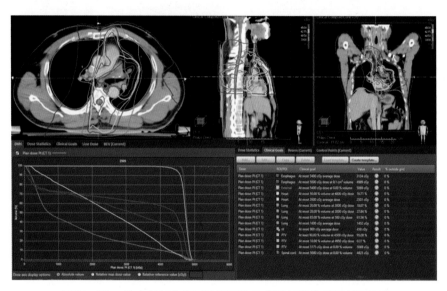

病例 31 图 4 放疗剂量分布以及靶区和正常组织器官受照剂量评价

四、诊疗结局及随访

患者放化疗结束后 1 个月余仍诉吞咽稍有疼痛感，喉部干燥、异物感，无咳嗽咳痰、发热、胸闷气促、头晕头痛、心悸等不适（病例 31 图 5）。建议患者 2 年内每间隔 3 个月复查一次；2 年以后，5 年以内每半年复查一次；5 年以后每年复查一次。复查内容包括常规体检、胸腹部增强 CT，必要时行脑 MRI、骨 ECT 显像等。同时予治疗相关毒副反应进行评价。

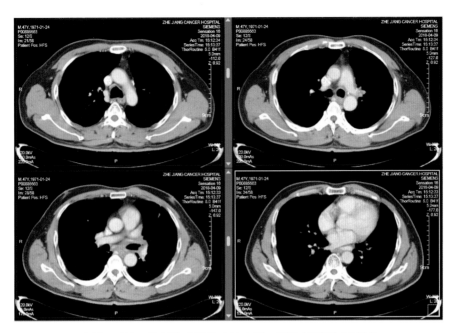

病例 31 图 5 胸部放疗及化疗结束后 4 周胸部增强 CT 影像

五、主要治疗经验

1. 对于初治的肺癌患者，除了入院常规检查外，必须明确病理诊断及分期检查后才能进行相应治疗。病理诊断可以根据具体情况，采用纤维支气管镜活检、CT 引导下穿刺、浅表肿大淋巴结穿刺等方法取得肿瘤组织得以明确。肺癌分期检查应包括胸腹部增强 CT、全身骨显像、脑增强 MRI（有禁忌者可行脑增强 CT）以及双颈部、锁骨上区超声检查。有经济条件者推荐行全身 PET-CT 检查，此时可以不做全身骨显像，但仍需脑 MRI 检查。分期除了按美国退伍军人医院的分期方法分为局限期和广泛期，也建议进一步行 TNM 分期。

2. 大多数初治小细胞肺癌对放化疗均敏感，诱导化疗能快速有效缩小肿瘤体积，对巨大肿瘤合并阻塞性肺炎、肺不张、上腔静脉压迫综合征的患者能快速缓解症状。但多项临床研究表明胸部放疗仍须尽早加入，最迟应与第 3 疗程化疗同步进行。

3. 接受诱导化疗后的局限期小细胞肺癌胸部放疗靶区的范围，原发病灶可予只照射化疗后残留范围，但阳性淋巴结需照射其所在的整个结区，即使化疗后该转移淋巴结完全缓解，其所在淋巴结区域也应予处方剂量照射。胸部放疗及同步化疗结束后疗效评价完全缓解或部分缓解的患者，都推荐全脑预防性放疗。

4. 目前局限期小细胞肺癌胸部放疗的最佳剂量仍存在争议，应鼓励患者参加注册临床研究。

5. 行放化疗综合治疗的局限期小细胞肺癌患者，尤其是接受同步放化疗的患者，需要密切注意血液学毒性反应，及时对症支持治疗。

六、相关知识点

尽管局限期 SCLC 对放、化疗都比较敏感，但中位生存期目前仅约 24 个月。在化疗基础上加入胸部放疗较单纯化疗 3 年生存率提高了 5.4%，且降低局部复发率达 25%~30%，因此胸部放疗在局限期 SCLC 有重要地位。但在放化疗实施过程中，胸部放疗的加入时间、靶区、分割方式、总剂量等问题仍存在争议。

1. 胸部放疗加入的时间 目前已有多个比较放疗加入时机的随机临床试验和 Meta 分析结果。加拿大国立癌症研究所的随机对照研究显示，早放疗组（第三周：在化疗第二周期同时开始放疗）和晚放疗组（第十五周：在化疗第六周期同时开始放疗），结果早放疗组的无进展生存率、总生存率均高于晚放疗组，且早放疗组发生脑转移的危险较晚放疗组低。南斯拉夫研究组的随机对照研究显示：早放疗组（化疗开始的同时放疗）和晚放疗组（化疗开始后第六周）5 年生存率为 30% VS 15%（$P = 0.027$）。希腊肿瘤协作组开展的 II 期临床实验中，早放疗组（第一周期化疗同期开始放疗）和晚放疗组（第四周期化疗同期开始放疗）的远处复发率分别为 38% VS 61%（$P = 0.046$）。日本临床肿瘤研究组的临床随机试验提示在化疗的早期（第一周期化疗同期开始放疗）进行放疗能明显提高局限期 SCLC 患者的远期生存率，5 年生存率达 23.7%，在化疗的后期（第四周期化疗后）进行放疗则为 18.3%（$P = 0.097$）。

但 Perry 等、伦敦肺癌研究组、Aarhus 肺癌研究组等比较早放疗和迟放疗的研究却没有得出类似的阳性结果。

Pijls-Johannesma 等进行的 Meta 分析纳入 7 项临床研究，结果显示，早放疗较晚放疗没有显示出生存优势的研究中存在着前者化疗剂量强度较后者低的现象，而仅当同期化疗为含铂类方案，放疗在化疗开始后 30 天内实施的，2 年、5 年生存率显著提高。De Ruysscher 等更进一步提出，从治疗开始到放疗结束的时间（The start of any treatment until the end of radiotherapy，SER）长短会对局限期 SCLC 患者的长期生存有明显影响，其分析提示，SER < 30 天能显著提高局限期 SCLC 患者的 5 年生存率。韩国的一项 III 期研究显示，早放疗组（与第一程化疗同步开始）与晚放疗组（与第三程化疗同步开始）在肿瘤局控及总生存方面差异均无统计学意义，而早放疗组发生粒细胞减少性发热较晚放疗组显著增加。

总的来说，胸部放疗应尽早加入，最迟应与第三程化疗同步开始。

2. 放疗靶区范围 一般而言 SCLC 患者就诊时肿瘤体积较大，直接行同期放化疗往往照射范围大，如果合并阻塞性肺不张或肺炎，肿瘤与之也较难区分，对准确勾画靶区产生不利影响。但 SCLC 一般对化疗敏感，两周期诱导化疗后肿瘤即可能明显退缩。另外，诱导化疗目前在中国仍被广泛应用，日常临床工作中常常遇到多程化疗后的患者。因此诱导化疗后局限期 SCLC 放疗靶区的勾画面临两个问题：原发病灶按化疗前范围照射还是仅照射化疗后残留肿瘤？纵隔淋巴结引流区是否需要预防照射？

到目前为止，仅有一项 30 年前开展的针对局限期 SCLC 放疗靶区的前瞻性随机对照 III 期临床研究，4 周期化疗后将适合入组的取得部分缓解或稳定疗效的患者 191 例，随机分组为按化疗前或化疗后靶区照射，两组局部复发率分别为 32%、28%，中位生存时间分别为 51 周、

46 周（*P* = 0.73），而按化疗前肿瘤范围照射所产生的致死性毒性反应较后者多（17/93 VS 8/98）。尽管该项 30 年前开展的研究以目前的观点来看存在许多不足，如放疗采用常规 X 线模拟定位、化疗为非含铂类方案，但该前瞻性研究第一次证实，只照射化疗后肿瘤范围不会显著增加复发，且对总体生存无明显影响，还减轻了放疗毒副反应。而其他同时代的回顾性研究比较"大野"或"小野"照射所得结论各不一致，甚至相互矛盾。

我们课题组的前瞻性随机对照研究，采用三维适形放疗或调强放疗，联合 EP 方案同期化疗治疗经过 2 周期诱导化疗的局限期 SCLC 患者，随机分组为照射化疗后残留肿瘤的研究组、化疗前肿瘤原发灶范围的对照组，且两组均采用累及野照射，不做纵隔、锁骨上淋巴结预防照射。分别有 150 例患者和 159 例患者随机分入两组，其局部复发率分别为 31.6%、28.6%（*P* = 0.81），两组纵隔淋巴结复发差异无统计学意义。研究结果支持照射化疗后残留肿瘤，纵隔淋巴结采用累及野放疗。

3. 放疗的剂量 / 分割　对于局限期 SCLC 胸部放疗最佳剂量，目前仍在不断探索中。INT 0096 前瞻性Ⅲ期随机对照研究比较了 417 例局限期 SCLC 患者化疗联合常规放疗或化疗联合加速超分割放疗的疗效，第 1 周期 EP 方案化疗的同期进行胸部放疗，采用常规放疗 1.8Gy/ 次，1 次 / 日，总量 45Gy；超分割放疗 1.5Gy/ 次，2 次 / 日，间隔 6 小时，总量 45Gy。之后再续以 6 周期 CAV 或 EP 方案化疗。加速超分割放疗组与常规放疗组中位生存期分别为 23 个月、19 个月，5 年生存率分别为 26%、16%（*P* = 0.04）；局部失败率分别为 36%、52%（*P* = 0.06），但加速超分割组放射性食管炎发生率亦明显上升，为 27%，而常规组仅为 11%（*P* < 0.001）。

CALGB8837 研究显示，采用常规分割放疗方式的最大耐受剂量可达 70Gy。随后 Bogart 等进行的 CALGB39808 Ⅱ期临床研究选择无锁骨上淋巴结转移的患者，采用 70Gy 常规分割放疗，可供分析的 63 例患者中位生存时间 22.4 个月，2 年总生存率 48%，2 年无病生存率 31%，与 Turrisi 等的研究结果相似，而放射性食管炎的发生率为 21%，较前者 27% 低。

CONVERT 研究比较了局限期 SCLC 同期 EP 方案化疗联合加速超分割放疗（1.5Gy/ 次，2 次 / 天，5 天 / 周，共 45Gy）对比常规分割（2Gy/ 次，1 次 / 天，5 天 / 周，共 66Gy），结果两组中位生存时间分别为 30 个月、25 个月（*P* = 0.14），5 年生存率分别为 34%、31%（*P* = 0.15），两组患者的治疗依从性、急性毒性反应差异均无统计学意义。RTOG 0239 Ⅱ期研究是 RTOG 0538/CALGB 30610 研究的一个实验组，先常规分割 1.8Gy/ 次，共 16 次 28.8Gy，然后采用加速超分割放疗 1.8Gy/ 次，2 次 / 天，共 9 次 32.4Gy，总剂量 61.2Gy，联合两周期 EP 方案同期化疗。共入组 72 例患者，中位生存时间 19 个月，2 年生存率 36.6%，总有效率 80%，局控率 73%，严重急性放射性食管炎发生率为 18%。目前仍在进行的Ⅲ期临床研究 RTOG 0538/CALGB 30610，比较局限期 SCLC 同期 EP 方案化疗联合加速超分割放疗（1.5Gy/ 次，2 次 / 天，5 天 / 周，共 45Gy）与常规分割（2Gy/ 次，1 次 / 天，5 天 / 周，共 70Gy），或先常规分割 1.8Gy/ 次，1 次 / 天，5 天 / 周，共 16 次 28.8Gy，然后缩野采用加速超分割放疗 1.8Gy/ 次，2 次 / 天，5 天 / 周，共 9 次 32.4Gy，总剂量 61.2Gy。目前后程加速超分割放疗组已停止入组，超分割放疗及常规分割放疗的入组仍在进行中，结果值得期待。

总而言之，目前 1.5Gy/ 次，2 次 / 天，照射总剂量 45Gy 的加速超分割放疗或 1.8~2.0Gy/ 次，1 次 / 天，照射总剂量 60~70Gy 的常规分割放疗仍为最常用的治疗方式，最新 NCCN 小细胞肺癌治疗指南也推荐这两种方法，但最佳的放疗剂量 – 分割方式仍有待更多临床实验的进一步探索。

（胡 晓）

病例 32 广泛期小细胞肺癌

例一：

一、病历摘要

患者男性，59 岁，汉族，浙江绍兴人，因"咳嗽、痰血，伴声音嘶哑 3 周"于 2016 年 11 月 25 日由门诊入院。

病史：患者 3 周前无明显诱因出现咳嗽，多为无痰干咳，偶有痰中带血，伴声音嘶哑，无胸闷、胸痛、呼吸困难等不适。2016 年 11 月 20 日于 × × 医院行胸部 CT 检查示：左肺门占位，纵隔淋巴结多发转移，双侧肾上腺转移瘤。2016 年 11 月 24 日支气管镜：左上尖后段黏膜浸润性改变，管腔闭塞。淋巴结针吸病理示:（左上叶尖后段）小细胞癌。遂来我院就诊，门诊以肺恶性肿瘤收入院。患者自发病以来，精神食欲可，大小便正常。近期体重无明显变化。患者既往吸烟史 30 余年，20 支 / 天，饮酒史 40 余年，500ml/ 天。无高血压、冠心病、糖尿病史，无高血脂病史。否认肝炎、结核、伤寒病史。否认外伤史。无药物过敏史。否认肿瘤家族史。

入院查体：T：36.9℃，P：72 次 / 分，R：18 次 / 分，BP：102/67mmHg，H：168cm，W：64kg，BS：1.67m²，KPS：90 分，NRS：0 分。中年男性，发育正常，营养中等，正常面容，正力型，神志清醒，精神好。自主体位，查体合作。全身皮肤正常，无黄染，无淤斑，全身浅表淋巴结未触及肿大。头颅正常，无畸形，毛发分布均匀，双侧眼睑无水肿，巩膜无黄染，眼结膜无苍白，双侧瞳孔等大等圆，对光反射灵敏。双耳郭未见异常，外耳道未见异常分泌物，鼻外形未见异常，通气良好，无异常分泌物，鼻窦无压痛，口唇红润，牙龈无出血，伸舌居中，咽部无充血水肿，双侧扁桃体无肿大。颈软，无抵抗，气管居中，颈静脉怒张，未见颈动脉异常搏动。胸廓两侧对称无畸形，呼吸运动双侧对称，无胸膜摩擦感，双侧语颤正常，两肺叩诊清音，双侧呼吸音清，异常呼吸音，未闻及干湿性啰音。心前区无隆起，心尖搏动有力，心界不大，心率 72 次 / 分，心律，心音有力，未闻及病理性杂音。腹平坦，未见胃肠型，未见蠕动波，腹壁静脉怒张。全腹无压痛及反跳痛，未扪及明显包块。Murphy 氏征阴性，肝肋下未及，脾未触及。移动性浊音阴性。肝及双肾区叩痛。肠鸣音 4 次 / 分，未闻及气过水声。肛门指诊及外生殖器未见异常。脊柱、四肢无畸形，活动自如。腹壁反射、角膜反射存在，Babinski 征阴性。

辅助检查：2016 年 11 月 20 日于 ×× 医院行胸部 CT 检查示：左肺门占位伴纵隔淋巴结多发转移，双侧肾上腺转移瘤。11 月 24 日支气管镜：左上尖后段黏膜浸润性改变，管腔闭塞。淋巴结针吸病理：（左上叶尖后段）小细胞癌。

入院诊断：左上肺小细胞癌，双侧肾上腺转移（$cT_4N_3M_1$，Ⅳ期，AJCC 第七版）。

二、查房记录

（一）第一次查房

住院医师：患者中年男性，因"咳嗽、痰血，伴声音嘶哑 3 周"入院。患者 3 周前无明显诱因下出现咳嗽，多为无痰干咳，偶有痰中带血，伴声音嘶哑，无胸闷、胸痛、呼吸困难等不适。2016 年 11 月 20 日于 ×× 医院行胸部 CT 检查：左肺门占位，纵隔淋巴结多发转移，双侧肾上腺转移瘤。2016 年 11 月 24 日支气管镜：左上尖后段黏膜浸润性改变，管腔闭塞。淋巴结针吸病理：（左上叶尖后段）小细胞癌。目前患者一般情况可，血常规：白细胞 6.7×10^9/L，血红蛋白 153g/L，血小板计数 258×10^9/L；Cyfra21-1 7.61ng/ml，癌胚抗原 2.88ng/ml。

主治医师：该患者主因"咳嗽、痰血，伴声音嘶哑 3 周"，外院 CT 检查显示左上肺占位，纵隔多发淋巴结肿大，双侧肾上腺转移瘤。病理：（左上叶尖后段）小细胞癌。患者目前左上肺小细胞癌，双侧肾上腺转移诊断成立，但仍需进一步检查明确有无其他部位转移灶，包括影像学、血清学指标及病理学检查。

主任医师：从患者目前外院影像学、病理诊断结果来看，患者左上肺小细胞癌，双侧肾上腺转移诊断成立，仍需要进一步会诊外院病理切片，排查全身状态，完善影像学检查（双锁骨上、肝胆胰脾 B 超、全身骨显像、脑增强 MRI 等），并做基因检测。待辅助检查完备，制订治疗方案，根据病情变化及时修正治疗方案。

（二）第二次查房

住院医师：患者症状、体征无明显变化。我院 2016 年 11 月 29 日 B 超检查：左锁骨上多发淋巴结肿大。胸部 CT：左上肺门肺肿块影，大小约 4.0cm×4.6cm，轻中度强化，左肺上叶前段支气管管壁增厚，左侧锁骨上、纵隔、左肺门见多发肿大淋巴结影。双侧肾上腺占位，考虑转移瘤。我院病理会诊示（病例 32 图 1、病例 32 图 2）：小细胞癌。脑 MRI：颅脑未见明显占位。骨 ECT：全身骨显像未见明显异常。

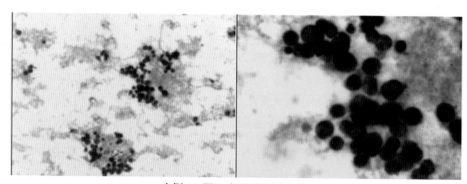

病例 32 图 1 细胞学图文报告

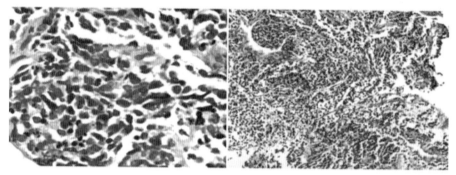

病例 32 图 2 病理图文报告

主治医师：患者胸部 CT：左上肺 4.0cm×4.6cm 肿块伴左侧锁骨上、纵隔、左肺门多发肿大淋巴结影，双侧肾上腺占位，病理会诊结果为小细胞癌，无明显骨转移。目前考虑患者为左上肺小细胞癌，双侧肾上腺转移（$cT_4N_3M_1$，Ⅳ期）。根据第一次查房布置情况，各项工作均已就绪。向患者及家属充分交代病情及放化疗的必要性、可能的并发症，取得理解合作，并签署知情同意书。初拟化疗＋全脑预防性放疗＋胸部病灶放疗，全脑放疗采用 3D-CRT 技术，X 线 6MV 照射，25Gy/10F/2W。胸部病灶放疗 DT 4500cGy/15F，1F/ 天，5 天 / 周。化疗方案为 EP 方案：依托泊苷 170mg d1~3 ＋顺铂 40mg d1~3。

主任医师：患者左上肺小细胞癌，双侧肾上腺转移（$cT_4N_3M_1b$，Ⅳ b 期），诊断明确。目前已行 6 程化疗，疗效评价 PR。广泛期 SCLC 在化疗结束后，对疗效 PR 或 CR 的患者，可行胸部放疗，以提高 PFS 和 OS；可在行胸部 CT 和脑 MRI 后，行 PCI。放疗期间注意保护肺等正常组织。定期监测血常规、肝肾功能，及时对症处理。

三、治疗经过

患者分别于 2016 年 11 月 30 日、2016 年 12 月 23 日、2017 年 1 月 13 日、2017 年 2 月 3 日、2017 年 2 月 24 日、2017 年 3 月 17 日行 6 程化疗，具体化疗方案：依托泊苷 170mg d1~3 ＋顺铂 40mg d1~3。两周期化疗后疗效评价 PR，总疗程化疗结束后疗效为 PR。2017 年 3 月 23 日至 2017 年 4 月 3 日行全脑预防性放疗，2500Gy/10F/2W。2017 年 4 月 17 日起行肺内病灶放疗 4500cGy/10F，1F/ 天，5 天 / 周。95% 等剂量线为处方剂量包绕 PTV。以总量 45Gy 评价，双肺 V20 为 21.47%，平均受量 1105cGy；脊髓最大受量 4108cGy；心脏 V30 为 11.19%，平均受量 827cGy。2017 年 5 月 10 日放化疗结束。放化疗后 1 个月随访复查 CT（病例 32 图 3）。

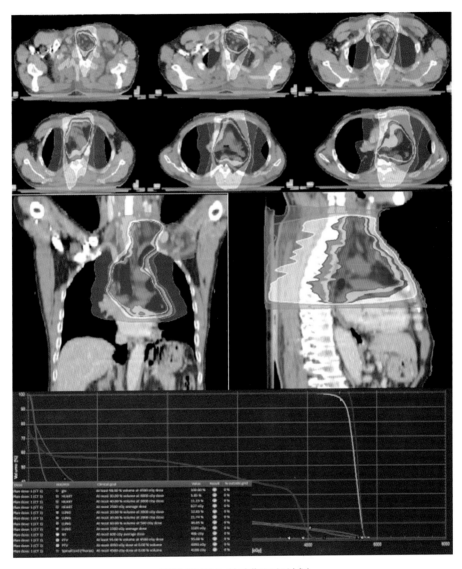

病例 32 图 3 放疗靶区与计划

四、诊疗结局及随访

患者放化疗结束后一般情况可，无明显不适症状，2017 年 6 月 13 日复查胸腹部 CT 示病灶明显缩小，疗效评价 PR。随访：2017 年 6 月 13 日复查胸部、上腹部 CT：①左肺癌多发淋巴结转移，与前（2016 年 4 月 10 日）缩小，左肺上叶阻塞性炎症，较前减少；②双侧肾上腺占位较前相仿。结合影像学结合临床：左上肺小细胞肺癌治疗后左肺病灶基本消失。2017

年 8 月 15 日、2017 年 11 月 7 日分别复查胸腹部 CT 均示 SD（病例 32 图 4）。

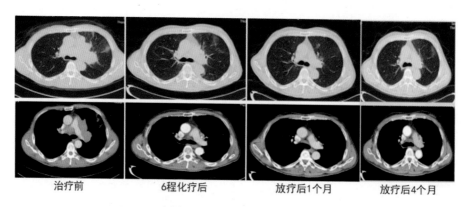

治疗前　　　　6程化疗后　　　　放疗后1个月　　　　放疗后4个月

病例 32 图 4　治疗前后对比图

随访建议：建议患者 2 年内每间隔 3 个月复查一次；2 年以后，5 年以内每半年复查一次；5 年以后每年复查一次。复查内容包括常规体检、胸腹部增强 CT，必要时行脑 MRI、骨 ECT 显像等。同时予治疗相关毒副反应进行评价。

五、主要治疗经验

1. 对于初治的肺癌患者，除了入院常规检查外，必须明确病理诊断及分期检查后才能进行相应治疗。

2. 完善分期检查包括：除双肺及纵隔外，骨、脑、肝、肾上腺等也是小细胞肺癌容易发生转移的器官，因此相关的影像学检查应包含上述部位。需做的影像学检查项目包括胸部 + 上腹部增强 CT、脑增强 MRI 及骨扫描，如患者经济条件许可，可行全身 PET - CT 检查。

3. 广泛期 SCLC 在化疗结束后，对疗效 PR 或 CR 的患者，可行胸部放疗，以提高 PFS 和 OS；可在行胸部 CT 和脑 MRI 后，行 PCI。

4. 胸部原发病灶的放疗存在争议，对于部分患者，尤其是远处转移灶控制较好者，原发灶放疗可能获益。

5. 治疗过程中密切监测患者放化疗不良反应，及时对症处理。全部治疗结束后，需定期随诊。

例二：

一、病历摘要

患者女性，40 岁，因"咳嗽咳痰 1 个月余，发现左肺占位 20 余天"于 2016 年 6 月 15 日由门诊入院。

病史：患者 1 个多月前受凉后出现咳嗽、咳痰、胸闷，伴发热，左侧胸背部胀痛，无咯血、无头晕头痛、无声嘶等不适。2016 年 5 月 19 日至 × × 人民医院就诊，查胸部 CT：左肺下叶占位，约 5.8cm × 5.8cm 大小，左侧胸腔积液伴左肺部分膨胀不全。支气管镜：左上支开口黏膜肿胀、外压狭窄，左上叶尖段见血迹；左下叶背段面膜肿胀、外压狭窄。予胸腔积液置管引流，系血性胸水，胸水细胞学：（胸水）涂片内未见异型细胞。2016 年 6 月 1 日左肺肿块穿刺病理（病例 32 图 1）：（左肺肿块穿刺）低分化恶性肿瘤。免疫组化：CK7（－）、CD56（部分弱＋）、Syn（－）、CK5/6（－）、NapsinA（－）、TTF–1（－）、Ki67（+70%）。备注：肿瘤分化差，结合免疫组化倾向小细胞癌，血常规示：血红蛋白 58g/L，红细胞计数 2.51×10^{12}/L，曾输血 3 次（具体不详），予头孢哌酮舒巴坦及左氧氟沙星抗感染治疗，2016 年 6 月 2 日复查胸部 CT：①左肺占位性病变，左肺下叶支气管变窄、闭塞；②左侧胸腔积液伴左肺部分压缩性不张；心包膜增厚。外院治疗期间，患者因左侧胸背部酸胀痛口服氨酚羟考酮片 1 片，4 次 / 天，塞来昔布 0.2g 口服 2 次 / 天，疗效欠佳，爆发痛 1~2 次 / 天。有反复发热。今来我院就诊，门诊以"肺恶性肿瘤"收入院。患者自发病以来，精神食欲欠佳，大小便正常，近期体重无明显变化。患者既往无吸烟史，无饮酒史，无高血压、冠心病、糖尿病史，无高血脂病史。否认肝炎、结核病、伤寒病史。否认外伤史。无药物过敏史。否认肿瘤家族史。

入院查体：T：37.6.℃，P：120 次 / 分，R：20 次 / 分，BP：105/74mmHg，H：150cm，W：55Kg，KPS：80 分，NRS：0 分。中年女性，发育正常，营养中等，正常面容，正力型，神志清醒，精神好。自主体位，查体合作。全身皮肤正常，无黄染，无淤斑，全身浅表淋巴结未触及肿大。头颅正常，无畸形，毛发分布均匀，双侧眼睑无水肿，巩膜无黄染，眼结膜无苍白，双侧瞳孔等大等圆，对光反射灵敏。双耳郭未见异常，外耳道未见异常分泌物，鼻外形未见异常，通气良好，无异常分泌物，鼻窦无压痛，口唇红润，牙龈无出血，伸舌居中，咽部无充血水肿，双侧扁桃体无肿大。颈软，无抵抗，气管居中，颈静脉怒张，未见颈动脉异常搏动。胸廓两侧对称无畸形，呼吸运动双侧对称，无胸膜摩擦感，双侧语颤正常，两肺叩诊清音，双侧呼吸音清，异常呼吸音，未闻及干湿性啰音。心前区无隆起，心尖搏动有力，心界不大，心率 120 次 / 分，心律，心音有力，未闻及病理性杂音。腹平坦，未见胃肠型，未见蠕动波，腹壁静脉怒张。全腹无压痛及反跳痛，未扪及明显包块。Murphy 氏征阴性，肝肋下未及，脾未触及。移动性浊音阴性。肝及双肾区叩痛。肠鸣音 4 次 / 分，未闻及气过水声。肛门指诊及外生殖器未见异常。脊柱、四肢无畸形，活动自如。腹壁反射、角膜反射存在，Babinski 征阴性。

辅助检查：

2016 年 5 月 25 日 ×× 人民医院血常规示：血红蛋白 58g/L，红细胞计数 2.51×10^{12}/L。输血前检测：乙肝表面抗体阳性，乙肝核心抗体阳性，丙肝抗体阴性，人类免疫缺陷病毒抗体阴性，梅毒抗体阴性。

胸部 CT 示：左肺下叶占位，约 5.8cm×5.8cm 大小，左侧胸腔积液伴左肺部分膨胀不全。

支气管镜：左上支开口黏膜肿胀、外压狭窄，左上叶尖段见血迹；左下叶背段面膜肿胀、外压狭窄。

胸水细胞学涂片内未见异型细胞。左肺肿块穿刺病理为低分化恶性肿瘤。

免疫组化：CK7（－）、CD56（部分弱＋）、Syn（－）、CK5/6（－）、NapsinA（－）、TTF–1（－）、Ki67（+70%）。备注：肿瘤分化差，结合免疫组化倾向小细胞癌。

入院诊断：左上肺小细胞癌，左侧胸膜转移（$cT_3N_2M_1$，Ⅳ期，AJCC 第七版）。

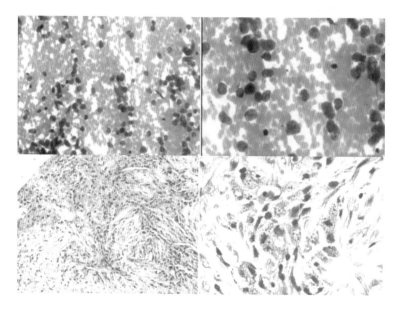

病例 32 图 5 病理报告

二、查房记录

（一）第一次查房

住院医师：患者女性，40 岁，因"咳嗽、咳痰 1 个月余，发现左肺占位 20 余天"入院。1 个月余前因咳嗽胸闷伴发热，至某县人民医院查胸部 CT，发现左肺下叶占位及左侧胸腔积液。胸腔穿刺系血性胸水，脱落细胞学未找到肿瘤细胞。左肺肿块穿刺病理：低分化恶性肿瘤，结合免疫组化倾向小细胞癌。抗感染治疗 10 天，复查胸部 CT 示左肺占位较前增大，左肺下叶支气管变窄、闭塞。因家属隐瞒病情，未及时治疗。近几日患者左侧胸背部疼痛加剧、反复发热就诊我院。

主治医师：患者有病理，考虑左肺小细胞肺癌可能，病理需经我院会诊证实。患者目前肝功能差，既往无肝炎病史及口服中药史，不排除存在肝转移，需完善检查明确肝损原因，暂予护肝治疗。患者反复发热，结合其炎性指标，考虑肺部感染，予经验性抗感染治疗。

主任医师：根据患者提供资料，考虑左肺小细胞肺癌可能性大，但需会诊外院病理。若证实系小细胞型肺癌，则其侵袭性强，早期易出现远处转移，但对化疗敏感。此患者发现疾病半月余，未及时明确诊断及治疗，近几日症状加重，考虑疾病已进展，应尽早完善检查，尽早治疗。反复发热，考虑肺部感染，予痰培养及经验性抗感染治疗。胆红素异常，不排除肝转移瘤，完善检查，明确诊断。体力状况不佳、营养不良，需补充营养，恢复体力后再行治疗。

（二）第二次查房

住院医师：患者目前左侧胸背部酸胀痛控制可，仍有发热，最高体温 39.0℃，无畏寒。少许干咳，稍感胸闷不适。入院后查血常规：白细胞 11.9×10^9/L，中性粒细胞 9.6×10^9/L，血红蛋白 8.2g/dl，血小板计数 384×10^9/L。凝血四项：纤维蛋白原 7.10g/L，凝血酶原国际化比率 1.26INR，凝血酶原时间比率 1.26，凝血酶原时间 13.6 秒，D- 二聚体 6709.0ng/ml。生化全套：白蛋白 27.9g/L，丙氨酸氨基转移酶 131U/L，天冬氨酸氨基转移酶 102U/L，碱性磷酸酶 298U/L，乳酸脱氢酶 974U/L，总胆红素 29.9μmol/L，直接胆红素 14.4μmol/L，间接胆红素 15.5μmol/L，超敏 C 反应蛋白 150.71mg/L。女性肿瘤全套：Cyfra21-1 3.38ng/mL，NSE 44.3ng/ml，CA153 32.10U/ml。前降钙素 1.49ng/ml 颈部淋巴结超声：左锁骨上淋巴结，请随访，左侧胸腔少量积液。胸部、上腹部平扫 + 增强 CT：左侧胸腔内恶性肿瘤，较大径约 11cm×15cm 大小，伴左侧胸膜腔转移，心包腔少量积液。肝、胰、脾及腹膜后未见明显异常。颅脑 MRI：脑实质内未见明显占位灶。全身骨显像：第 10、11 后肋代谢活跃，建议短期随访。

主治医师：患者胸部 CT 示：左侧胸腔内 11cm×15cm 肿块伴伴左侧胸膜转移。我院病理会诊结果为小细胞肺恶性肿瘤。颅脑 MRI：脑实质内未见明显占位灶。全身骨显像：第 10、11 后肋代谢活跃，建议短期随访。目前考虑为左上肺小细胞癌，左侧胸膜腔转移（$cT_3N_2M_1$，Ⅳ期）。因肿块生长迅速，疾病进展快，需尽早化疗，初拟化疗 + 全脑预防性放疗 + 胸部病灶放疗。向患者及家属充分交代病情及放化疗的必要性、可能的并发症，患者及家属表示理解，并签署知情同意书。化疗方案拟选抗肿瘤谱广、肝功能损害较轻的 EC 方案：依托泊苷 100mg d1~4 + 卡铂 600mg d1。全脑放疗采用 3D-CRT 技术，X 线 6MV 照射，25Gy/10F/2W。胸部病灶放疗 DT 4500cGy/15F，1F/ 天，5 天 / 周。

主任医师：患者左上肺小细胞癌，左侧胸膜腔转移（$cT_3N_2M_1$，Ⅳ期），诊断明确。病情重，肝功能欠佳，EC 方案化疗合理。化疗期间予美能针联合腺苷蛋氨酸护肝治疗。每两周期化疗结束后及时评价疗效。放疗期间注意保护肺等正常组织。定期监测血常规、肝肾功能，及时对症处理。

三、治疗经过

患者分别于 2016 年 6 月 17 日、2016 年 7 月 8 日、2016 年 8 月 2 日、2016 年 8 月 29 日、2016 年 9 月 21 日、2016 年 10 月 18 日行 6 周期 EC 方案化疗，具体：依托泊苷 140mg d1~3 + 卡铂 600mg d1。两周期化疗后 CT 评价：左肺肿块及左侧胸膜肿块较前明显缩小，左侧胸腔积液及心包积液已不明显。总疗程化疗结束后疗效评价 PR。2016 年 11 月 15 日开始行全脑预防照射，25Gy/10F/2W，期间予脱水、降颅内压及对症治疗，过程顺利。2016 年 12 月 4 日开始胸部放疗 45Gy/15F/3W，95% 等剂量线为处方剂量包绕 PTV。以总量 45Gy 评价，双肺 V20 为 24.12%，平均受量 1387cGy；脊髓最大受量 3916cGy；心脏 V30 为 28.16%，平均受量 2199cGy。12 月 24 日放化疗总疗程结束。放化疗后 1 个月随访复查 CT（病例 32 图 2）。

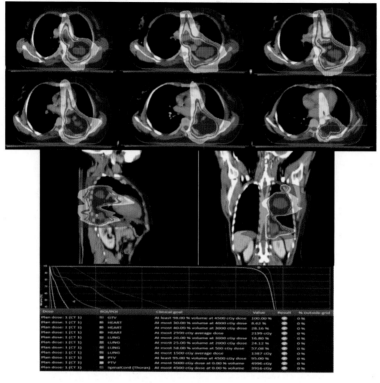

病例 32 图 6 胸部放疗靶区及计划图

四、诊疗结局及随访

患者放化疗结束后一般情况可，偶有胸闷气急，对症治疗后好转，2017 年 1 月 18 日为胸部放疗后 1 个月，复查胸腹部 CT 示病灶消退明显，疗效评价 PR。

随访：胸部放疗后 1 个月，2017 年 1 月 18 日复查胸部 CT 示：左肺癌化疗后，对照 2016 年 9 月 19 日片，左下肺肿块较前缩小；左侧胸膜多发病灶，大者较前明显缩小，其余不同程度缩小。肝、胰、脾及腹膜后未见明显异常。2017 年 4 月 26 日复查胸部 CT 示：左肺癌化疗后，对照 2017 年 2 月 27 日 CT 片，左下肺病灶，较前略有缩小；左侧胸膜多发病灶，较前略有缩小，左肺放射性炎症，较前明显，上腹部未见明显占位灶。

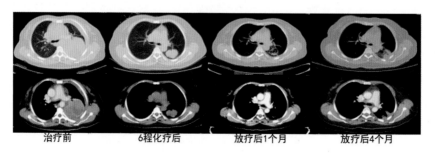

| 治疗前 | 6 程化疗后 | 放疗后 1 个月 | 放疗后 4 个月 |

病例 32 图 7 治疗前后对比图

五、主要治疗经验

1. 患者入院后，首先需明确病理学诊断。

2. 完善分期检查。除双肺及纵隔外，骨、脑、肝、肾上腺等也是小细胞肺癌容易发生转移的器官，因此相关的影像学检查应包含上述部位。需做的影像学检查项目包括胸部 + 上腹部增强 CT、脑增强 MRI 及骨扫描，如患者经济条件许可，可行全身 PET-CT 检查。

3. 广泛期 SCLC 患者预后较差，姑息性化疗是最主要的治疗手段。原发灶或某些转移灶给予姑息性放疗可缓解症状，提高生活质量。

4. 对于尚未发生脑转移的广泛期 SCLC 患者来说，PCI 仍作为 II A 类证据被 CSCO 肺癌指南所推荐。在这类患者行 PCI 时，应更为严格和慎重：①初始化疗至少达到 PR；②化疗后增强 MR 没有发现脑转移；③患者 PS 评分 0~1；④ 70 岁以上的高龄患者慎用；⑤ PCI 开始时，不存在 ≥ 3 级的血液学毒性或其他放疗禁忌。

5. 胸部原发病灶的放疗存在争议，对于部分患者，尤其是远处转移灶控制较好者，原发灶放疗可能获益。

6. 治疗过程中密切监测患者放化疗不良反应，及时对症处理。全部治疗结束后，需定期随诊。

六、相关知识点

1. 以化疗为主的综合治疗 广泛期 SCLC 患者预后较差，姑息性化疗是最主要的治疗手段。目前一线标准化疗方案仍为 EP 方案，应用于广泛期 SCLC 可取得 60%~80% 的总有效率，8~10 个月的中位生存期，2 年生存率约 10%。曾有临床试验研究了多种化疗药物的组合、在细胞集落刺激因子或自体造血干细胞的支持下增加化疗剂量强度、采用交替或序贯的化疗方案、维持化疗等方法以期提高疗效，但疗效却并不比标准一线 EP 方案化疗 4~6 个周期更好。

虽然一线化疗方案对广泛期 SCLC 有较高的有效率，但大多数患者仍会复发。再次复发的患者预后不佳，中位生存时间仅约 4~5 个月。根据对一线化疗方案起效后复发的时间间隔，将复发人为分为：敏感复发，即复发时离一线化疗末次时间的无治疗时间间隔 ≥ 6 个月；耐药复发，即该时间间隔 < 3 个月。敏感复发仍然可考虑用初始治疗时的一线化疗方案，有效率大约 25%，而耐药复发常需考虑更换化疗方案，有效率仅约 10% 或更低。

二线化疗方案常考虑单药化疗。在一系列临床 II 期研究中，单药有效的化疗药物有拓扑替康、紫杉醇、多西紫杉醇、伊立替康、长春瑞滨、吉西他滨、异环磷酰胺、口服依托泊苷等。近年来，氨柔比星（一种蒽环类化疗药，拓扑异构酶 II 抑制剂）在多项 SCLC 二线化疗的 II 期临床研究中显示了良好效果。

目前 NCCN 诊疗指南推荐口服或静脉滴注单药拓扑替康用于一线化疗后 6 个月内复发的 SCLC 患者，可达 10%~40% 的有效率，中位生存时间约 6 个月。用药持续时间目前尚无规范推荐，通常化疗有效的患者疗效持续时间也较短，因此建议在取得最好疗效后继续化疗两周期，或直至疾病进展，或发生不可耐受的毒性反应。

2. 放疗在广泛期 SCLC 治疗中的作用 广泛期 SCLC 的治疗以化疗为主，但对某些局部或转移病灶给予姑息性放疗可缓解患者症状，提高生活质量，并有限延长部分患者生存期。而对于尚未发生脑转移的广泛期 SCLC 来说，由于血脑屏障的存在，全身化疗对颅内潜在转移灶几乎无所作用。目前在我国，对化疗有效的广泛期 SCLC 患者，PCI 仍作为 II A 类证据被 CSCO 肺癌指南所推荐。两个主要的前瞻性研究都表明 PCI 可减少脑转移，但对生存的影响不同，这个问题在现阶段难以定论，值得进一步开展更为严格的前瞻性随机对照研究，以进一步验证 PCI 在广泛期 SCLC 中的作用。由于广泛期 SCLC 患者预期生存均较短，因此 PCI 对这些患者生活质量的影响比放疗的晚期反应显得相对更加重要。Slotman 等开展的针对广泛期 SCLC 患者 PCI 的随机对照研究显示，在 PCI 组，治疗后 6 周、3 个月时对生活质量影响最明显的是脱发、乏力，其他症状还有食欲下降、便秘、恶心呕吐、头痛、运动和社会功能障碍等。总之，PCI 会对广泛期 SCLC 患者生活质量造成一定负面影响，在实施 PCI 前，需要与患者做好知情同意及沟通工作，并权衡生存获益和生活质量负影响之间的利弊。

3. 胸腔内病灶的姑息性放疗 胸部放疗在局限期 SCLC 中具有不可或缺的作用，但在广泛期 SCLC，因为病变为全身性，且常迅速进展，导致预后不佳，所以，传统观点认为，胸腔内病灶放疗的作用仅限于减症姑息治疗。最近的临床研究证据表明，最能够从胸部放疗获益的广泛期 SCLC 患者为对初始化疗有良好疗效的亚组，特别是化疗后远处转移病灶 CR 而原发病灶 CR 或 PR 的患者。但对这部分患者而言，进一步明确预后的影响因素、放疗参与时机、放疗靶区 / 分割 / 剂量仍值得进一步开展临床研究。近来影像学的发展，如 ^{18}FDG–PET/CT，能够更精确地分期、了解肿瘤负荷和评价疗效，放疗物理技术的发展，如调强放射治疗、断层放疗等可能更进一步改善放疗计划而为患者带来生存获益。

（陈梦圆）

病例 33 局限期小细胞肺癌行预防性全脑照射

一、病历摘要

患者男性，60 岁，已婚，农民，汉族，浙江省缙云县人。因"肺恶性肿瘤放化疗后 1 个月"于 2017 年 4 月 3 日入院。

病史：患者因"反复咳嗽咳痰 1 个月余"于 2016 年 11 月 4 日就诊于某市中心医院，2016 年 11 月 9 日肺部增强 CT：右下叶支气管闭塞伴阻塞性肺不张，右肺门淋巴结肿大。心脏彩超示：左心室舒张功能迟缓异常。支气管镜示：右下叶开口可见新生物堵住管腔。2016 年 11 月 10 日病理提示：小细胞癌，免疫组化：TTF-1+、Syn+、CD56+、CgA-、Ki-67+（＞60%）、CK5/6-、P40-、NapsinA-。2016 年 11 月 11 日头颅 MRI：①两侧额叶少许缺血灶；

②双侧筛窦、上颌窦少许炎症。遂来我院就诊，2016年11月17日全身PET检查：①右肺门软组织团块，FDG代谢活跃，考虑恶性病变；右下肺大部不张，FDG代谢不均匀，首先考虑肺癌伴阻塞性肺炎和肺不张可能；②右肺门及纵隔内数枚淋巴结，FDG代谢活跃，考虑部分淋巴结转移（尤其右肺门淋巴结）；③左肺上叶和右肺下叶致密影结节影，右肺上叶胸膜下细小结节，未见FDG代谢增高，考虑慢性炎性灶可能，建议随访。2016年11月21日我院病理会诊：（右肺活检）低分化癌（结合原单位免疫组化，符合小细胞癌）。临床确诊：右下肺小细胞癌局限期 $T_3N_2M_0$，ⅢA UICC/AJCC第七版。2016年11月17日、2016年12月9日行EP方案化疗2周期：依托泊苷190mg d1~3 + 顺铂50mg d1~3。2017年1月6日采用VAMT技术，照射胸部肿瘤及淋巴引流区，具体剂量：1.5Gy，2次/天，30次，同期于2017年1月4日、2017年1月23日行EP方案化疗2周期，具体用药同前。放化疗过程顺利，2017年2月23日巩固化疗一周期。放疗后出现3度急性放射性食管炎，经对症治疗后好转。现患者为求进一步治疗收住入院。患者病来精神可，胃纳可，睡眠一般，大小便正常，体重无明显下降。患者吸烟史35年，约20支/日，已戒。无饮酒史，无手术史，无高血压、冠心病、糖尿病史，无高血脂病史，否认肝炎病史，否认结核病史，否认伤寒病史，否认外伤。无药物过敏史。哥哥罹患胃癌病史。

入院查体：T：36.5℃，P：73次/分，R：19次/分，BP：106/61mmHg，H：170cm，W：77.5Kg，BS：1.89m²，KPS：90分，NRS：0分。中老年男性，发育正常，营养中等，正常面容，神志清醒，精神好。自主体位，查体合作。全身皮肤正常，无黄染，无淤斑，全身浅表淋巴结未触及肿大。头颅正常，无畸形，毛发分布均匀，双侧眼睑无水肿，巩膜无黄染，眼结膜无苍白，双侧瞳孔等大等圆，对光反射灵敏。双耳郭未见异常，外耳道未见异常分泌物，鼻外形未见异常，通气良好，无异常分泌物，鼻窦无压痛，口唇红润，牙龈无出血，伸舌居中，咽部无充血水肿，双侧扁桃体无肿大。颈软，无抵抗，气管居中，颈静脉怒张，未见颈动脉异常搏动。胸廓两侧对称无畸形，呼吸运动双侧对称，无胸膜摩擦感，双侧语颤正常，两肺叩诊清音，双侧呼吸音清，异常呼吸音，未闻及干湿性啰音。心前区无隆起，心尖搏动有力，心界不大，心率73次/分，心律，心音有力，未闻及病理性杂音。腹平坦，未见胃肠型，未见蠕动波，腹壁静脉怒张。全腹无压痛及反跳痛，未扪及明显包块。Murphy氏征阴性，肝肋下未及，脾未触及。移动性浊音阴性。肝及双肾区叩痛。肠鸣音4次/分，未闻及气过水声。肛门指诊及外生殖器未见异常。脊柱、四肢无畸形，活动自如。腹壁反射、角膜反射存在，Babinski征阴性。

辅助检查：

2016年11月9日肺部增强CT：右下叶支气管闭塞伴阻塞性肺不张，右肺门淋巴结肿大。

2016年11月19日PET/CT：①右肺门软组织团块，FDG代谢活跃，考虑恶性病变；右下肺大部不张，FDG代谢不均匀，首先考虑肺癌伴阻塞性肺炎和肺不张可能；②右肺门及纵隔内数枚淋巴结，FDG代谢活跃，考虑部分淋巴结转移（尤其右肺门淋巴结）；③左肺上叶和右肺下叶致密影结节影，右肺上叶胸膜下细小结节，未见FDG代谢增高，考虑慢性炎性灶可能，建议随访。

2016年11月21日病理：（右肺活检）低分化癌（结合原单位免疫组化，符合小细胞癌）。

2017年2月21日胸腹部CT：①右肺占位不明显，右肺门及纵隔小淋巴结，请结合以前影像片；②右上肺后段磨玻璃密度影，请1mm薄层CT随访。右下肺钙化灶，右下肺少许纤维灶；③肝、胰、脾及腹膜后未见明显异常。

2017年3月22日脑MRI：双侧大脑小缺血灶首先考虑，请复查。双侧副鼻窦炎症。

入院诊断：右下肺小细胞癌伴右肺门、纵隔淋巴结转移（局限期）$T_3N_2M_0$ ⅢA期（UICC/AJCC第7版）。

二、查房记录

（一）第一次查房

住院医师：患者男性，60岁，已婚，农民，汉族，浙江省缙云县人。因"肺恶性肿瘤放化疗后1个月"于2017年4月3日14：00入院。初步诊断：右下肺小细胞癌伴右肺门、纵隔淋巴结转移（局限期）$T_3N_2M_0$，ⅢA期（UICC/AJCC第7版）。

诊断依据：

1. 咳嗽、咳痰症状，吸烟史。

2. 查体 生命体征稳定，神志清楚，双肺呼吸音清，未及干湿性啰音，腹软，无包块，肝脾肋下未及，双下肢无水肿。

3. PET-CT ①右肺门软组织团块，FDG代谢活跃，考虑恶性病变；右下肺大部不张，FDG代谢不均匀，首先考虑肺癌伴阻塞性肺炎和肺不张可能；②右肺门及纵隔内数枚淋巴结，FDG代谢活跃，考虑部分淋巴结转移（尤其右肺门淋巴结）；③左肺上叶和右肺下叶致密影结节影，右肺上叶胸膜下细小结节，未见FDG代谢增高，考虑慢性炎性灶可能，建议随访。

4. 病理 （右肺活检）低分化癌（结合原单位免疫组化，符合小细胞癌）。

5. 脑MRI 双侧大脑小缺血灶首先考虑，请复查。附见：双侧副鼻窦炎症。

主治医师：根据患者病史、症状体征及辅助检查，右下肺小细胞癌局限期$T_3N_2M_0$ ⅢA期诊断明确。患者已行5周期EP方案化疗及胸部根治性放疗，放化疗过程尚顺利，未见明显骨髓抑制，曾出现过Ⅲ度放射性食管炎，对症处理后好转。放化疗后复查胸腹部CT，疗效评价近CR。

主任医师：SCLC有两套分期系统，分别是美国退伍军人协会的分期系统（局限期/广泛期）及UICC/AJCC TNM分期系统（第七版）。该患者右下肺小细胞癌局限期$T_3N_2M_0$ ⅢA期（UICC/AJCC第7版分期），诊断明确。随着综合治疗的进步，局限期SCLC患者生存率逐步提高，随之而来的脑转移发生概率也相应提高，确诊后2年内脑转移发生率高达50%~80%。但由于血脑屏障的存在，常用化疗药物难以有效进入脑组织，脑组织成为潜在脑部微小转移病灶的"庇护所"，进行预防性全脑照射（prophylactic cranial irradiation，PCI）或可消灭脑内可能已经存在但尚不能被发现的微小转移灶，降低脑转移发生率，提高长期生存率。

（二）第二次查房

住院医师：汇报病史同前。患者现一般可，生命体征平稳，PS = 1，心脏听诊未闻及病理性杂音，双肺未闻及干湿性啰音，腹平软，无压痛，未及异常包块，移动性浊音阴性。拟行全脑预防照射，完善面体罩制作、靶区勾画等准备工作。

主治医师：患者既往已行 5 周期 EP 方案化疗及胸部根治性放疗，疗效评价近 CR，拟行 PCI，已行面罩固定，CT 模拟定位，VMAT 技术，范围包括全脑，制订放疗分割方案：2.5Gy × 10F。

主任医师：研究表明，高剂量较低剂量照射并未明确降低脑转移发生率及提高生存率，但高剂量却会导致神经毒性发生概率上升，照射剂量需考虑脑组织耐受剂量及患者长期生活质量，目前推荐放疗分割方案：2.5Gy × 10F。成人造血系统主要来源于扁骨骨髓，颅脑照射时应注意关注血象，全脑放疗不能与化疗同时进行，两者叠加可导致严重的血液毒性及神经系统毒性。放疗期间应予必要的脱水剂。

三、治疗经过

2017 年 4 月 4 日至 2017 年 4 月 17 日行 PCI，采用 CT 模拟定位，VMAT 技术，放疗分割方案：2.5Gy × 10F，放疗期间予地塞米松 5mg，1 次 / 天，甘露醇 10g，2 次 / 天，减轻放疗不良反应（病例 33 图 1）。

治疗结束后，复查血常规、生化等无明显异常，准予出院，后期定期复查。

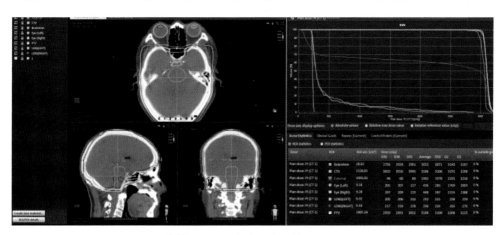

病例 33 图 1 全脑预防照射 DVH 图

四、诊疗结局及随访

患者全脑预防照射后，无明显头痛头晕、恶性呕吐、视物模糊等神经毒性症状，血常规、生化等无明显异常（病例 33 图 2）。

随访：2017 年 5 月 22 日脑部 MRI：两侧基底节区见斑点状 T_1WI 低信号，T_2WI 高信号影，边缘无水肿；脑室、脑池和脑沟形态及位置未见改变；中线结构未见移位。

2017 年 8 月 21 日脑部 MRI：所见脑实质平扫增强信号如常，双侧脑室、脑池和脑沟形态及位置未见改变。中线结构居中。

随访期间，患者无明显头痛头晕、恶性呕吐、视物模糊等神经毒性症状。

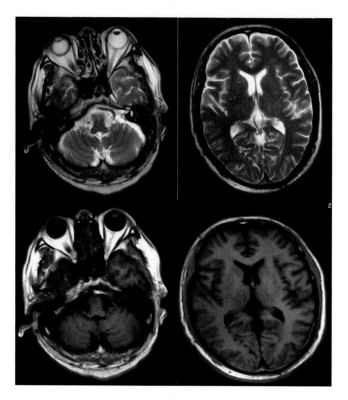

病例 33 图 2 全脑预防照射后 2 个月脑 MR

五、主要治疗经验

1. 患者入院后，首先应明确患者病情，进行与分期相关的检查，指导下一步治疗。分期检查包括：胸部 + 上腹部增强 CT、全脑增强 MRI、全身骨显像，有条件者可行 PET/CT。

2. 对首次治疗反应良好的局限期 SCLC 患者，PCI 能降低脑转移发生率以及提高总体生存率（Ⅰ类证据）。

3. PCI 范围包括全脑，常用的放疗分割方案 25Gy/10F、30Gy/10F、30Gy/15F、24Gy/8F 等，从预防效果、毒副反应、方便患者及经济实用角度，分割方案为 25Gy/10F 为目前最合适的选择，也是 NCCN 推荐的分割方式。

六、相关知识点

1. PCI 可降低治疗后达 CR 的局限期 SCLC 患者脑转移发生率，但对是否提高远期总体生存率曾存在争议。一项纳入 294 例局限期 SCLC 患者的荟萃分析显示，CR 患者 2 年内脑转移发生率 PCI 组与对照组分别为 40% VS67%（$P < 0.001$），2 年生存率 PCI 组较对照组提高 7.5%（29% VS 21.5%，$P = 0.014$），3 年生存率提高 7%（28.5% VS 21.5%，$P = 0.012$）。Meert

等的荟萃分析显示，PCI 后患者脑转移危险系数为 0.48，CR 患者可有生存获益（HR = 0.82，95% CI：0.71~0.96）。虽然 PCI 可有生存获益，但这些患者尚未进行系统的神经心理学和大脑图像评估，结论仍待进一步验证。Patel 等的研究纳入 7995 例局限性 SCLC 患者，PCI 组 670 例。结果显示，行 PCI 可明显提高局限期 SCLC 患者生存率，PCI 组患者 2 年、5 年、10 年生存率分别为 42%、19%、9%，非 PCI 组分别为 23%、11%、6%，（P < 0.001）。

2. PCI 的最优的剂量和分割方式仍在探索中。Auperin 等的研究间接比较了四种放疗剂量（8Gy，24~25Gy，30Gy，36~40Gy），提示放疗剂量越高脑转移发生率越低（P = 0.01），但剂量高低对生存率没有显著影响。一项Ⅲ试验纳入 720 例 CR 患者，随机分组行 PCI，放疗剂量分别为 25Gy/10 次、36Gy/18 次、36Gy/24 次（1.5Gy，2 次／天），结果显示，放疗剂量较高组 2 年脑转移发生率均低于标准剂量组，分别为 23% VS.29%（P = 0.18），但两组差异无统计学意义。之后进行的 RTOG 0212 Ⅱ期试验，对这三种剂量分割方式进一步研究，发现累计达 1 年时，高剂量组（36Gy）较低剂量组（25Gy）发生慢性神经毒性的概率明显增加（P = 0.02）。因此，SCLC 患者行 PCI 的最佳剂量尚未统一，既往 NCCN 指南认为分割剂量 25Gy/10 次或 30Gy/10~15 次均可。一项大型随机临床试验（PCI 99–01）显示，患者接受 30Gy/10~15 次比接受 25Gy/10 次有更高死亡率，且发生慢性神经毒性的概率也更高。因此，2016 版以后的指南删去了后两种剂量分割，仅推荐 25Gy/10 次为标准剂量。

（孔 月）

病例 34 广泛期小细胞肺癌预防性全脑照射

一、病历摘要

患者男性，59 岁，已婚，农民，汉族，浙江省余杭市人。因"确诊左肺癌 5 个月，5 次化疗后 3 周"于 2017 年 3 月 16 日入院。

病史：患者 5 个月余前无明显诱因出现咳嗽，多为无痰干咳，偶有痰，带少量血丝，伴声音嘶哑，无胸闷，胸痛，呼吸困难等不适。遂到某人民医院就诊，支气管镜检查发现左上叶尖后段黏膜浸润性改变，管腔闭塞。经支气管针吸淋巴结活检（TBNA）：淋巴转移性小细胞癌。胸部增强 CT：左肺门、主肺动脉窗等纵隔区域多发淋巴结肿大，左肺内改变，考虑左上肺癌伴淋巴结转移可能性大。两侧小叶间隔旁肺气肿。两侧肾上腺结节，考虑转移。彩超：左锁骨上低回声，考虑淋巴结肿大。脑 MRI：未见占位。来我院就诊，2016 年 11 月 30 日胸部增强 CT 示：左上肺门占位，中央型肺首先考虑伴纵隔、左肺门、左侧锁骨上多发淋巴结肿大；左肺上叶阻塞性炎症。左下肺散在小结节，增殖灶考虑，请复查。两侧肾上腺占位，转移瘤首先考虑。双肾囊肿，右肝钙化灶。诊断：左上肺小细胞癌 $cT_4N_3M_1$ Ⅳ B（广泛期）。

2016 年 11 月 30 日、2016 年 12 月 23 日行 EP 方案化疗（依托泊苷 170mg d1~3 + 顺铂 40mg d1~3）。化疗后疗效评价 PR。2017 年 1 月 13 日、2017 年 2 月 3 日再次行 EP 方案化疗（依托泊苷 170mg d1~3 + 顺铂 40mg d1~3 化疗）两周期。化疗后疗效评价近 CR。化疗期间无明显骨髓抑制，出现 II 级胃肠道反应，予对症处理后好转。患者现为求进一步治疗收治入院。自起病以来，精神、食欲、睡眠可，大小便正常，体重无明显下降。患者无吸烟饮酒史，无手术史，无高血压，无冠心病，无糖尿病史，无高血脂病史，否认肝炎病史，否认结核病史，否认伤寒病史，否认外伤史，无药物过敏史，否认肿瘤家族史。

入院查体：T：37.0℃，P：84 次 / 分，R：19 次 / 分，BP：102/69mmHg，H：168cm，W：64kg，BS：1.73m^2，KPS：90 分，NRS：0 分。中老年男性，发育正常，营养中等，正常面容，神志清醒，精神好。自主体位，查体合作。全身皮肤正常，无黄染，无淤斑，全身浅表淋巴结未触及肿大。头颅正常，无畸形，毛发分布均匀，双侧眼睑无水肿，巩膜无黄染，眼结膜无苍白，双侧瞳孔等大等圆，对光反射灵敏。双耳郭未见异常，外耳道未见异常分泌物，鼻外形未见异常，通气良好，无异常分泌物，鼻窦无压痛，口唇红润，牙龈无出血，伸舌居中，咽部无充血水肿，双侧扁桃体无肿大。颈软，无抵抗，气管居中，颈静脉怒张，未见颈动脉异常搏动。锁骨上淋巴结触及不明显。胸廓两侧对称无畸形，呼吸运动双侧对称，无胸膜摩擦感，双侧语颤正常，两肺叩诊清音，双侧呼吸音清，异常呼吸音，未闻及干湿性啰音。心前区无隆起，心尖搏动有力，心界不大，心率 84 次 / 分，心律，心音有力，未闻及病理性杂音。腹平坦，未见胃肠型，未见蠕动波，腹壁静脉怒张。全腹无压痛及反跳痛，未扪及明显包块。Murphy 氏征阴性，肝肋下未及，脾未触及。移动性浊音阴性，肝及双肾区叩痛。肠鸣音 4 次 / 分，未闻及气过水声。肛门指诊及外生殖器未见异常。脊柱、四肢无畸形，活动自如。腹壁反射、角膜反射存在，Babinski 征阴性。

辅助检查：

2016 年 11 月 16 日颈部彩超：左锁骨上低回声，考虑淋巴结肿大。

2016 年 11 月 17 日脑 MRI：未见占位。

2016 年 11 月 30 日胸腹部增强 CT：左上肺门占位，中央型肺首先考虑。伴纵隔、左肺门、左侧锁骨上多发淋巴结肿大；左肺上叶阻塞性炎症。左下肺散在小结节，增殖灶考虑。两侧肾上腺占位，转移瘤首先考虑。双肾囊肿，右肝钙化灶。

2016 年 11 月 20 日病理：（左上叶尖后段）结合形态及原单位免疫组化结果，病变符合小细胞癌。

2016 年 12 月 21 日全身骨显像：全身骨显像未见明显异常。

2017 年 2 月 13 日胸腹部增强 CT 对照前片：①左肺癌及多发淋巴结转移，较前片明显缩小；左肺上叶阻塞性炎症，较前减少；②左下肺散在小结节，与前相仿，增殖灶考虑，较前片相仿；③两侧肾上腺占位，较前缩小；④双肾囊肿，右肝钙化灶。

入院诊断：左上肺小细胞癌伴双侧肾上腺转移（广泛期），cT$_4$N$_3$M$_1$，IV B 期（UICC/AJCC 第 7 版）。

二、查房记录

(一) 第一次查房

住院医师: 简要汇报病史如下:患者男性,59 岁,已婚,农民,汉族,浙江省余杭市人。因"确诊左肺癌 5 个月,5 次化疗后 3 周"入院。诊断依据:①患者咳嗽、咳痰伴血丝伴声音嘶哑;②查体:生命体征稳定,神志清楚,左锁骨上淋巴结,触及不明显;双肺呼吸音清,未及干湿性啰音,腹软,无包块,肝脾肋下未及,双下肢无水肿;③胸部增强 CT:左上肺门占位,中央型肺首先考虑伴纵隔、左肺门、左侧锁骨上多发淋巴结肿大;左肺上叶阻塞性炎症。两侧肾上腺占位,转移瘤首先考虑。病理:(左上叶尖后段)结合形态及原单位免疫组化结果,病变符合小细胞癌。全身骨显像、脑磁共振无明显异常。

主治医师: 根据患者病史、症状体征及辅助检查,左上肺小细胞癌伴双侧肾上腺转移广泛期 $cT_4N_3M_1$ ⅣB 期诊断明确。患者已行 5 周期 EP 方案化疗,化疗过程尚顺利,未见明显骨髓抑制,曾出现过Ⅱ度胃肠道反应,对症处理后好转。2 周期、4 周期化疗后复查胸腹部 CT,疗效评价近 CR。

主任医师: SCLC 有两套分期系统,分别是美国退伍军人协会的分期系统(局限期/广泛期)及 UICC/AJCC TNM 分期系统(第七版)。该患者确诊为左上肺小细胞癌伴双侧肾上腺转移 广泛期,$cT_4N_3M_1$ ⅣB 期,诊断明确。目前最常用的广泛期 SCLC 一线化疗药物为依托泊苷联合铂类方案,共 4~6 周期。治疗后达到 PR 或 CR 后的广泛期 SCLC 患者,经脑 MRI 检查排除脑转移者,建议行预防性全脑照射(prophylactic cranial irradiation,PCI)。

(二) 第二次查房

住院医师: 汇报病史同前。患者现一般可,生命体征平稳,PS = 1,心脏听诊未闻及病理性杂音,双肺未闻及干湿性啰音,腹平软,无压痛,未及异常包块,移动性浊音阴性。

主治医师: 患者已完成 5 周期 EP 方案化疗,患者化疗反应良好,疗效评价近 CR,拟行全脑预防照射,完善面体罩制作、靶区勾画等准备工作。

主任医师: PCI 范围包括全脑,常用的放疗分割方案:25Gy/10F、30Gy/10F、30Gy/15F、24Gy/8F 等,目前 NCCN 推荐的分割方案为 25Gy/10F。PCI 期间可能出现头晕、头痛、恶心、呕吐、视物模糊等放疗副反应,可酌情给予地塞米松、甘露醇等对症治疗措施。

三、治疗经过

2017 年 3 月 23 日至 2017 年 4 月 3 日行 PCI:采用 CT 模拟定位,VMAT 技术,放疗分割方案:2.5Gy×10F,放疗期间予地塞米松 3mg,1 次/天,甘露醇 100ml,2 次/天,减轻放疗不良反应。治疗结束后,复查血常规、生化等无明显异常,准予出院,下次入院拟行胸部放疗,后期定期复查(病例 34 图 1)。

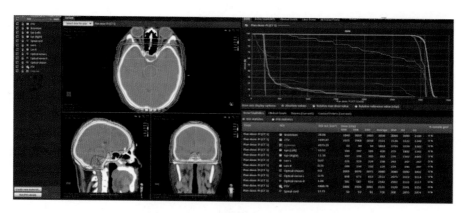

病例 34 图 1 全脑预防照射 DVH 图

四、诊疗结局及随访

患者 PCI 后，无明显头痛头晕、恶性呕吐、视物模糊等神经毒性症状，血常规、生化等无明显异常。

2017 年 5 月 21 日脑部 MRI：未见明显占位征象。双侧半卵圆中心腔隙灶。

2018 年 8 月 21 日脑部 MRI：颅脑 MRI 扫描未见明显占位征象。双侧半卵圆中心腔隙灶。

随访期间，患者无明显头痛头晕、恶性呕吐、视物模糊等神经毒性症状（病例 34 图 2）。

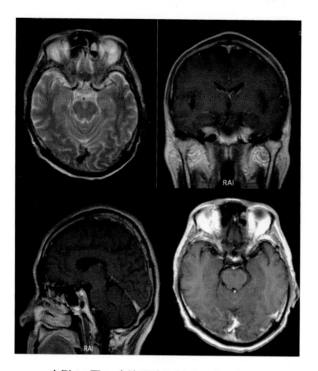

病例 34 图 2 全脑预防照射后 2 个月脑 MR

五、主要治疗经验

1. 对初始无脑转移的广泛期 SCLC 患者，在化疗后接近或达到 CR，可行 PCI，降低脑转移的发生率。

2. PCI 期间可能引起急性脑水肿，严重者可能引起颅内高压、脑疝，在放疗期间可酌情使用脱水剂，如甘露醇、皮质激素等。

3. 初始治疗的急性毒性反应得到缓解后再行 PCI，不推荐在全身情况差或神经认知功能受损的患者中使用，并应避免同步化疗及高剂量放疗（总剂量 > 30Gy）。

六、相关知识点

PCI 期间急性毒副反应通常是可控的，主要包括脱发、皮肤红斑、头痛、无力、恶心、呕吐和情绪改变等，而脑水肿、颅内高压等副反应，常规给予脱水等对症处理后，已较少见。相关研究表明，后期的放疗反应主要有记忆力下降、智力障碍、共济失调甚至痴呆。化疗、高龄、脑血管高危因素、疾病本身、吸烟等都可能会影响神经毒性的发生。

Arriagada 等的大型前瞻性随机对照研究是最早关注 PCI 后相关神经毒性的，研究纳入了 294 例治疗后疗效达 CR 的局限期 SCLC 患者，随机分为 PCI 组（24Gy/8 次）和观察组。两组在治疗前后均应用神经心理学测试及脑 CT 检查对患者进行评价。结果发现，两组神经系统功能受损的发生几率、CT 显示脑萎缩和脑室扩张的发生率均无统计学差异，另一项前瞻性随机研究入组了 314 例患者，在治疗前及治疗后每半年进行认知功能及生活质量测试评估。研究显示，约 40% 的患者在治疗前就已经存在一定程度的神经认知功能障碍，后期随访统计也未显示 PCI 有明显不良反应。另一项前瞻性研究也关注了局限期 SCLC 患者 PCI 前后神经认知功能变化，发现约 47% 的患者在接受 PCI 前就存在认知功能受损，研究显示，治疗前后神经认知功能并没有明显差别。

一项研究显示，年龄 ≥ 60 岁的患者，PCI 后 1 年累计神经系统毒性发生率为 83%，60 岁以下者为 56%（$P = 0.009$）。Le Pechoux 等的研究分析评估了 720 例局限期 SCLC 患者的生活质量及神经认知功能，结果显示，随着时间的推移，患者有轻微的认知功能下降（$P < 0.0005$），但 PCI 后的 3 年内很少有患者发生生活质量或神经认知功能的严重恶化。

Nakahara 等的研究纳入 40 例局限期 SCLC 患者，结果显示，PCI 组认知功能障碍发生率较非 PCI 组分别为 42% VS 9%（$P = 0.0357$）。此外，研究还发现，年龄 >65 岁的患者出现痴呆（$P = 0.0028$）和步态障碍（$P = 0.0291$）的概率更高。因此，PCI 后出现的副作用可能更频繁地出现在高龄患者，这也许与高龄患者本身大脑功能减退有关。

（孔　月）

第三部分　胸腺瘤

病例 35　胸腺瘤根治性放疗

一、病历摘要

患者女性，44岁，汉族，河北安平人，因"胸闷2年，颜面、颈部肿胀2个月"于2016年6月27日入院。

病史：患者2年前无明显诱因出现胸闷，无头晕、气短，无咳嗽、咳痰。2个月前出现颜面颈部肿胀，半月前症状加重，于当地医院查心脏彩超：三尖瓣轻度反流，左室收缩功能正常，舒张功能减低。胸部增强CT：前上纵隔占位，约7.5cm×5.5cm×4.0cm大小，考虑侵袭性胸腺瘤，上腔静脉受压移位。CT引导下纵隔肿物穿刺活检病理示：纤维组织中可见异型细胞团，不除外胸腺来源肿瘤。免疫组化：CK19（＋），CD1a（＋），TdT（＋），CD5（＋），CD20（灶状＋），Des（－），CK（＋），Ki-67（高表达）。根据免疫组化符合胸腺瘤（B型）。门诊以胸腺瘤收入院。近期体重无明显变化。无手术史。无高血压，无冠心病，无糖尿病史，否认传染病史。否认外伤史。无药物过敏史。否认肿瘤家族史。

入院查体：T：36.3℃，P：88次/分，R：20次/分，BP：97/68mmHg，BS：1.58m^2，KPS：90分，NRS：0分。中年女性，营养中等，神志清，精神好。颜面部及颈部轻度水肿。全身浅表淋巴结未触及肿大。头颅及五官正常。颈软，气管居中。胸廓两侧对称无畸形，呼吸运动双侧对称，无胸膜摩擦感，双侧语颤正常，两肺叩诊清音，双侧呼吸音清，未闻及异常呼吸音，未闻及干湿性啰音。心率88次/分，心律齐，心音有力，未闻及病理性杂音。全腹无压痛及反跳痛，未扪及明显包块。肝脾肋下未触及。脊柱、四肢活动自如。神经系统无异常。

辅助检查：

2016年5月31日心脏彩超：三尖瓣轻度反流，左室收缩功能正常，舒张功能减低。

2016年5月31日胸部增强CT：前上纵隔占位，考虑侵袭性胸腺瘤，上腔静脉受压移位。

纵隔肿物穿刺活检病理：纤维组织中可见异型细胞团，不除外胸腺来源肿瘤。

免疫组化：CK19（＋），CD1a（＋），TdT（＋），CD5（＋），CD20（灶状＋），Des（－），CK（＋），Ki-67（高表达）。

入院诊断：

1. 胸腺瘤 B 型，Ⅲ期（Masaoka 1981 年）。

2. 上腔静脉综合征。

二、查房记录

(一)第一次查房

住院医师:患者中年女性,既往体健。因"胸闷2年,颜面、颈部肿胀2个月"入院。无头晕、气短,无咳嗽、咳痰,半月前症状较前加重,当地医院胸部增强CT示前上纵隔占位,考虑侵袭性胸腺瘤,上腔静脉受压移位。CT引导下纵隔肿物穿刺活检病理为纤维组织中可见异型细胞团,不除外胸腺来源肿瘤,免疫组化符合胸腺瘤(B型)。血常规正常。

主治医师:该患者因胸闷伴颜面颈部肿胀入院,外院胸部CT检查示病变位于前上纵隔,会诊外院病理提示为胸腺来源肿瘤。根据免疫组化诊断为胸腺瘤(B型)。必要时查双侧锁骨上区及腹部超声,除外淋巴结转移可能。因该患者存在上腔静脉综合征,需监测患者凝血功能,防止血栓形成。

主任医师:从患者目前的症状、体征、影像学及穿刺活检病理结果来看,胸腺瘤临床诊断明确。根据Masaoka提出的分期标准,应为胸腺瘤B型,Ⅲ期(Masaoka 1981年),该分期标准与预后有明显的相关性,是目前临床上最常用、最有效的分期方法。因患者存在明显的上腔静脉综合征,手术难度相对较大,危险性高,因此,放疗为首选。进一步完善相关检查后,如无放化疗禁忌证,建议行同步放化疗。

(二)第二次查房

住院医师:患者症状、体征同前。我院双侧锁骨上区超声未见明显肿大淋巴结。上腹部超声提示肝内小囊肿。凝血功能基本正常。

主治医师:根据患者目前检查结果,诊断为胸腺瘤B型,Ⅲ期(Masaoka 1981年)。根据第一次查房布置情况,各项检查资料均已完善。向患者及家属充分交代病情、不能手术的原因及放化疗的必要性、可能的并发症,取得理解合作,并签署知情同意书。已请内科会诊制订化疗方案,建议用CHOP方案(长春新碱2mg d1 + 环磷酰胺1g d1 + 多柔比星40mg d1 + 氢化泼尼松100mg d1~5)。

主任医师:女性患者,胸腺瘤B型Ⅲ期诊断明确,且合并明显上腔静脉梗阻症状,不能手术。患者一般情况好,可耐受同步放化疗。同意采用CHOP方案。以CT强化扫描所见软组织肿块勾画靶区,拟行IMRT,2.0Gy/次,每天1次,每周5次,计划60Gy/30F。放化疗期间密切观察不良反应,定期监测血常规、肝肾功能,及时对症处理。放疗剂量达40Gy/20F时可再行胸部CT强化扫描,并请胸外科医师会诊,如果有手术机会,争取切除;如仍不能手术,再推加放疗剂量达60~66Gy。

三、治疗经过

2016年7月11日开始同步放化疗,具体化疗方案为CHOP(长春新碱2mg d1 + 环磷酰胺1g d1 + 多柔比星40mg d1 + 氢化泼尼松100mg d1~5)。以CT显示的软组织肿块为靶区,给予IMRT,95%等剂量曲线包绕PTV,常规分割,总剂量60Gy/30次/6周。危及器官耐受剂量限制为：双肺平均剂量 1593cGy，双肺 V5 = 58%，V20 = 27%，V30 = 20%，脊髓最大点剂量 4485cGy，心脏平均剂量 2103cGy，心脏 V30 = 33%。放疗至 18 次时，即 2016 年 8 月 3 日行第 2 周期同步化疗，方案与第一周期相同。2016 年 8 月 24 日放化疗结束。同步放化疗期间胃肠道反应Ⅱ度，骨髓抑制Ⅲ度，对症治疗后均恢复正常。同步放化疗结束复查胸部 CT，疗效评价为 PR，建议 2~3 个月后再次复查。根据患者一般情况，可考虑给予巩固化疗 1~2 周期，但需签署知情同意书，因为目前尚无循证医学证据支持巩固化疗能改善长期生存（病例 35 图 1）。

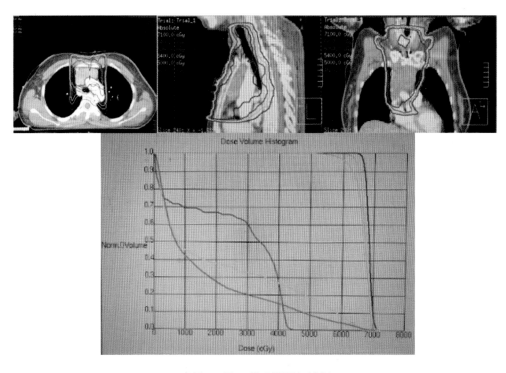

病例 35 图 1　放疗靶区与计划

四、诊疗结局及随访

放化疗结束后患者诉前胸部不适，食欲较差，乏力，咳嗽，咳白痰，进食疼痛，无明显发热，无恶心呕吐，对症治疗后好转。复查胸部 CT 示：前纵隔软组织肿物，约 6.5cm×5.0cm×3.5cm 大小，两肺微结节，肝右叶低密度影，必要时增强扫描，甲状腺左叶钙化灶。对比原片，纵隔内病灶较前明显缩小，疗效评价为 PR。

随访：2016 年 10 月 17 日复查胸部 CT：前纵隔软组织肿物，与 2016 年 8 月 24 日 CT 片比较肿物略缩小，两肺微结节，两肺纵隔旁放射性肺炎，肝右叶低密度影，必要时增强扫描，甲状腺左叶钙化灶（病例 35 图 2）。

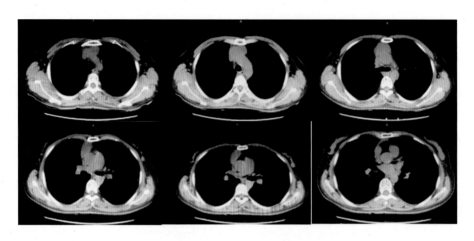

病例 35 图 2 放疗后 CT 表现

五、主要治疗经验

1. 患者入院后需完善病理会诊及各项分期检查。

2. 因肿物压迫上腔静脉，颈及颜面部水肿明显，故不能手术切除。尚需警惕上腔静脉综合征引起的颜面部明显肿胀、呼吸困难等症状，必要时可头高脚低卧位、利尿、下肢输液，及时抗肿瘤治疗是缓解本综合征的根本。

3. 肿物紧邻胸骨（成人主要造血扁骨）、心脏，需注意保护脏器。

4. 放疗同步化疗，骨髓抑制、消化道反应都较大，需注意密切观察，及时处理。

5. 全部治疗结束后，需定期随诊。

（祝淑钗）

病例 36 胸腺瘤术后辅助放疗

一、病历摘要

患者男性，63 岁，汉族，河北石家庄人，因"体检发现前纵隔肿物 3 年，胸腺瘤术后 1 个月"于 2015 年 1 月 6 日入院。

病史：患者 3 年前体检胸部 X 光片示前纵隔占位。胸部 CT：右前中纵隔占位病变。未治疗，偶有乏力，休息后好转。后出现双侧上眼睑下垂，伴胸背疼痛不适，无咳嗽咳痰，无胸闷气短，无盗汗及午后低热，无声音嘶哑及饮水呛咳。就诊于 × × 医院，完善术前各项检验和辅助检查，未见手术禁忌，于 2014 年 11 月 19 日行纵劈胸骨开胸探查术，术中见肿物位于右前纵隔，实性，大小约 6cm×6cm×6cm，表面可见不规则隆起，侵及右胸膜，遂行纵劈胸骨右前纵隔肿物切除术。术后病理：肿物 6.5cm×5cm×4cm；免疫组化：CK（+），CD5（+），CD117（+/-），CD1α（+），Ki-67（5%，区域性 80%），CK5/6（+），Vim（+），胸腺瘤 AB 型侵犯胸膜。患者术后恢复顺利，门诊以胸腺瘤术后收入院。近期体重无明显变化。既往体健，无高血压，无冠心病，无糖尿病史，无高血脂病史，否认传染病史。无药物过敏史。否认肿瘤家族遗传史。

入院查体：T：36.7℃，P：80 次／分，R：20 次／分，BP：114/89mmHg，BS：1.84m²，KPS：90 分，NRS：0 分。老年男性，营养中等，神志清，精神好。全身浅表淋巴结未触及肿大。头颅正常，双侧眼睑无下垂及水肿。颈软，气管居中。胸廓对称，胸部正中可见手术瘢痕，呼吸运动两侧对称，无胸膜摩擦感，双侧语颤正常，两肺叩诊清音，双侧呼吸音清，未闻及异常呼吸音，未闻及干湿性啰音。心率 80 次／分，心律齐，心音有力，未闻及病理性杂音。全腹无压痛及反跳痛，未扪及明显包块。肝脾肋下未触及。脊柱、四肢活动自如。神经系统无异常。

辅助检查：

2014 年 11 月 15 日胸部 CT：前纵隔占位，考虑胸腺瘤可能性大。

术后病理：胸腺瘤 AB 型侵犯胸膜。

入院诊断：

1. 胸腺瘤 AB 型术后（Ⅱ期，Masaoka 1981 年）。

2. 肝囊肿。

二、查房记录

（一）第一次查房

住院医师：患者老年男性，既往体健。因"体检胸部 X 光片发现前纵隔肿物 3 年，胸腺瘤术后 1 个月"入院。未治疗，偶有乏力。术前 1 周诉睁眼费力、疲劳明显，伴胸背部疼痛。就诊于 ×× 医院，于 2014 年 11 月 19 日行纵劈胸骨右前纵隔肿物切除术，术中见实性肿物约 6cm×6cm×6cm 大小，侵及右胸膜。术后病理及免疫组化为胸腺瘤 AB 型侵犯胸膜。查体可见胸骨前纵行手术瘢痕，已愈合。患者目前无特殊不适，现为术后 50 天，拟行术后放疗。血常规正常。

主治医师：该患者体检发现前纵隔肿物 3 年，诊为胸腺瘤，已行纵劈胸骨右前纵隔肿物切除术，术后病理证实为胸腺瘤 AB 型侵犯胸膜。术后重症肌无力症状已缓解。根据目前检查及病理结果，诊断为胸腺瘤 AB 型术后（Ⅱ期）。术中发现侵犯右侧胸膜，应行术后放疗。为进一步明确有无放疗禁忌证，建议行心电图及血常规、电解质、肝肾功能检查。

主任医师：同意目前的诊断、分期及术后诊疗建议，该患者术中发现肿物已侵犯胸膜，按照胸腺瘤治疗规范，为防止术后局部复发，需行术后放疗。进一步完善相关检查后，如无放疗禁忌证，建议行术后瘤床区辅助放疗，建议采用 IMRT，常规分割，注意心肺保护，放疗总剂量 50Gy 左右。

（二）第二次查房

住院医师： 患者症状、体征无明显变化。心电图正常。血常规、电解质、肝肾功能均正常。

主治医师： 根据第一次查房布置情况，各项准备工作均已就绪。向患者及家属充分交代病情及放疗的必要性、可能出现的并发症，取得理解合作，并签署知情同意书。参考术前胸部 CT 图像所见的前纵隔肿物位置、侵犯范围，以瘤床为靶区勾画 CTV，均匀外放 8~10mm 为 PTV，行 IMRT，要求 95% PTV 接受总剂量 52Gy，单次剂量 2.0Gy，1 次 / 日，5 次 / 周，计划 26 次。

主任医师： 同意上述诊疗意见。目前患者一般情况好，可耐受术后辅助放疗。放疗期间应密切观察毒副反应，定期监测心电图、血常规、肝肾功能，及时对症处理。术后靶区勾画时应注意与周围组织结构的关系，以及术中手术医师所描述的胸膜粘连部位，避免遗漏。

三、治疗经过

2015 年 1 月 10 日开始行术后瘤床放疗。在 CT 模拟定位图像上勾画靶区，参照术前 CT 显示的前纵隔肿物位置、侵犯范围、与周围组织结构的关系以及手术医师所描述的胸膜粘连部位，综合考虑后确定靶区范围。行 IMRT，常规分割，总剂量要求 95% PTV 体积接受 52Gy/2Gy/26F。危及器官耐受剂量限制为：脊髓最大剂量 3819cGy，双肺平均剂量 1084cGy，V20 = 18%，V30 = 9%，心脏平均剂量 1675cGy，V25 = 32%，V40 = 20%。2015 年 2 月 15 日放疗结束，放疗期间骨髓抑制 I 度，升白治疗后恢复正常。（病例 36 图 1）

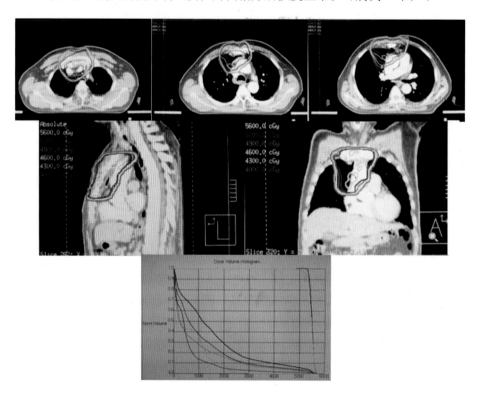

病例 36 图 1 放疗靶区与计划

四、诊疗结局及随访

患者放疗结束时食欲较差，乏力，间断性前胸部不适，偶有阵发性咳嗽、咳少量白痰，无明显胸闷气短，无心悸，对症治疗后好转。放疗结束复查胸部 CT 示：前纵隔软组影稍多，右肺及左肺舌段条索影，右肺下叶钙化点，冠脉钙化（病例 36 图 2）。

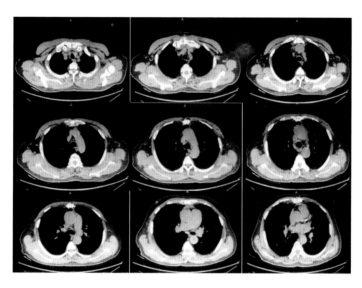

病例 36 图 2 放疗后 CT

五、主要治疗经验

1. 患者入院后需完善各项检查，排除术后有远处器官转移。

2. 术后放疗范围包括胸腺肿瘤术前瘤床和可能被侵及的组织器官，特别是术者所描述的术中侵犯部位。对已有明确的心包种植或侵犯，或有心包积液者，应先给予全纵隔全心包术后放疗，剂量达 50Gy/25~28F 后，局部瘤床区再加量，或应用 SIB 技术，病变局部同期加量至 60Gy。

3. 化疗作为一种辅助治疗手段，可使局部肿瘤体积缩小、分期下降，提高胸腺瘤的完全切除率，从而提高治愈率。但术后化疗临床上应用较少，目前尚缺乏循证医学证据支持术后化疗能改善长期生存。

4. 治疗过程中应密切监测患者不良反应，尤其是老年人术后恢复较慢，而照射区域内的胸骨又是成人造血主要部位，应注意放疗过程中骨髓抑制情况，及时对症处理。全部治疗结束后，需定期复查随诊，1 年内每 3~4 个月 1 次，2 年内每半年 1 次，2 年以上可每年 1 次。复查项目主要包括胸部 CT 扫描，女性尤其是年轻女性患者需随访发生第二原发瘤乳腺癌的可能。

（祝淑钗）

病例 37 胸腺瘤姑息性放疗

一、病历摘要

患者男性，53 岁，汉族，河北武强人，因"颈部肿胀不适 1 个月"于 2017 年 7 月 25 日入院。

病史：患者 1 个月前无明显诱因感颈部肿胀，有紧压感，并发现颈部血管怒张，伴活动后气短，无胸痛，无发热，无咳嗽咳痰，无咯血。2017 年 7 月 13 日我院门诊胸部 CT：前纵隔及左肺上叶肿物，考虑肺癌伴纵隔淋巴结转移可能性大，两肺多发小结节，不除外转移可能，肝右叶强化结节影，肝左叶低密度影，考虑囊肿，右肾上腺区结节，建议进一步检查。CT 引导下左肺肿物穿刺活检病理：恶性肿瘤，不除外胸腺瘤。免疫组化：CK（3+），CK7（+），TTF-1（-），NapsinA（-），p63（2+），P40（2+），CD117（-），CD5（淋巴细胞+），CD1a（2+），CD99（2+），Ki-67（70%+），形态及免疫组化支持 B2-3 型胸腺瘤。门诊以胸腺瘤收入院，近期体重无明显变化。既往高血压病 8 年，最高达 180/120mmHg，口服药物血压控制可，无冠心病，无糖尿病史，否认传染病史。无药物过敏史。否认肿瘤家族史。

入院查体：T：36.4℃，P：87 次/分，R：20 次/分，BP：151/94mmHg，BS：1.96m^2，KPS：90 分，NRS：0 分。中年男性，营养中等，神志清，精神好。全身浅表淋巴结未触及肿大。头颅正常，双侧眼睑无水肿及下垂。颈软，气管居中。双肺呼吸音清，未闻及异常呼吸音或干湿性啰音。心前区无隆起，心界不大，心率 87 次/分，心律齐，心音有力，未闻及病理性杂音。全腹无压痛及反跳痛，未扪及明显包块。肝脾肋下未触及。脊柱、四肢活动自如。神经系统无异常。

辅助检查：

2017 年 7 月 13 日胸部 CT：前纵隔及左肺上叶肿物，考虑肺癌伴纵隔淋巴结转移可能性大，两肺多发小结节，不除外转移可能，肝右叶强化结节影，肝左叶低密度影，考虑囊肿，右肾上腺区结节，建议进一步检查。

2017 年 7 月 15 日 CT 引导下左肺肿物穿刺活检病理：恶性肿瘤，不除外胸腺瘤。形态及免疫组化支持 B2-3 型胸腺瘤。

2017 年 6 月 20 日超声：双侧颈血管旁、锁骨上窝及腋下多发淋巴结肿大。

入院诊断：

1. 胸腺瘤（B2-3 型，Ⅳb 期，Masaoka 1981 年）。

2. 上腔静脉综合征。

3. 高血压病 3 级，高危。

二、查房记录

（一）第一次查房

住院医师：患者 1 个月前无明显诱因感颈部肿胀，有紧压感，并发现颈部血管怒张，伴活动后气短。胸部 CT 示前纵隔及左肺上叶肿物，考虑肺癌伴纵隔淋巴结转移可能性大，两肺多发小结节，不除外转移可能。CT 引导下左肺肿物穿刺病理及免疫组化为 B2-3 型胸腺瘤。入院后超声发现双侧颈血管旁、锁骨上窝及腋下多发淋巴结肿大。

主治医师： 依据患者的症状、体征、影像学及左肺肿物穿刺活检病理和免疫组化结果，结合入院后浅表淋巴结超声结果，诊断为胸腺瘤（B2-3 型，Ⅳb 期，Masaoka 1981 年），为进一步明确病变范围及有无放化疗禁忌证，建议行锁骨上区肿大淋巴结穿刺活检，必要时查腹部增强 MRI，若经济条件许可，建议行全身 PET-CT 扫描。

主任医师： 同意上述诊断及诊疗建议。需要提请注意的是，该患者胸腹部 CT 提示两肺多发小结节，不除外转移可能；肝右叶强化结节影，右肾上腺区结节，建议进一步检查以除外转移。患者原发病变浸润较广泛，且存在双侧颈血管旁、锁骨上窝及腋下多发肿大淋巴结，如为转移淋巴结，则病变范围广，分期晚，根治性手术无法切除，应行姑息性放疗。进一步完善相关检查后，明确有无放疗禁忌证，建议行姑息性放疗。

（二）第二次查房

住院医师： 患者症状、体征同前无明显变化。我院 2017 年 7 月 28 日上腹部增强 MRI 示：肝右叶异常信号，考虑血管瘤，右肾上腺区结节，考虑腺瘤可能。右侧锁骨上肿大淋巴结穿刺活检病理示：少许破碎淋巴组织，考虑胸腺瘤可能。

主治医师： 患者上腹部增强 MRI 示：肝右叶异常信号，考虑血管瘤，右肾上腺区结节，考虑腺瘤可能。右侧锁骨上肿大淋巴结穿刺活检病理示：少许破碎淋巴组织，考虑胸腺瘤可能。目前患者考虑胸腺瘤并锁骨上淋巴结转移（B2-3 型 Ⅳb 期，Masaoka 1981 年）。患者原发病变较大，且存在双侧颈血管旁、锁骨上窝及腋下多发淋巴结转移，病变范围广，分期晚，根治性手术切除困难，建议行姑息性放疗，以减轻上腔静脉压迫症状，控制病情进展。向患者及家属交代病情以及放疗副反应，取得家属同意，签署放疗知情同意书，以前纵隔肿物及双侧锁骨上转移淋巴结区为靶区，行三维适形精确调强放疗，44Gy/22 次，1 次/日，5 次/周，计划 4~5 周。

主任医师： 患者胸腺瘤并锁骨上淋巴结转移（B2-3 型 Ⅳb 期，Masaoka 1981 年），诊断明确。需要注意的是，患者纵隔病变较大，压迫上腔静脉，出现上腔静脉综合征，头面颈部水肿，且双锁上淋巴结转移，放疗范围较大，待上腔静脉压迫症状缓解后应二次定位缩野，重新制订放疗计划。患者一般情况可，可以耐受放疗。放疗期间密切观察放疗副作用，定期监测血常规、肝肾功能，及时对症处理。

三、治疗经过

2017 年 7 月 30 日开始放疗，以前纵隔肿物及双锁骨上转移淋巴结为靶区，行精确调强放疗，处方剂量 44Gy/22 次，2.0Gy/次。危及器官受量为：双肺平均剂量 1265cGy，双肺 V5 为 55%，双肺 V20 为 28%，双肺 V30 为 15%，脊髓最大剂量：3101cGy（病例 37 图 1）。2017 年 8 月 14 日患者放疗 20Gy/10 次，行大孔径 CT 复位。复位后，以前纵隔肿物及双锁骨上转移淋巴结为靶区行二阶段精确调强放疗，处方剂量 24Gy/12 次，2.0Gy/次，95% 等剂量线为处方剂量包绕 PTV。以总量 44Gy 评价。双肺平均剂量 1244cGy，双肺 V5 为 51%，双肺 V20 为 26%，双肺 V30 为 13%，脊髓最大剂量：3099cGy（病例 37 图 2）。2017 年 9 月 1 日患者放疗结束。放疗期间患者出现 I 度胃肠道反应，咽喉部不适，进食疼痛，对症治疗后均示好转。CT 有待放疗 1 个月后复查。

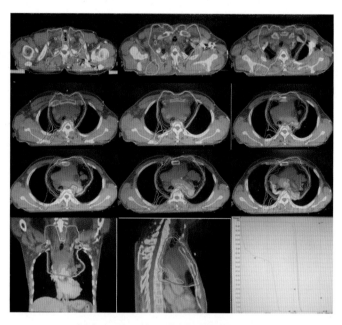

病例 37 图 1 第一阶段放疗靶区与计划

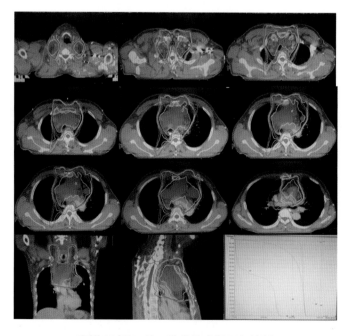

病例 37 图 2 第一阶段放疗靶区与计划

四、诊疗结局及随访

患者放疗结束后诉食欲差，轻度乏力，无咳嗽咳痰，无胸背部疼痛，对症治疗后好转。颜面部及颈部肿胀症状较前缓解。2017年10月10日复查胸部CT示：胸腺瘤放疗后，前纵隔软组织肿物影，较原片缩小，两肺多发微小结节，两侧胸膜增厚伴钙化点。CT疗效评价：PR（病例37图3）。

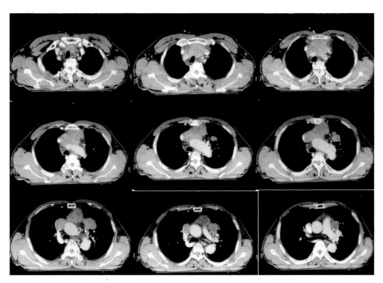

病例37图3 放疗后1个月复查胸部CT

五、主要治疗经验

1. 患者入院后完善各项检查，结合放疗前胸部CT、CT引导下纵隔肿物穿刺活检病理结果、浅表淋巴结超声及右锁骨上肿大淋巴结穿刺病理，明确诊断，确定病变范围。

2. 胸腺瘤患者治疗首选手术切除，早期病变争取完整切除，手术后有肿瘤残留者需追加放疗。该患者病变较大，合并锁骨上淋巴结转移，且存在上腔静脉综合征，手术切除困难，姑息放疗以解除压迫缓解上腔静脉梗阻症状，故上纵隔肿物及双锁上淋巴结均包括在放疗靶区内。

3. 化疗作为一种辅助治疗手段，可用于胸腺瘤辅助治疗，但该患者存在上腔静脉综合征，静脉回流障碍，过多的液体摄入可能会加重上腔静脉梗阻症状，故未行同期化疗。

4. 该患者放疗靶区包括前纵隔肿物及双锁上肿大淋巴结，因为姑息减症放疗，故未扩大靶区照射范围，放疗剂量也仅仅是姑息性剂量。

5. 治疗过程中密切监测患者放疗不良反应，及时对症处理。全部治疗结束后，定期随诊。

六、相关知识点

1. 胸腺瘤组织病理学分型、分期及影像学表现 2004年WHO将胸腺瘤根据肿瘤上皮细胞形态和淋巴细胞比例分为6型，A型和AB型为良性肿瘤，B1型为低度恶性，B2型为中度恶性，B3 型与 C 型胸腺癌均为高度恶性，侵袭性强，多为Ⅲ期或Ⅳ期疾病。应用最广泛的胸腺瘤分期方法是 1981 年制订的 Masaoka 分期法，之后于 1994 年进行了修改。修改后的定义如下：Ⅰ期：肿瘤局限在胸腺内，肉眼及镜下均无包膜浸润；ⅡA 期：镜下有包膜浸润；ⅡB 期：肉眼可见周围脂肪组织浸润，但局限于纵隔胸膜内；Ⅲ期：侵犯周围器官，其中ⅢA 期不侵犯大血管，ⅢB 期侵犯大血管；ⅣA 期：胸膜或心包浸润；ⅣB 期：淋巴或血行转移。Ⅰ期为非侵袭性胸腺瘤，Ⅱ期及以上为侵袭性胸腺瘤。影像学上将纵隔分为三部分，前、中、后，胸腺瘤是位于前纵隔内最常见的肿瘤。CT 是目前诊断胸腺瘤的主要影像学手段，能够清晰地观察肿瘤的大小、密度、与周围器官如肺、血管、心包的关系。胸部 MRI 及 PET-CT 也能对胸腺瘤的诊断有帮助。

2. 胸腺瘤预后因素　大量资料显示：患者年龄、肿瘤分期、手术是否完全切除是最重要的预后因素，WHO 的病理分类可能与预后也有一定相关性。手术切除是胸腺瘤首选治疗方式。一般不做术前放化疗，除非是外侵非常明显，无法完整切除者，可考虑先术前放化疗至40~50Gy 后，再根据复检情况进行判断。有证据表明，对于无法完全切除的胸腺瘤（R2 切除）或镜下残留（R1 切除）者，术后放疗或放化疗联合可明显提高局部控制率及长期生存率。

3. 胸腺瘤术后放疗适应证　Ⅰ期胸腺瘤患者，手术完全切除率几乎为 100%，术后复发率很低，原则上不做术后放疗，但需定期复查密切观察，一旦有复发迹象，应立即再行手术切除，术后给予放疗。放疗通常作为Ⅱ、Ⅲ期可切除胸腺瘤术后的巩固治疗手段。NCCN 指南亦指出：对于未侵犯包膜的Ⅰ期胸腺瘤，不论 WHO 病理分型如何，完全切除者复发率极低，无需术后放疗，5 年生存率可达 90% 以上，该类患者术后随访观察即可最大获益，但不完整切除者必须补充术后放疗。对于Ⅱ～Ⅲ期胸腺瘤可切除者，手术仍然是首选治疗方式，完全切除率可达 43%~100%，平均 85%，术后无论其病理类型、切除完整性，原则上都要补充术后放疗，以降低局部复发率，进而提高长期生存。而对于 R1 或 R2 切除者，必须做术后放疗或术后放化疗，并且残留的病变局部照射剂量要提高至 ≥ 60Gy。术后放疗范围应包括全部胸腺瘤组织和所有可被安全包括在照射范围内的已知受累区域。由于胸腺瘤不常见淋巴转移，相应的淋巴引流区并不需要包括在照射野内。CT 模拟定位对于确定靶区及评估周围器官剂量非常重要。

4. 放疗剂量　目前资料关于放疗剂量尚无统一推荐，国际胸腺瘤兴趣小组（International Thymic Malignancy Interest Group，ITMIG）给出了不同情况下的剂量范围，术后放疗：R0 切除术后辅助放疗应 ≥ 40Gy，R1 切除术后至少应予 40~64Gy，若为 R2 切除，则应定义为术后挽救性放疗，总剂量应 ≥ 54Gy，在周围组织器官耐受剂量允许的前提下，最好能推量至 60~66Gy。均为 1.8~2.0Gy／次。

5. 胸腺瘤根治性放疗的选择及注意事项　原则上，胸腺瘤不做根治性放疗或根治性放化疗，因为胸腺瘤镜下观察基本是正常组织细胞，对放化疗不敏感。诊断恶性胸腺瘤是根据手术医生在术中探查与周围组织器官的关系而确定的，并不是根据镜下瘤细胞的表现。如果胸腺瘤有完整包膜且与周围组织无粘连，可完整切除者，术后不必放疗，但需密切观察。只有术中发现瘤组织包膜不完整，或与周围脏器有紧密粘连、侵犯，不易完整切除者，术后才需补充放疗。另外，若影像学提示瘤块巨大且与周围组织器官关系紧密或有明确侵犯，估计手术完整切除困难者，建议行术前放化疗，目的是降低分期，转化至尽量完整切除。一般术前放疗剂量 40~50Gy/20~25 次 /4~5 周；如仍不能完整切除，则需重新评估放疗计划，在周围正常器官耐受剂量范围内尽量给予肿瘤局部高剂量照射，达到根治性放疗剂量 66~70Gy/33~35 次。随着 IMRT 及图像引导 SBRT 技术的广泛开展，在不可手术切除者，也可探索单次大剂量局部放疗，提高局部控制率，改善长期生存。

6. 胸腺瘤与重症肌无力的关系　胸腺切除是治疗重症肌无力的重要手段之一，大约 50% 的重症肌无力患者在切除外观正常的胸腺组织后症状得以改善。80%~90% 重症肌无力患者的胆碱能受体活性提高，并存在高滴度的抗横纹肌抗体。胸腺瘤的放疗也被认为是治疗重症肌无力的一种有效方法，50% 以上的患者放疗后症状可获得改善，有文献报道，胸腺瘤合并重症肌无力者长期生存差于未合并者。

（李曙光）

病例 38　胸腺癌根治性放疗

一、病历摘要

患者男性，56 岁，汉族，河北衡水人，因"胸背部疼痛 3 个月"于 2017 年 2 月 4 日入院。

病史：患者 3 个月前无明显诱因出现胸背部疼痛，为阵发性针刺样疼痛，与体位和活动无关，偶有反酸、烧心，无咳嗽、咳痰，无眼睑下垂，无吞咽无力，无低热盗汗。2017 年 1 月 30 日于 ×× 医院胸部 CT 检查：前纵隔占位性病变，纵隔略增大淋巴结。今来我院进一步诊疗。近期体重无明显变化。无高血压、冠心病、糖尿病史，否认传染病。无药物过敏史。否认肿瘤家族史。

入院查体：T：36.5℃，P：78 次 / 分，R：18 次 / 分，BP：120/85mmHg，BS：1.83m^2，KPS：90 分，NRS：0 分。中年男性，营养中等，神志清，精神好。全身浅表淋巴结未触及肿大。头颅正常，双侧眼睑无水肿及下垂。颈软，气管居中。呼吸运动对称，双侧呼吸音清，未闻及异常呼吸音或干湿性啰音。心前区无隆起，心界不大，心率78 次 / 分，心律齐，心音有力，未闻及病理性杂音。全腹无压痛及反跳痛，未扪及明显包块。肝脾肋下未触及。脊柱、四肢活动自如。神经系统无异常。

辅助检查：2017 年 1 月 30 日胸部 CT 检查显示前纵隔占位性病变，纵隔淋巴结略增大。

入院诊断：前上纵隔肿瘤（待病理和分期）。

二、查房记录

（一）第一次查房

住院医师： 患者中年男性，既往体健，因"胸背部疼痛 3 个月"入院，为阵发性针刺样疼痛，与体位和活动无关，偶有反酸、烧心，无咳嗽、咳痰，无眼睑下垂，无吞咽无力，无低热盗汗、乏力及皮肤瘙痒。2017年1月30日外院CT检查示前纵隔占位性病变，纵隔淋巴结略增大。

主治医师：依据患者症状及外院胸部平扫CT检查结果，目前考虑为前上纵隔肿瘤。为进一步明确病变性质及范围，建议行胸部增强CT及前纵隔肿物穿刺活检。

主任医师：同意上述分析。该患者上纵隔肿物较大，约7cm×6cm×5cm，且与周围组织器官关系密切，对上腔静脉似有压迫，可能有周围血管受侵。增强CT可进一步明确肿瘤大小、与周围组织器官的关系及血供情况，观察肿物边缘有无毛刺或卫星灶及支气管征等征象可有助于诊断。鉴别诊断方面，应根据患者年龄、外周血检验指标及全身症状，除外纵隔淋巴瘤和纵隔型肺癌，前者可有发热、疲乏、瘙痒，或多发淋巴结肿大等，而纵隔型肺癌需结合患者吸烟史、家族史及外周血肿瘤标志物检测等辅助诊断。积极行CT引导下穿刺活检，明确病理诊断。之后再制订个体化治疗方案。

（二）第二次查房

住院医师：患者症状、体征无明显变化。入院后CT增强扫描示：前纵隔软组织肿物，长径约7.1cm，密度不均，增强扫描强化不均匀，与上腔静脉及心包关系密切，上腔静脉受压，周围可见增大淋巴结。肝右叶血管瘤及囊肿，颅脑未见占位征象。CT引导下前纵隔肿物穿刺活检病理：低分化鳞状细胞癌，不除外胸腺来源；免疫组化：CK（+），CK19（+），CD117（+），CD5（-/+），P40（+），TTF-1（-），Ki67（70%阳性），Syn（-），NapsinA（-），CK5/6（+）。修正诊断：胸腺低分化鳞癌Ⅲ期（Masaoka 1981年）。

主治医师：根据患者各项检查及穿刺病理和免疫组化结果，诊断为胸腺低分化鳞癌Ⅲ期（Masaoka 1981年）。请胸外科医师会诊后，考虑肿瘤体积较大，与上腔静脉及心包关系非常密切，上腔静脉受压，手术切除困难，建议行放疗。向患者及家属充分交代病情及放化疗的必要性、可能出现的并发症，签署知情同意书。进行精确放疗前准备，如体膜固定、CT模拟定位、图像重建与传输等工作。

主任医师：患者胸腺低分化鳞癌Ⅲ期（Masaoka 1981年）诊断明确，无手术完整切除的指征。鉴于患者一般情况好，评估后认为可耐受根治性放化疗，建议给予同期放化疗。在放疗计划设计过程中，需要注意的是肿瘤体积较大，紧邻胸骨及心脏大血管，对上腔静脉压迫明显，应注意保护胸骨和心脏。拟实施IMRT，2.0Gy/次，每天1次，每周5次，总剂量60Gy/30次/6周。放化疗期间应密切观察毒副反应，定期监测血常规、肝肾功能、心电图，及时对症处理，避免重度骨髓抑制及心脏损伤。放疗至40~50Gy/20~25次时，根据其症状、体征缓解情况以及复查CT影像结果，再请胸外科医生会诊可否手术切除，如仍不能手术时可考虑重新定位，依据肿瘤缩小程度，重新勾画靶区，制订根治性放疗计划。

三、治疗经过

2017年3月2日开始放疗，以前上纵隔肿物及转移淋巴结为靶区勾画GTV，相应外扩0.5~0.8cm为PTV，给予IMRT，2.0Gy/次，计划30次。危及器官耐受剂量为：双肺平均剂量

1111cGy，V20 = 23%，V30 = 12%，脊髓最大剂量 3972cGy。2017 年 4 月 13 日放疗结束。因患者家属拒绝行同期化疗，故仅给予了根治性放疗。放疗期间胃肠道反应Ⅰ度，对症治疗后好转，未发生骨髓抑制。放疗结束复查胸部 CT，上纵隔肿物及双锁上淋巴结较前缩小，疗效评价为 PR（病例 38 图 1）。

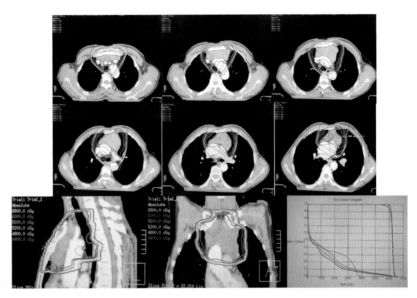

病例 38 图 1 放疗靶区与计划

四、诊疗结局及随访

患者放化疗结束后诉前胸部不适，轻度进食疼痛，对症治疗后好转。复查颈胸腹部 CT 示纵隔软组织肿物影，较原片明显缩小，两肺多发微小结节，较原片部分结节稍缩小，两侧胸膜结节样增厚，伴钙化点，肝右叶囊肿（病例 38 图 2）。

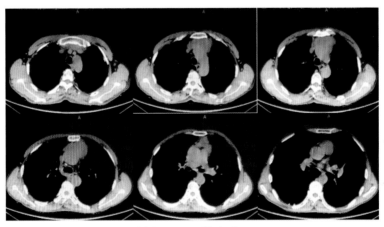

病例 38 图 2 放疗后 CT

五、主要治疗经验

1. 患者入院后完善各项检查，明确病理诊断及临床分期后，才能制订个体化治疗方案。该患者经综合评估，不能完整手术切除，最后确定给予根治性同步放化疗。

2. 放疗靶区的具体范围包括纵隔肿物、转移淋巴结和被侵及的组织器官（心包、胸膜等）。

3. 治疗过程中应密切监测不良反应，尤其是老年人耐受力较差，一般情况恢复较慢，而照射区域内的胸骨又是成人造血主要部位。

4. 全部治疗结束后，需定期复查随诊。复查主要是胸部加强 CT 扫描，女性尤其是年轻患者也应关注乳腺情况。

（李曙光）

病例 39 胸腺癌术后辅助放疗

一、病历摘要

患者男性，71 岁，汉族，河北泊头人，因"胸痛 2 个月，胸腺癌术后 1 个月"于 2017 年 3 月 14 日入院。

病史：患者 2 个月前无明显诱因出现胸痛，为隐痛，无咳嗽咳痰，无胸闷气短，无乏力盗汗及午后低热，无声音嘶哑及饮水呛咳。2017 年 1 月 10 日于 ×× 医院胸部 CT 示："前上纵隔软组织影增多，胸腺瘤？肿大淋巴结？"。来我院后，查无手术绝对禁忌，于 2017 年 2 月 4 日在全麻下行胸腔镜下探查术，术中见肿物位于左前上纵隔，约 6.0cm×5.0cm×4.0cm，前为胸骨，后为心脏大血管，上极位于左无名动脉处，下界达心脏水平，遂行胸腔镜辅助下左前上纵隔肿物切除术，手术顺利。术后病理：（纵隔肿物）胸腺鳞状细胞癌，侵犯肺组织。临床送检胸腺组织增生。切除的左肺上叶楔形组织为肺组织呈慢性炎症，伴支气管扩张及区域性肺泡腔充血出血。免疫组化：CK7（-），TTF-1（残余肺泡上皮+），TdT（-）Cdla（散在+），Syn（+），CgA（-/+），CD56（-/+），CK（+），CK19（+），CD117（+），CK5/6（+），P40（+），Ki67（40% 阳性），CD5（+）。术后恢复顺利，现为术后 1 个月，拟行进一步治疗再次入院。近期体重无明显变化。无高血压、冠心病、糖尿病史。否认传染病史。否认外伤史。无药物过敏史。否认肿瘤家族史。

入院查体：T：36.3℃，P：72 次/分，R：16 次/分，BP：130/69mmHg，BS：1.91m²，KPS：90 分，NRS：0 分。老年男性，营养中等，神志清，精神好。全身浅表淋巴结未触及肿大。头颅正常，双侧眼睑无水肿及下垂。颈软，气管居中。胸廓无畸形，前胸正中可见 3 处分别长约 3cm 的手术瘢痕，呼吸运动对称，无胸膜摩擦感，两肺叩诊清音，双侧呼吸音清，未闻及异常呼吸音或干湿性啰音。心前区无隆起，心界不大，心率 72 次 / 分，心律齐，音有力，未闻及病理性杂音。全腹无压痛及反跳痛，未扪及明显包块。肝脾肋下未触及。脊柱、四肢活动自如。神经系统无异常。

辅助检查：

2017 年 1 月 10 日胸部 CT：前上纵隔软组织影，胸腺瘤？肿大淋巴结？

2017 年 2 月 11 日术后病理：（纵隔肿物）胸腺鳞状细胞癌，侵犯肺组织。临床送检胸腺组织增生。左肺上叶楔形肺组织呈慢性炎症，伴支气管扩张及区域性肺泡腔充血出血。

入院诊断：胸腺鳞癌术后Ⅲ期（Masaoka 1981 年）。

二、查房记录

（一）第一次查房

住院医师：患者老年男性，既往体健。因"胸痛 2 个月，胸腺癌术后 1 个月"入院。当时胸痛为隐痛，无咳嗽咳痰及发热，外院胸部 CT 示前上纵隔软组织影，于 2017 年 2 月 4 日全麻下行行胸腔镜辅助下左前上纵隔肿物切除术，术后病理为（纵隔肿物）胸腺鳞状细胞癌，侵犯肺组织。查体见三处陈旧性术痕。目前患者无特殊不适。

主治医师：该患者已行胸腔镜辅助下左前上纵隔肿物切除术，术后病理证实为胸腺鳞状细胞癌，侵犯肺组织。目前诊断为胸腺鳞癌术后Ⅲ期（Masaoka 1981 年）。为除外其他远处器官转移，建议查上腹部超声或 CT 扫描及全身骨显像，若经济条件许可，可行全身 PET-CT 扫描。

主任医师：同意上述诊疗意见。因该患者术中已发现侵犯肺组织，术后复发风险非常高，因此必须行术后放疗，且受侵部位需加至根治量。还应详细分析手术记录，如有不确定之处，需当面和手术医师沟通，明确受侵部位、范围、术中切除的彻底程度等，对术后靶区勾画及需加量的部位非常重要。此外，还应进一步检查明确有无远处器官转移。同时考虑患者已 70 岁，术后仅 1 个多月，照射野包括大部分胸骨，故不建议同期化疗。需向家属交代病情及预后情况，完善放疗前准备工作。

（二）第二次查房

住院医师：患者症状、体征同前。入院后肝胆胰脾双肾超声未见明显异常。全身骨显像未见明确骨转移征象。血常规正常。

主治医师：根据第一次查房布置情况，各项工作均已就绪。向患者及家属充分交代病情及放疗的必要性、可能的并发症，并签署知情同意书。

主任医师：患者一般情况可，能够耐受单纯放疗。建议参考术前 CT 资料，以前纵隔软组织、纵隔增大淋巴结及胸腺原瘤床区（瘤床、受侵肺切缘）为 CTV，给予 IMRT，原瘤床区 58.5Gy/28 次，前纵隔软组织、纵隔增大淋巴结局部剂量 63Gy/28 次。放疗期间密切观察副作用，因靶区紧临心脏及胸骨，避免严重的心脏损伤及骨髓抑制，定期监测血常规、肝肾功能、心电图及心脏超声，警惕心包积液和心包炎，及时对症处理。

三、治疗经过

2017年3月17日开始胸部放疗。以前纵隔软组织、纵隔增大淋巴结及胸腺原瘤床区为靶区，行三维适形调强精确放疗，前纵隔软组织、纵隔增大淋巴结剂量为63Gy/28次，原瘤床区58.5Gy/28次。危及器官耐受量为：双肺平均剂量945.3cGy，V20 = 14%，V30 = 7%，脊髓最大剂量441.0cGy，心脏平均剂量637.0cGy，V30 = 7%。2017年4月26日放疗结束。放疗期间胃肠道反应Ⅰ度，活动后轻度气短，对症治疗后好转，未发生骨髓抑制（病例39图1）。

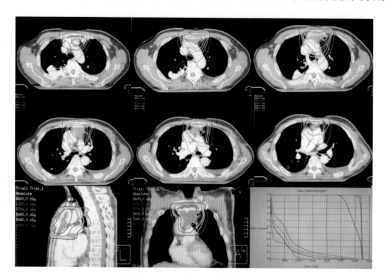

病例39图1 放疗靶区及计划

四、诊疗结局及随访

患者放疗结束时食欲较差，乏力，进食疼痛，活动后轻度气短，对症治疗后好转。放疗结束复查胸部CT（病例39图2）：胸腺癌术后改变，纵隔淋巴结稍大，右肺上叶及下叶基底段病变伴钙化，考虑陈旧性肺结核，左肺上叶条索影，右侧胸膜局限性增厚，肝多发低密度，考虑囊肿可能性大。

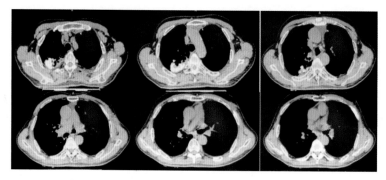

病例39图2 放疗后CT

五、主要治疗经验

1. 患者入院后完善各项检查，结合术前 CT 扫描、详细的手术记录、术后病理侵及范围及分化程度等，综合各方面因素后确定术后放疗具体范围。

2. 术后放疗范围包括胸腺肿瘤术前原瘤床区和可能被侵及的周围组织器官，特别是术中描述的侵犯部位应完全包括在照射野内，且此处应给予根治量照射。

3. 诱导化疗作为一种辅助性治疗手段，可使局部肿瘤体积缩小、分期下降，提高胸腺癌的完全切除率，从而提高局部控制率。但术后巩固化疗临床上应用较少，目前没有循证医学证据支持术后化疗能改善长期生存，但从该患者的病理类型看，可参照鳞癌方案给予术后巩固化疗。

4. 治疗过程中应密切监测放疗不良反应，尤其是老年人术后一般情况恢复较慢，而照射区域内的胸骨又是成人造血主要部位，应注意放疗过程中骨髓抑制发生情况，及时对症处理。全部治疗结束后，需定期复查随诊。

（李曙光）

病例 40 胸腺癌姑息放疗

一、病历摘要

患者男性，28 岁，汉族，河北深泽人，因"体检发现前上纵隔占位 4 天"于 2016 年 3 月 30 日入院。

病史：患者 4 天前体检时查胸部 CT 示前上纵隔内见一软组织肿块，密度不均，伴钙化，考虑胸腺瘤可能，不除外迷走甲状腺。无胸闷气短，无咳嗽咳痰，无低热盗汗，无声音嘶哑。门诊以纵隔占位收入院。近期体重无明显变化。无高血压、冠心病、糖尿病史，否认传染病史。否认外伤史。无药物过敏史。否认肿瘤家族史。

入院查体：T：36.7℃，P：70 次 / 分，R：17 次 / 分，BP：153/84mmHg，BS：1.94m²，KPS：90 分，NRS：0 分。青年男性，营养中等，神志清，精神好。全身浅表淋巴结未触及肿大。头颅正常，双侧眼睑无水肿及下垂。颈软，气管居中。胸廓无畸形，呼吸运动对称，两肺叩诊清音，双侧呼吸音清，未闻及异常呼吸音或干湿性啰音。心前区无隆起，心界不大，心率 70 次 / 分，心律齐，心音有力，未闻及病理性杂音。全腹无压痛及反跳痛，未扪及明显包块。肝脾肋下未触及。脊柱、四肢活动自如。神经系统无异常。

辅助检查：2016 年 3 月 25 日胸部 CT：前上纵隔内见一软组织肿块，密度不均，伴钙化，考虑胸腺瘤可能，不除外迷走甲状腺。

入院诊断：前上纵隔占位。

二、查房记录

（一）第一次查房

住院医师：患者青年男性，既往体健。因"体检发现前上纵隔占位4天"入院。胸部CT示：前上纵隔内见一软组织肿块，密度不均，伴钙化，考虑胸腺瘤可能，不除外迷走甲状腺。无胸闷气短，无咳嗽咳痰，无低热盗汗，无声音嘶哑。血常规正常。

主治医师：该患者查体胸部CT提示前上纵隔占位，无任何症状，建议查胸部增强CT以便清晰显示纵隔占位及其与周围组织器官的关系，并评价能否行CT引导下肿物穿刺活检，取得病理诊断，以指导治疗。

主任医师：从患者目前的影像学诊断结果看，患者纵隔内病变性质暂不能确定，需进一步检查以明确诊断，需鉴别的疾病包括但不限于胸腺瘤、胸腺癌、纵隔型肺癌、恶性淋巴瘤及纵隔内其他少见肿瘤，尤其是患者比较年轻，更要考虑某些青少年易发生的肿瘤，如纵隔生殖细胞瘤等。

（二）第二次查房

住院医师：患者症状、体征同前。入院后胸部增强CT示：前纵隔占位，已侵及上腔静脉，考虑恶性肿瘤可能性大，侵袭性胸腺瘤？CT引导下纵隔肿物穿刺活检病理示：低分化癌，建议免疫组化。全身骨显像未见明确骨转移征象，颅脑MRI增强扫描未见明显异常。

主治医师：依据目前影像学及病理学结果，修正诊断为：胸腺癌，Ⅲ期（Masaoka 1981年）。强化CT示肿瘤侵及上腔静脉，故根治性手术困难，若无绝对放化疗禁忌证，建议行姑息性放化疗。

主任医师：同意上述诊断及治疗建议。建议行免疫组化检测，以便进一步明确肿瘤来源。向患者及家属充分家待病情及放化疗的必要性、可能的并发症，取得理解合作，并签署知情同意书。以前上纵隔肿物为照射靶区，实施调强精确放疗，2.0Gy/次，计划30次，60Gy/30次/6周。化疗方案为（紫杉醇240mg d1，顺铂40mg d1~3）。患者一般情况可，可以耐受放疗同期化疗。放化疗期间密切观察放化疗不良反应，定期监测血常规、肝肾功能，及时对症处理。

三、治疗经过

2016年4月5日开始行同步放化疗（病例40图1），具体化疗方案为：紫杉醇240mg d1，顺铂40mg d1~3。以前上纵隔肿物为放射治疗照射靶区，给予调强精确放疗，2.0Gy/次，计划30次，处方剂量60Gy/30次。危及器官耐受剂量为：双肺平均剂量1558.0cGy，双肺V57%，V20为26%，V30为19%，脊髓最大剂量：4183.8cGy，心脏平均剂量：1705.3cGy，心脏V30为27%。2016年4月28日患者放疗至30Gy/15次，行大孔径CT二次定位，疗效评价为PR。定位后，请胸外科医生会诊比较放疗前后CT图像上病变缩小程度及其与周围组织器官关系，认为仍不能手术切除。故以前上纵隔肿物为靶区勾画照射范围，行第二阶段精确放疗（病例 40 图 2），2.0Gy/次，计划 30 次，再给 15 次，以 95% 等剂量线为处方剂量包绕 PTV。以总量 60Gy 评价，双肺平均剂量 1469.3cGy，双肺 V57%，V20 为 26%，V30 为 17%，脊髓最大剂量：4435.2cGy，心脏平均剂量 1605.2cGy，心脏 V30 为 25%。2016 年 4 月 29 日患者行第 2 周期同步全身化疗。2016 年 5 月 17 日患者放化疗结束，同步放化疗期间出现Ⅱ度放射性食管炎和Ⅱ度胃肠道反应，2016 年 4 月 19 日、2016 年 5 月 13 日出现Ⅱ度骨髓抑制，对症治疗后均示好转。同步放化疗后复查胸部 CT 示：前纵隔占位，侵及上腔静脉，左肺下叶炎症，左侧叶间胸膜增厚，考虑叶间胸膜积液，左侧胸腔积液。对比定位 CT 显示病变较前略有缩小。

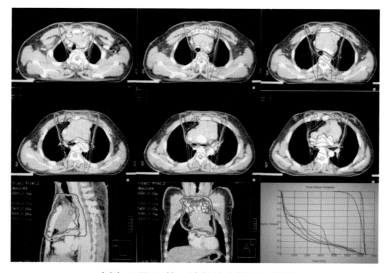

病例 40 图 1　第一阶段放疗靶区与计划

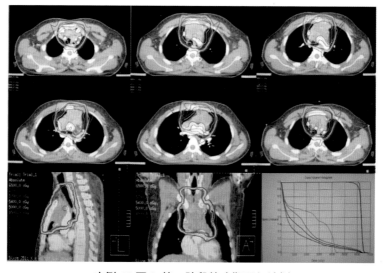

病例 40 图 2　第二阶段放疗靶区与计划

四、诊疗结局及随访

患者放疗结束后间断前胸部不适，进食疼痛，偶有阵发性咳嗽，无明显气短，无心悸，对症治疗后不适症状好转。放疗结束复查胸部 CT 示（病例 40 图 3）：前纵隔占位，侵及上腔静脉，左肺下叶炎症，左侧叶间胸膜增厚，考虑叶间胸膜积液，左侧胸腔积液。对比定位 CT 扫描显示的图像，病变较前略缩小。

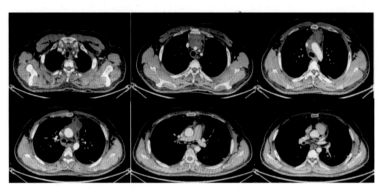

病例 40 图 3 放疗后 CT

五、主要治疗经验

1. 患者入院后完善各项检查，结合胸部 CT 扫描、肿物穿刺病理及其他辅助检查结果，综合各方面因素后确定姑息放疗的具体照射范围。

2. 放疗范围包括胸腺肿瘤和可能被侵及的组织器官，因肿瘤较大，设计治疗计划之初即确定放疗至中间时，可行中期二次定位缩野，同时考虑低分化癌可能对放化疗敏感，重新评估有无手术参与可能。根据第二次定位 CT 制订二程放疗计划，降低周围正常组织危及器官的耐受剂量，降低放疗毒副反应。

3. 考虑低分化癌同期放化疗比较敏感，效果也会比较好，故放疗同期给予了紫杉醇 + 顺铂两药联合化疗，一方面发挥化疗药物的肿瘤杀灭作用；另一方面发挥放疗增敏效果，争取放化疗疗效。

4. 治疗过程中应密切监测患者放疗不良反应，照射部位的胸骨是成人主要造血部位，且同期化疗，应注意放疗过程中患者骨髓抑制发生情况，给予及时对症处理，全部治疗结束后，需定期复查随诊。

5. 从第一阶段和第二阶段的剂量体积直方图上可以明显看出，靶区所得处方剂量在第二阶段计划中是能够达到 95%PTV 60Gy/30 次剂量的，而在第一阶段治疗计划中 PTV、CTV 均达不到所要求的处方剂量。因为肿瘤巨大，全部包括肿瘤靶区需要肺和心脏接受较高照射剂量和较大的剂量照射体积，综合考虑患者比较年轻仅 28 岁，尽量保全正常心肺功能，避免根治剂量照射后遗症的发生，因此认为第二阶段重新定位是非常必要的。

六、相关知识点

1. 胸腺癌的分期　胸腺癌是源于胸腺上皮的一类恶性肿瘤，发病率比胸腺瘤（0.17/10万）更低。与胸腺瘤相比，其侵袭性强，手术切除率低，预后差，逐渐被大家所重视。2004年WHO病理分类将其列为一类独立的胸腺上皮肿瘤。根据WHO对人胸腺上皮肿瘤的分类标准，胸腺癌被分为C型胸腺肿瘤。组织学分级仍然是最重要的预后预测因素，因此修订后的组织学分类标准仍将胸腺瘤大体分为高级别和低级别两类。绝大多数胸腺癌为未分化的高级别肿瘤，常伴有不典型增生和显著的细胞异质性，缺乏正常胸腺细胞学特点，也可伴有胸腺癌、肉瘤、鳞癌、黏液表皮样癌等。大多数胸腺癌是致命的，常常发生区域淋巴结、骨、肝、肺的转移。Masaoka分期被广泛用于胸腺癌的临床分期中，并且多数文献报道证实分期早晚与预后密切相关。Masaoka分期标准是否适用于胸腺癌患者，仍存在诸多争议，但目前国际上尚缺乏专门用于胸腺癌的分期标准，因此只能套用胸腺瘤的分期标准。由于胸腺癌淋巴结转移和远处转移发生率均比较高，也有学者提出对于胸腺癌患者应采用TNM分期。但无论是Masaoka分期还是TNM分期，因为胸腺癌比较少见，目前还都是小样本的研究结果，仍没有明确的分期标准可用于指导临床。

2. 胸腺癌的治疗　胸腺癌最佳治疗方案不明确，目前多采用积极的综合治疗。胸腺癌首选的治疗方式仍然是手术根治性切除，几乎所有研究报道均表明手术完整切除是胸腺癌的独立预后因素。Takeda报道接受根治性手术切除患者中位生存达57个月，而未能完整切除者中位生存仅13个月。与胸腺瘤相比，胸腺癌更容易发生包膜外侵犯，大约80%的胸腺癌患者影像学上可发现纵隔邻近结构受侵。胸腺癌具有较强的侵袭性，也容易发生淋巴结转移和远处转移，大约40%存在纵隔淋巴结转移，远处转移以骨、肝、肾、肺为常见部位，手术完全切除率极低、复发率很高，绝大多数患者均需要以手术为主的综合治疗。

放疗在胸腺癌的综合治疗中占有重要地位，一方面，放疗可作为术后的辅助治疗，防止瘤床区局部复发；另一方面，对于因合并症、明显外侵或技术原因不能进行肿瘤完整切除的患者，放疗可作为根治性治疗方式，以增加局部治疗的强度。胸腺癌术后联合放疗可取得相对较好的局部控制率。关于胸腺癌术后辅助化疗的研究报道更少，因此术后辅助化疗是否给胸腺癌患者带来生存获益尚不明确。

3. 胸腺癌放疗　Kondo等报道了一项关于胸腺上皮肿瘤的最大宗病例（186例）的多中心回顾性分析，尽管放疗改善了不完全切除患者的预后，实际上放疗只是有助于改善局部控制率，术后放疗是否能使长期生存获益尚需进一步研究。Ogawa等报道一项40例患者的回顾性研究结果，所有患者均接受了术后放疗，其中16例为完全切除术后接受至少50Gy的辅助放疗，其局部控制率达到100%；全组患者5年、10年生存率分别为38%、28%。Hsu等报道了26例接受手术及术后放疗但未行化疗者，所有患者均接受平均剂量为60Gy的术后辅助放疗，其中完全切除、次全切除者术后辅助放疗的5年局部控制率达92%，5年生存率分别为82%、66%，即使未行完全切除的患者，术后辅助放疗后5年局部控制率也达到88%，该研究的所有患者5年总生存率达77%。目前对于胸腺癌患者完全切除术后行术后辅助放疗的剂量没有统一规范，多数报道为回顾性资料，处方剂量为 40~70Gy，NCCN 指南推荐放疗剂量，R0 切除术后为 45~50Gy，R1 切除术后为 50~54Gy，R2 切除术后为 60Gy。

4. 胸腺癌的化疗　化疗对胸腺癌的疗效比胸腺瘤明显，但单药化疗几乎无效，以顺铂为基础的联合化疗取得了明显疗效。Nakumara 等用含铂方案化疗 10 例无法手术切除的胸腺癌患者，部分患者接受了放疗，中位生存达 11 个月。在一项大型的多中心研究中，胸腺癌完全切除术后接受不同方式的辅助治疗，如化疗、化放综合治疗、单纯放疗或未行任何辅助治疗，其 5 年生存率分别为 81.5%、46.6%、73.6% 和 72.2%，对于胸腺癌患者完整手术切除仍是首选治疗方法。

对不可手术切除的胸腺癌，新辅助化疗或新辅助放化疗似乎是有意义的，但此方面研究报道更少。总体来看，完整手术切除后最重要的预后影响因素是最初的分期和肿瘤分级，分期较晚的高级别肿瘤 5 年生存率仅 15%~20%，而低级别病变局限于局部者 5 年生存率可高达 80%~90%。

（赵　彦）

病例 41　恶性胸膜间皮瘤根治性放疗

一、病历摘要

患者女性，71 岁，汉族，河北张家口人，因"确诊胸膜间皮瘤 3 个月"于 2016 年 4 月 24 日入院。

病史：患者 3 个月前出现活动后气短，于我院呼吸内科查胸部 + 上腹部增强 CT 示：左肺上叶软组织密度影，左侧胸腔积液，考虑恶性病变。上腹 CT 扫描未见异常。胸腔超声提示左侧胸腔中等量积液。左侧胸腔穿刺置管后，间断引流胸腔积液，送检胸水脱落细胞学发现大量增生的间皮细胞，不除外瘤细胞。胸水免疫细胞化学示：CK（+），NapsinA（−），TTF1（−），Calretinin（−/+），P63（−），CEA（−），CD68（−），MOC31（−），WT1（+），考虑间皮瘤。建议行左侧胸腔肿物穿刺活检以明确病理诊断，家属拒绝。颅脑 MRI 检查、全身骨显像未见明显异常。诊断为左侧恶性胸膜间皮瘤。给予顺铂 120mg，分次胸腔注药，同时给予培美曲塞 800mg d1 全身化疗，胸腔积液控制可。后患者先后 3 次入院，给予 PP 方案（培美曲塞 800mg d1 + 顺铂 20mg d1~5）化疗 3 周期。第 2 周期化疗后复查胸部增强 CT，左侧胸腔肿物较前缩小不明显，疗效评价为 SD。近期体重无明显变化。既往高血压病史 8 年余，口服药物，血压控制可。糖尿病 2 年余，未服药。无冠心病，否认传染病史。否认外伤史。自诉对头孢类及青霉素类药物过敏。否认肿瘤家族史。

入院查体：T：36.58℃，P：82 次 / 分，R：20 次 / 分，BP：144/72mmHg，BS：1.62m²，

KPS: 90分，NRS: 0分。老年女性，营养中等，神志清，精神好。全身浅表淋巴结未触及肿大。头颅及五官正常。颈软，气管居中。胸廓无畸形，呼吸运动对称，无胸膜摩擦感，双侧语颤正常，两肺叩诊清音，双侧呼吸音清，未闻及异常呼吸音或干湿性啰音。心率82次/分，心律齐，心音有力，未闻及病理性杂音。全腹无压痛及反跳痛，未扪及明显包块。肝脾肋下未触及。脊柱、四肢无活动自如。神经系统无异常。

辅助检查：

2016年1月5日胸部+上腹部增强CT：左肺上叶软组织密度影，考虑恶性病变，左侧胸腔积液，上腹扫描未见异常。

胸水免疫细胞化学：CK（+），NapsinA（-），TTF1（-），Calretinin（-/+），P63（-），CEA（-），CD68（-），MOC31（-），WT1（+），考虑间皮瘤。

2016年1月11日颅脑MRI未见转移。

2016年1月13日全身骨显像未见明确骨转移征象。

入院诊断：

1. 左侧恶性胸膜间皮瘤。

2. 高血压病3级 极高危。

3. Ⅱ型糖尿病。

二、查房记录

（一）第一次查房

住院医师：患者老年女性，既往高血压、糖尿病史。因"确诊胸膜间皮瘤3个月"入院。患者3个月前出现活动后气短，增强CT发现左肺上叶软组织密度影，考虑恶性病变，左侧胸腔积液。胸水免疫细胞化学考虑间皮瘤。颅脑MRI、全身骨显像未见异常。给予顺铂胸腔注药，培美曲塞（800mg d1）全身化疗。后行3周期PP方案化疗，第2周期后复查胸部CT，疗效评价为SD。

主治医师：从目前检查结果看，恶性胸膜间皮瘤的诊断比较明确。为明确患者有无放疗禁忌证，建议行心肺功能检查并完善放疗前其他相关检查。

主任医师：患者病变范围较大，无手术完整切除的可能性，进一步完善相关检查后，如无放疗禁忌证，可考虑行局部放疗，如果体质能耐受，可考虑同期放化疗，争取好的治疗效果。

（二）第二次查房

住院医师：患者症状、体征同前。入院后心肺功能未见明显异常。

主治医师：根据第一次查房布置情况，各项工作均已就绪，交代病情后，患者及家属表示理解，并签署知情同意书。准备行放疗前CT模拟定位。

主任医师：患者一般情况可，可以耐受放疗。以左侧胸腔肿物及周围受侵组织为照射靶区，给予IMRT，2.0Gy/次，1次/日，5次/周，拟予总处方剂量70Gy/35次/7周。放疗期间密切观察毒副反应，定期监测血常规、肝肾功能、心电图，及时对症处理，根据体质状况可以考虑同期化疗。

三、治疗经过

2016 年 5 月 10 日开始放疗，以 CT 扫描图像中左侧胸腔肿物及周围受侵组织为靶区，行 IMRT，常规分割，计划 35 次。危及器官耐受剂量：左、右肺 MLD 分别为 2355.1cGy、203.6cGy，双肺 MLD = 843.9cGy，双肺 V20 = 11%，V30 = 10%，脊髓最大剂量 3224.6cGy，心脏平均剂量 2542.8cGy，心脏 V30 = 33%。2016 年 6 月 27 日放疗结束。放疗后期胃肠道反应 I 度，未出现放射性食管炎及骨髓抑制，未行特殊处理。

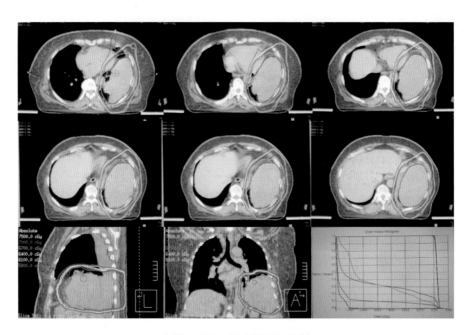

病例 41 图 1 放疗靶区与计划

四、诊疗结局及随访

患者放疗结束时食欲较差，偶有阵发性咳嗽、咳少量白痰，无明显胸闷气短，无心悸，对症治疗后好转。放疗结束复查胸部 CT 示（病例 41 图 2）：左侧胸腔肿物，左侧胸腔少量积液伴左肺膨胀不全，两肺门淋巴结稍大。对比原片，左侧胸腔肿物略有缩小，疗效评价 SD。

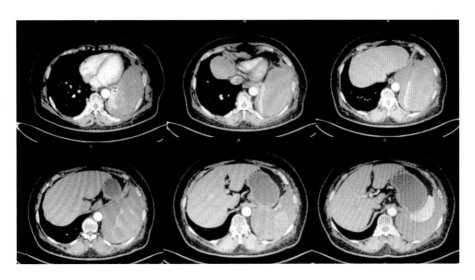

病例 41 图 2　放疗后 CT

五、主要治疗经验

1. 患者入院后完善各项检查，明确细胞学 / 病理学诊断。

2. 结合术前强化 CT 扫描确定放疗具体范围，处方剂量 70Gy/35F。

3. 治疗过程中应密切监测不良反应，包括放射性肺炎、心包炎及骨髓抑制情况，及时对症处理。全部治疗结束后，需定期复查随诊。

六、相关知识点

1. 恶性胸膜间皮瘤的病因　恶性胸膜间皮瘤（MPM）是原发于胸膜间皮组织或胸膜下间质组织的一种少见肿瘤。70%~80% 的患者是由暴露于石棉这个单因素引起，并且暴露时间越长，越易引起该病。在 MPM 发展过程中，猿猴病毒 40（SV40）也被视为是个重要的危险因素，SV40 与石棉具有协同致癌作用。MPM 分为两类，一类是低度恶性，另一类为高度恶性。根据其细胞类型、病变范围和恶性程度，可分为局限性和弥漫性，前者通常起源于脏层胸膜或叶间胸膜，呈圆形或椭圆形，结节生长缓慢，表面光滑，有包膜，手术切除机会较大；而弥漫性胸膜间皮瘤起自壁层或膈胸膜，常有多个光亮肉芽肿，胸膜增厚并出现结节。

2. MPM 的诊断　多数 MPM 患者血清中可查到少量的可溶性间皮瘤相关蛋白（SMRP）或桥蛋白，此相关蛋白可作为诊断 MPM 非常有用的指标，同时也可用于监测 MPM 的进展或疗效，对有石棉暴露史者早期诊断与筛选也很有帮助。CT 扫描可作为 MPM 检查的首选，常表现为胸膜弥漫性多发结节和肿块或胸膜增厚，包括胸膜结节状增厚（92%）、叶间胸膜增厚（86%）、胸腔积液（74%）、患侧胸腔缩小（42%）、胸壁受累（18%）、胸膜钙化可达 20%~50%，87% 活检标本中有钙化。一旦影像学怀疑 MPM，均应进行组织学检查如胸腔积液的细胞学、胸膜结节的穿刺活检，但 MPM 很难与转移性的腺癌、严重的不典型增生相区别。MPM 容易累及周围组织器官，早期即可能侵犯心包、胸壁、膈肌或纵隔内组织器官。肿瘤分布在胸膜的壁层和脏层，部分肿瘤直径可达 5cm 以上。尸检发现 70% 患者有胸腔内淋巴结转移，远处转移发生率33%~60%。

3. MPM的放疗　目前没有任何单一的治疗手段能明显延长患者的生存期，故临床上多采用多种治疗方法联合治疗，如手术联合化疗、放疗等。

由于MPM独特的沿胸膜弥漫性生长而环绕肺组织，且肿瘤邻近心脏、脊髓、肝脏及食管等器官，使得在避免严重放疗并发症（尤其是肺损伤）的前提下给予肿瘤局部足够高的剂量变得极为困难，故早期大部分单纯放疗方案仅显示有限的止痛作用。近年来大量随机研究表明，对于已行穿刺活检、胸腔镜检查、胸膜腔引流或术后置管引流的患者，局部胸壁预防性照射可以显著降低肿瘤种植发生率。目前文献资料显示单纯放疗尽管对缓解MPM引起的难治性胸痛，改善生活质量有肯定的疗效，但不能明显改善长期生存率。

实际上，临床研究和基础研究发现，胸膜间皮瘤对放射线并不抗拒，放疗疗效差的主要原因与胸膜的特殊结构和沿胸膜弥漫性生长的方式有关。如果配合手术治疗，则对较为早期的MPM有延长生存期的作用。约80%进行胸膜剥脱术者有可能肿瘤残留，其残留部位多为脏层胸膜、膈肌、纵隔和胸壁。故近年来随着手术技术的进步，越来越多的外科医生倾向于采用行胸膜全肺切除术。尽管胸膜全肺切除术能更广泛地切除肿瘤，但如果不进行术后辅助治疗，胸腔内复发仍是主要失败原因。

放疗作为术后辅助治疗的重要部分，在改善疗效方面有积极作用。Rusch报道单纯胸膜全肺切除术后中位生存期仅10个月，给予多种方式的综合治疗后，Ⅰ、Ⅱ期者中位生存期为38.8个月，Ⅲ、Ⅳ期者中位生存期为10个月。Sugarbaker对Ⅰ期病变行胸膜全肺切除术后给予铂类、阿霉素为主的化疗，局部给予55Gy放疗，中位生存期达24个月，5年生存率达39%。Ahamad等对28例MPM患者实施胸膜全肺切除术+调强放疗，PTV包括患侧术中涉及的内胸壁、横膈、胸膜返折区及术中标记区，处方剂量45~50Gy，局部加量至60Gy，中位随访期9个月（5~27个月），照射靶区内的局控率达100%，1年生存率65%，放疗不良反应可接受。对于行胸膜全肺切除术+调强放疗的患者，致死性的健侧肺毒性仍是限制照射剂量提升的主要因素，健侧肺V_{20}是该类患者肺相关性死亡及非肿瘤相关性死亡的独立预后因素，放疗计划设计时应尽可能降低健侧肺V_{20}剂量。

4. MPM的化疗　过去认为MPM对化疗药物具有天然抵抗性，化疗效果较差。新近研究改变了传统观念，目前认为MPM对化疗中度敏感。2004年2月培美曲塞作为第1个以MPM为适应证的药物由美国FDA批准用于晚期MPM的一线治疗，联合顺铂化疗为目前MPM的标准一线化疗，可明显提高生存期，改善预后。Vogelzang等对48例MPM患者进行了培美曲塞+顺铂对比单一顺铂的分组研究，发现联合治疗比单一治疗明显有效，中位生存时间分别为12.1个月、9.3个月，有效率分别为41%、17%（$P = 0.020$）。

（赵　彦）

病例 42　纵隔精原细胞瘤放疗

一、病历摘要

患者男性，24岁，汉族，河北邯郸人，因"纵隔精原细胞瘤4周期化疗后2个月"于2016年7月14日入院。

病史：患者2015年12日无明显诱因出现刺激性干咳及头颈部肿胀不适，伴平卧后呼吸困难，症状渐加重，无发热，无咯血及胸痛。2016年1月当地医院胸部CT提示纵隔肿物，自服中药治疗，呼吸困难稍缓解。2016年2月出现前胸部疼痛不适，平卧后呼吸困难、头颈部肿胀加重。我院B超引导下纵隔肿物穿刺活检病理示：（纵隔肿物）恶性肿瘤，结合形态及免疫组化结果考虑为精原细胞瘤。免疫组化结果显示：AE1/AE3（1+），LCA（−），P63（−），CD20（−），CD30（−），PLAP（2+），CD117（3+），OCT4（3+），CD30（−），CK19（−），Ki-67（50%+）。于2016年3月2日、2016年3月29日、2016年4月25日、2016年5月16日接受BEP方案：博来霉素15mg d1，依托泊苷100mg d1~3，顺铂50mg d1~2，疗程中曾出现Ⅱ度骨髓抑制和胃肠道反应，治疗结束后评价为PR。今为进一步治疗再入院。体重无明显减轻。无高血压、冠心病、糖尿病史，否认传染病史。否认外伤史。无药物过敏史。否认肿瘤家族史。

入院查体：T：36.3℃，P：80次/分，R：17次/分，BP：120/75mmHg，BS：1.73m^2，KPS：80分，NRS：0分。青年男性，营养中等，神志清，精神好。全身浅表淋巴结未触及肿大。头颅及五官正常。颈软，气管居中，可见明显颈静脉怒张。胸廓无畸形，呼吸运动对称，两肺叩诊清音，双侧呼吸音清，未闻及异常呼吸音或干湿性啰音。心前区无隆起，心界不大，心率80次/分，心律齐，心音有力，未闻及病理性杂音。全腹无压痛及反跳痛，未扪及明显包块。肝脾肋下未触及。脊柱、四肢活动自如。神经系统无异常。

辅助检查：

2016年5月18日颈血管超声：右侧颈内静脉扩张，管腔内见不均匀低回声，未探及明显血流。

2016年5月31日颈部淋巴结超声：左下颈见多发淋巴结，大者约0.7cm×0.4cm，界清，未见血流，余双侧颈部、锁骨上未见明确肿大淋巴结。

2016年7月2日颈胸部CT：①前上纵隔肿物较前缩小，现最大横截面肿块大小约5.5cm×3.6cm，不均匀强化，包绕纵隔大血管，双侧颈总静脉充盈不佳，右侧颈内静脉有栓子形成，大小约1.2cm×1.0cm，胸腹壁静脉迂曲扩张；②左侧锁骨上区、纵隔4区、双侧颈深链多发淋巴结同前相仿；③双肺多发条索影；④扫描范围内肝左内叶血管瘤。

入院诊断：

1. 原发纵隔精原细胞瘤。

　　侵犯上纵隔大血管。

　　上腔静脉综合征。

2. 右侧颈静脉血栓。

二、查房记录

（一）第一次查房

住院医师：患者青年男性，既往体健。因"纵隔精原细胞瘤 4 周期化疗后 2 个月"入院。2015 年 12 月无明显诱因出现刺激性干咳及头颈部肿胀不适，伴平卧后呼吸困难，当地医院胸部 CT 检查提示纵隔肿物，B 超引导下纵隔肿物穿刺活检病理：（纵隔肿物）恶性肿瘤，结合形态及免疫组化结果考虑为精原细胞瘤。于我院行 BEP 方案化疗 4 周期，治疗结束后评价为 PR。目前血清 AFP 正常。

主治医师：该患者为纵隔精原细胞瘤 4 周期化疗后 2 个月，目前仍有上腔静脉受压症状和体征，为进一步明确病变范围，建议查 ECT 除外骨骼系统病变。

主任医师：同意目前的诊断。精原细胞瘤为低度恶性肿瘤，对放疗和化疗都高度敏感，放疗过程中应密切注意肿瘤细胞坏死所引起的肿瘤溶解综合征。临床上应特别注意上腔静脉压迫的情况，如需静脉输液者，则应选择下肢静脉。关于颈静脉血栓，应定期复查颈血管超声并监测凝血功能，必要时请相关科室会诊协助处理。

（二）第二次查房

住院医师：患者症状、体征同前。全身骨显像未见明确骨转移征象。血常规、肝肾功能及血清 AFP 均正常。

主治医师：从现有资料看，患者目前病变局限于纵隔。有局部放疗指征，向患者及家属充分交代病情及放疗的必要性、可能的并发症，取得理解合作后，签署知情同意书。安排进行放疗前准备工作。

主任医师：建议以化疗后影像可见的纵隔肿瘤原发灶、肿大淋巴结以及纵隔、双锁骨上淋巴引流区为靶区，行 IMRT，处方剂量 50Gy/25 次，2.0Gy/ 次，5 次 / 周。需要注意的是，放疗有可能引起肿瘤溶解综合征，需定期复查血尿酸、电解质，放疗开始后需口服别嘌醇、碳酸氢钠片以碱化尿液。目前患者一般情况好，能耐受放疗。放疗期间密切观察毒副反应，及时对症处理。

三、治疗经过

2016 年 7 月 19 日开始放疗，以纵隔肿瘤原发灶、肿大淋巴结以及纵隔、双锁骨上淋巴引流区为靶区，行 IMRT，常规分割 50Gy/25 次。危及器官所接受剂量为：双肺平均受量 1347.9cGy，V5 = 60.3%，V20 = 21.6%；脊髓最大剂量 3531.7cGy；心脏平均受量 1564.5cGy，V30 = 18.7%，V40 = 9.5%。2016 年 8 月 22 日放疗结束。放疗期间放射性食管炎 I 度，胃肠道反应 I 度，白细胞减低 I 度，对症治疗后均好转。放疗结束复查 CT，疗效评价为 PR（病例 42 图 1）。

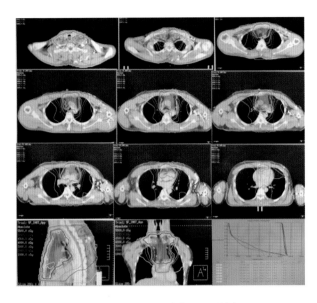

病例 42 图 1 放疗靶区与计划

四、诊疗结局及随访

患者放疗结束后偶有打嗝、嗳气，无咳嗽咳痰，无饮水呛咳，无胸背部疼痛，复查颈部胸部 CT（病例 42 图 2）：①前上纵隔肿物较前缩小，现最大横截面约 5.2cm×3.1cm，不均匀强化，包绕纵隔大血管。双侧颈总静脉充盈不佳，右侧颈内静脉仍有栓子形成，大小约 1.2cm×1.0cm；②左侧锁骨上区、纵隔 4 区、双侧颈深链多发淋巴结变化不明显；③双肺多发条索影；④扫描范围内肝左内叶血管瘤。

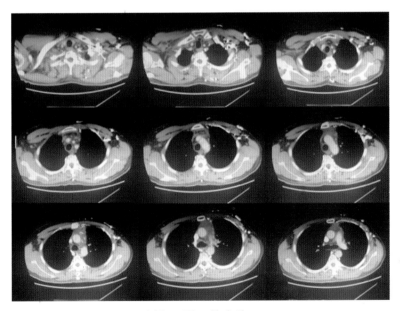

病例 42 图 2 放疗后 CT

五、主要治疗经验

1. 初次治疗前应进行细致的体格检查和睾丸超声检测，以排除潜在的性腺内原发灶。血清 AFP、b-HCG 和 LDH 可帮助诊断、评估疗效、检测复发等，治疗前需明确这些指标的基线水平。

2. 入院后完善各项检查，结合化疗前、后 CT 图像确定纵隔病变范围，除颈部胸部 CT 扫描以外，应重视结合超声检查，区别良性淋巴结及转移淋巴结，以更好地优化照射靶区范围，原则上包括残留的病灶局部和转移淋巴结以及相应的淋巴引流区。本例患者因纵隔及颈血管旁存在转移淋巴结，故纵隔及双侧锁骨上淋巴引流区均包括在放疗靶区内。

3. 精原细胞瘤属于放化疗非常敏感的肿瘤，对化疗后仍有残存者，局部放疗为首选，且 50Gy 为根治剂量，一般不建议纵隔精原细胞瘤行手术切除。

4. 治疗过程中应密切监测患者不良反应，尤其是肿瘤巨大压迫或侵及上腔静脉者，更应注意其症状体征的变化，及时检测血中尿酸、电解质和凝血功能，及时对症处理。全部治疗结束后，需定期随诊复查。

六、相关知识点

1. 临床表现及影像学特点　原发性纵隔精原细胞瘤属于性腺外胚胎源性肿瘤，约占纵隔所有肿瘤的 2%，较罕见。有关纵隔生殖细胞瘤国内外文献大多是个案报道，主要包括精原细胞瘤、胚胎细胞瘤、原发绒癌及卵黄囊瘤等，这些肿瘤与睾丸来源者有相同的形态和组织学表现，但纵隔原发者预后较差，生物学行为更具有侵袭性，肺是最常见的远处转移部位。大约 1/3 原发纵隔精原细胞瘤患者存在远处转移，且转移者中 25% 为颈部淋巴结肿大。

纵隔精原细胞瘤早期多无症状，30% 患者因体检或常规胸片发现肿块而就诊。症状一般出现在晚期，临床上表现为胸闷、胸痛、气短、咳嗽等，严重者压迫上腔静脉或喉返神经时，可出现声音嘶哑或上腔静脉综合征等。发生转移时，可出现癌性疼痛、胸腔积液、心包积液等相应症状。影像学表现缺乏特异性，主要表现为前纵隔肿物，也可以见于中纵隔或后纵隔。胸部 CT 表现为纵隔内分叶状、境界模糊不清的实性占位性病变，密度不均匀，一般无钙化及脂肪密度(此点有别于畸胎瘤)；增强扫描后呈轻至中度不均匀性强化，周围脂肪间隙消失；当肿物侵犯胸膜、心包时可出现胸腔积液、心包积液。大部分患者伴血清 LDH 轻度升高，少数 β-HCG、AFP 升高。

2. 纵隔精原细胞的治疗及预后　纵隔精原细胞瘤对放疗、化疗都非常敏感，患者就诊时通常为晚期或巨大肿块，因此首选治疗以化疗和放疗为主，即使存在广泛转移，也应接受根治性治疗，目前多数患者均以全身化疗为初始治疗手段。据文献报道，患者就诊时多已失去手术时机，手术完全切除率仅 20%。大部分研究显示，应用以顺铂为基础的联合化疗方案，缓解率可高达 100%，5 年生存率可达 90% 以上。常用的化疗方案主要有 EP(依托泊苷 + 顺铂)、BEP(博来霉素 + 依托泊苷 + 顺铂)、VIP(长春花碱 + 异环磷酰胺 + 顺铂)、BVP(博来霉素 + 长春花碱 + 顺铂)等。巨大肿块的纵隔精原细胞瘤完成化疗后，影像检查提示残存异常的情况并不少见，但大部分患者残存肿块是致密的纤维化组织，已无法检测到存活的肿瘤细胞。

有作者建议对所有化疗后残存肿块≥3cm者进行手术切除或活检证实，也有人建议密切观察，一旦影像学显示肿块增大，应及早给予手术、放疗或挽救性化疗。

局限期纵隔精原细胞瘤，根治性放疗可取代手术切除，长期生存率达60%~80%。放疗范围应包括全纵隔，建议在CT引导下给予前后/后前野照射。在出现化疗前的研究中显示，单纯根治性放疗靶区通常包括双侧锁骨上区、颈部和主动脉旁淋巴结区，首程放疗对纵隔精原细胞瘤非常有效，局部控制率可达89%~100%，长期生存达60%~80%。对不能接受化疗者，放疗也是可选择的治疗方式。放疗剂量和治疗技术差别很大，推荐的处方剂量为30~50Gy不等，一般认为照射剂量应根据肿瘤大小、既往化疗史及目前患者临床情况进行调整，单纯放疗局部控制率高达90%以上。

纵隔精原细胞原发瘤越小，治疗效果越好，放化疗后痊愈的可能性越大。研究发现，性别、年龄对预后的影响不大。有研究认为存在以下情况者预后较差：①年龄>35岁；②伴发热；③伴上腔静脉综合征；④锁骨上窝或颈静脉旁淋巴结肿大；⑤胸部CT或胸片显示肺门受累。

（赵　彦）

参考文献

[1]Iwase H, Shimada M, Tsuzuki T, et al.Concurrent chemoradiotherapy with a novel fluoropyrimidine, S-1, and cisplatin for locally advanced esophageal cancer: long-term results of a phase II trial.Oncology, 2013, 84（6）: 342-349.

[2]Liu JF, Wang QZ, Hou J.Surgical treatment for cancer of the oesophagus and gastric cardia in Hebei, China.Br J Surg, 2004, 91（1）: 90-98.

[3]Shah MA, Schnartz GK.Treatment of metastatic esophagus and gastric cancer.Semi Oncol, 2004, 4: 574-587.

[4]陈利, 柳弥, 李贤富, 等.食管癌放射治疗研究进展.中华临床医师杂志, 2014, 8（2）: 296-300.

[5]Chang H, Shin SK, Cho BC, et al.A prospective phase Ⅱ trial of S-1 and cisplatin-based chemoradiotherapy for locoregionally advanced esophageal cancer.Cancer Chemoth Pharm, 2014, 73（4）: 665-671.

[6]Huang W, Li BS, Gong HY, et al.Pattern of lymph node metastases and its implication in radiotherapeutic clinical target volume in patients with thoracic esophageal squamous cell carcinoma: A report of 1077 cases.Radiother Oncol, 2010, 95（2）: 229-233.

[7]Ding X, Zhang J, Li B, et al.A meta-analysis of lymph node metastasis rate for patients with thoracic oesophageal cancer and its implication in delineation of clinical target volume for radiation therapy.Brit J Radiol, 2012, 85（1019）: e1110-1119.

[8]Kashima J, Okuma Y, Murata H, Hishima T.Chemoradiotherapy for unresectable cases of thymic epithelial tumors: a retrospective study.J Thorac Dis, 2017, 9（10）: 3911-3918.

[9]Basse, C; Thureau, S; Bota, S; Girard, N; Multidisciplinary Tumor Board Decision Making for Postoperative Radiotherapy in Thymic Epithelial Tumors: Insights from the RYTHMIC Prospective Cohort.J Thorac Oncol, 2017, 12（11）: 1715-1722.

[10]Lim YJ, Song C, Kim JS.Improved survival with postoperative radiotherapy in thymic carcinoma: A propensity-matched analysis of Surveillance, Epidemiology, and End Results（SEER）database.Lung Cancer, 2017, 108: 161-167.

[11]Willmann J, Rimner A.The expanding role of radiation therapy for thymic malignancies.J Thorac Dis, 2018, 10（Suppl 21）: S2555-S2564.

[12]Mou H, Liao Q, Hou X, et al.Clinical characteristics, risk factors, and outcomes after

adjuvant radiotherapy for patients with thymoma in the United States: analysis of the Surveillance, Epidemiology, and End Results (SEER) Registry (1988—2013).Int J Radiat Biol, 2018, 94 (5): 495-502.

[13]Yokoi K, Kondo K, Fujimoto K, Omasa M.JLCS medical practice guidelines for thymic tumors: summary of recommendations.Jpn J Clin Oncol, 2017, 47 (12): 1119-1122.

[14]Jackson MW, Palma DA, Camidge DR, et al.The Impact of Postoperative Radiotherapy for Thymomaand Thymic Carcinoma.J Thorac Oncol, 2017, 12 (4): 734-744.

[15]Kayata H, Isaka M, Ohde Y, et al.Complete Resection of Masaoka Stage IVb Thymic Carcinoma After Chemoradiotherapy.Ann Thorac Surg, 2017, 103 (1): e5-e7.

[16]Dong C, Chang S, Tang H.Role of Postoperative Radiation Therapy in Completely Resected Thymoma.Ann Thorac Surg, 2017, Jan; 103 (1): 364-365.

[17]Shepherd A, Riely G, Detterbeck F, et al.Thymic Carcinoma Management Patterns among International Thymic Malignancy Interest Group (ITMIG) Physicians with Consensus from the Thymic Carcinoma Working Group.J Thorac Oncol, 2017, 12 (4): 745-751.

[18]Cooper JS, Guo MD, Herskovic A, et al.Chemoradiotherapy of locally advanced esophageal cancer: long-term follow-up of a prospective randomized trial(RTOG 85-01).JAMA, 1999, 281(7): 1623-1627.

[19]Cooper JS, Guo MD, Herskovic A, et al.Chemoradiotherapy of locally advanced esophageal cancer: long-term follow-up of a prospective randomized trial(RTOG 85-01).JAMA, 1999, 281(7): 1623-1627.

[20]Minsky BD, Pajak TF, Ginsberg RJ, et al.INT0123 (Radiation Therapy Oncology Group 94-05) Phase III trial of combined-modality therapy for esophageal cancer: high-dose versus standard-dose radiation therapy.J Clin Oncol, 2002, 20 (5): 1167-1174.

[21] 施学辉，吴根娣，刘新伟，等．后程加速超分割放射治疗食管癌的长期疗效．中华放射肿瘤学杂志，1997，6 (1): 12-15.

[22]Blank CU, Enk A.Therapeutic use of anti-CTLA-4 antibodies.Int Immunol.2015, 27 (1): 3-10.

[23]Caldwell CB, Bains MS, Burt M.Unusual malignant neoplasms of the esophagus.Oat cell carcinoma, melanoma, and sarcoma.J Thorac Cardiovasc Surg.1991, 101 (1): 100-107.

[24]Ding J, Ji J, Zhu W, et al.A retrospective study of different treatments of limited-stage small-cell esophageal carcinoma and associated prognostic factor analysis.Dis Esophagus,2013,26(7): 696-702.

[25]Endoscopic Classification Review Group.Update on the paris classification of superficial neoplastic lesions in the digestive tract.Endoscopy, 2005, 37 (6): 570-578.

[26]Meng MB, Zaorsky NG, Jiang C, et al.Radiotherapy and chemotherapy are associated

with improved outcomes over surgery and chemotherapy in the management of limited-stage small cell esophageal carcinoma.Radiother Oncol, 2013, 106（3）：317-322.

[27]Middleton MR, Grob JJ.Randomized phase Ⅲ study of temozolomide versus dacarbazine in the treatment of patients with advanced metastatic malignant melanoma.J Clin Oncol.2000 Jan; 18(1): 158-166.

[28]Yamamura K, Kondo K, Moritani S.Primary malignant melanoma of the stomach：report of a case.Surg Today, 2012, 42（2）：195-199.

[29]常栋，胡健. 原发性食管恶性黑色素瘤的诊断和治疗. 中华消化外科杂志，2013，12（10）：801-803.

[30]陆艳荣，瓦热斯江·衣不拉音，巴尔夏古丽·扎比胡拉. 食管癌根治性放疗选择性淋巴引流区预防照射与累及野照射的局部控制率、生存率比较分析. 中国医刊，2018，53（5）：573-576.

[31]中华医学会消化内镜学分会，中国抗癌协会肿瘤内镜专业委员会. 中国早期食管癌筛查及内镜诊治专家共识意见（2014 年，北京）. 中国实用内科杂志，2015，20（4）：220.

[32]祝淑钗，董辉，刘志坤. 早期食管癌根治性放射治疗不同照射范围的比较研究. 中华放射肿瘤学杂志，2015，6：615-618.

[33]Cai WJ, Xia PL.Pattern of relapse in surgical treated patients with thoracic esophageal squamous cell carcinoma and its possible impact on target delineation for postoperative radiotherapy .Radiotherapy and Oncology, 2010, 96：104-107.

[34]Chen Jl, Pan J, Liu J, et al.Postoperative radiation therapy with or without concurrent chemotherapy for node-positive thoracic esophageal squamous cell carcinoma.Int J Radiat Oncol Biol Phys, 2013, 86（4）：671-677.

[35]Hsu PK, Huang CS, Wang BY, et al.Survial benefits of postoperative chemoradiation for lymph node-positive esophageal squamous cell carcinoma.Ann Thorac Surg, 2014, 97（5）：1734-1741.

[36]Ito M, Kodaira T, Tachibana H, et al.Clinical results of definitive chemoradiotherapy for cervical esophageal cancer：Comparison of failure pattern and toxicities between intensity-modulated radiotherapy and 3-dimensional conformal radiotherapy.Head Neck, 2017, 39（12）：2406-2415.

[37]Lyu X, Huang J, Mao Y, et al.Adjuvant chemotherapy after esophagectomy：is there a role in the treatment of lymph node positive thoracocic esophageal squamous cell carcinoma？ J Surg Oncol, 2014, 110（7）：864-868.

[38]Nakajima Y, Zenda S, Minashi K, et al.Non-surgical approach to small cell carcinoma of the esophagus：does this rare disease have the same tumor behavior as SCLC？ Int J Clin Oncol.2012, 17（6）：610-615.

[39]Qiao XY, Wang W, Zhou ZG, et al, Comparison of efficancy of ragional and extensive

clinical target volumes in postoperative radiotherapy for esophageal squamous cell carcinoma.Int J Radial Oncol Biol Phys，2008，70（2）：396-402.

[40]Tong D，Law S，Kwong D，et al.Current Management of Cervical Esophageal Cancer.World Journal of Surgery，2010，35（3）：600-607.

[41]Vos B，Rozema T，Miller RC，et al.Small cell carcinoma of the esophagus：a multicentre Rare Cancer Network study.Dis Esophagus.2011，24（4）：258-264.

[42]Xiao ZF，Yang ZY，Miao YJ，et al.Influence of number of metastatic lymph nodes on survival of curative resected thoracic esophageal cancer patients and value of radiotherapy：report of 549 cases.Int J Radiat Oncol Biol Phys，2005，62（1）：82-90.

[43]李治，张林梦.恶性黑色素瘤的研究进展.药物生物技术，2018，25（1）：70-74.

[44]罗京伟，徐国镇，高黎.头颈部肿瘤放射治疗图谱（第2版）：北京：人民卫生出版社，2012.

[45]张珉，钟武.黑色素瘤治疗新组合 Nivolumab 和 Ipilimumab.临床药物治疗杂，2017，15（1）：79-84.

[46]Bedenne L1，Michel P，Bouche O，et al.Chemoradiation followed by surgery compared with chemoradiation alone in squamous cancer of the esophagus：FFCD 9102.J Clin Oncol，2007，25（10）：1160-1168.

[47]Gebski V1，Burmeister B，Smithers BM，et al.Survival benefits from neoadjuvant chemoradiotherapy or chemotherapy in oesophageal carcinoma：a meta-analysis.Lancet Oncol，2007，8（3）：226-234.

[48]Li CL，Zhang YD，Wang YD，et al.Characteristics of recurrence after radical esophagectomy with two-field lymph node dissection for thoracic esophageal cancer.Oncol Lett，2013，5（1）：355-359.

[49]Mariette C，Dahan L，Mornex F，et al.Surgery alone versus chemoradiotherapy followed by surgery for stage I and Ⅱ esophageal cancer：final analysis of randomized controlled phase Ⅲ trial FFCD 9901.J Clin Oncol，2014，32（23）：2416-2422.

[50]Shapiro J，van Lanschot JJB，Hulshof MCCM，et al.Neoadjuvant chemoradiotherapy plus surgery versus surgery alone for oesophageal or junctional cancer（CROSS）：long-term results of a randomised controlled trial.Lancet Oncol，2015，16（9）：1090-1098.

[51]Shen WB，Gao HM，Zhu SC，et al.Pateerns of failure after radical surgery on patients with stage Ⅱ/Ⅲ thoracic esophageal squamous cell carcinoma.Zhong Liu Fang Zhi Yan Jiu，2017，44（5）：340-346.

[52]Sjoquist KM，Burmeister BH，Smithers BM，et al.Survival after neoadjuvant chemotherapy or chemoradiotherapy for resectable oesophageal carcinoma：an updated meta-analysis.Lancet Oncol，2011，12（7）：681-692.

[53]Smit JK，Pultrum BB，van Dullemen HM，et al.Prognostic factors and patterns of recurrence in esophageal cancer assert arguments for extended two-field transthoracic esophagectomy.Am J Surg, 2010，200（4）：446-453.

[54]Wang J，Qin J，Jing S，et al.Clinical complete response after chemoradiotherapy for carcinoma of thoracic esophagus：Is esophagectomy always necessary？ A systematic review and meta-analysis.Thorac Cancer.2018，9（12）：1638-1647.

[55]黄伟，李宝生，巩合义，等.胸段食管鳞癌淋巴结转移规律及其对放疗临床靶区的意义.中华肿瘤杂志，2010，3：225-228.

[56]林宇，陈俊强，李建成，等，淋巴结阳性胸段食管鳞癌术后放化疗的价值。中华肿瘤杂志，2014，36（2）：151-154.

[57]沈文斌，高红梅，祝淑钗，等.Ⅱ和Ⅲ期胸段食管鳞癌术后不同 辅助治疗方式治疗后的失败模式分析.肿瘤防治研究，2017，44（5）：340-346.

[58]宋振焱，焦言，李洪升，等.食管鳞癌根治术后失败模式分析.中华肿瘤防治杂志，2018，2：126-130.

[59]王玉祥，杨琼，邱嵘，等.Ⅲ期胸段食管鳞癌根治术后辅助治疗价值.中华放射肿瘤学杂志，2017，26（1）：22-28.

[60]于舒飞，章文成，肖泽芬，等.胸中段淋巴结阳性食管癌术后放疗的临床意义[J].中华放射肿瘤学杂志，2016，25（4）：332-338.

[61]Wong AT，Shao M，Rineer J，et al.The Impact of Adjuvant Postoperative Radiation Therapy and Chemotherapy on Survival After Esophagectomy for Esophageal.Ann Surg，2017，265（6）：1146-1151.

[62]Bang YJ，Van Custem E，Feyereislova A，et al.Trastuzumab in combination with chemotherapy versus chemotherapy alone for treatment of HER-2 positive advanced gastric or gasto-oesophageal junction cancer（ToGA）：a phase 3，open-lable，randomised controlled trial. Lancet，2010，376：687-697.

[63]Fujita H，Sueyoshi S，Yamana H，et al.Optimun treatment strategy for superficial esophageal cancer：Endoscopic mucosal resection versus radical espphagectomy.World J Surg, 2001，25：424-431.

[64]Shah MA，Janjigian YY，Stoller R，et al.Randomized multicenter phase II study of modified docetaxel，cisplatin，and fluorouracil（DCF）versus DCF plus growth factor support in patients with metastatic gastric adenocarcinoma：a study of the US Gastric Cancer Consortium.J Clin Oncol, 2015，33：3874-3879.

[65]Steyerberg EW，Neville BA，Kopper LB，rt al.Surgical mortality in patients with esophageal cancer：development and validation of a simple risk score.J Clin Oncol，2006，24：4277-4284.

[66]Van Hagen P，Hulshof MC，van Lanschot JJ，et al.Preoperative chemoradiotherapy for

esophageal or junctional cancer.N Engl J Med，2012，366：2074-2084.

[67]Grills I S，Yan D，Martinez A A，et al.Potential for reduced toxicity and dose escalation in the treatment of inoperable non-small-cell lung cancer: a comparison of intensity-modulated radiation therapy（IMRT），3D conformal radiation，and elective nodal irradiation.Int J Radiat Oncol Biol Phys，2003，57（3）：875-890.

[68] 杨丹，王建华.食管癌放疗后局部复发再程放疗的疗效观察.常州实用医学，2010，26（6）：370-372.

[69]Ma J B，Song Y P，Yu J M，et al.Feasibility of involved-field conformal radiotherapy for cervical and upper-thoracic esophageal cancer.Onkologie，2011，34（11）：599-604.

[70]Yano M，Takachi K Y，Miyashiro I，et al.Prognosis of patients who develop cervical lymph node recurrence following curative resection for thoracic esophageal cancer.Diseases of the Esophagus，2006，19（2）：73-77.

[71] 陈利，柳弥，李贤富，等.食管癌放射治疗研究进展.中华临床医师杂志：电子版，2014，8（2）：110-114.

[72] 陈小军.首程放疗后局部复发食管癌43例再程放疗的疗效分析.中外医学研究，2014，12（23）：104-105.

[73] 段德缚，信德和，杨可贤.食管癌根治量放疗后复发再手术治疗.中华胸心血管外科杂志，1998，14（5）：305-306

[74] 李进科，徐宗祥，夏芙，等.食管癌全量放疗后复发或未控制患者再手术治疗体会.黑龙江医学，2014，38（5）：517-519.

[75] 祁吉.医学影像诊断学.北京：人民卫生出版社，2007，137-167.

[76] 童金龙，孙新臣.脊髓再程放疗的基础与临床研究进展.中华放射肿瘤学杂志，2014，23（3）：190-193.

[77] 王权，刘海龙.放疗后复发食管癌调强放射治疗近期疗效观察.中华实用诊断与治疗杂志，2012，26（8）：810-812.

[78] 王伟，王强，高俊，等.食管癌根治性放疗后复发再手术治疗体会.中国临床研究，2011，24（12）：1124-1125.

[79] 尤振兵，嵇建，徐达夫，等.根治性放疗后复发食管癌行手术和再放疗的回顾性研究.西部医学，2012，24（2）：343-345.

[80] 中国抗癌协会食管癌专业委员会.食管癌规范化诊治指南.北京：中国协和医科大学出版社，2011：89-90.

[81]Chang JY，Senan S，Paul MA，et al.Stereotactic ablative radiotherapy versus lobectomy for operable stage Ⅰ non-small-cell lung cancer: a pooled analysis of two randomised trials.Lancet Oncol，2015，16（6）：630-637.

[82]De Marinis F，Nelli F，Migliorino MR，et al.Gemcitabine，paclitaxel，and cisplatin

as induction chemotherapy for patients with biopsy-proven Stage ⅢA（N2）nonsmall cell lung carcinoma：a Phase Ⅱ multicenter study.Cancer，2003，98（8）：1707-1715.

[83]Nagata Y，Hiraoka M，Shibata T，et al.Prospective Trial of Stereotactic Body Radiation Therapy for Both Operable and Inoperable T1N0M0 Non-Small Cell Lung Cancer：Japan Clinical Oncology Group Study JCOG0403.Int J Radiat Oncol Biol Phys，2015，93（5）：989-996.

[84]Onishi H，Araki T，Shirato H，et al.Stereotactic hypofractionated high-dose irradiation for stage I nonsmall cell lung carcinoma：clinical outcomes in 245 subjects in a Japanese multiinstitutional study.Cancer，2004，101（7）：1623-1631.

[85]Takeda A，Sanuki N，Fujii H，et al.Maximum standardized uptake value on FDG-PET is a strong predictor of overall and disease-free survival for non-small-cell lung cancer patients after stereotactic body radiotherapy.J Thorac Oncol，2014,9（1）：65-73.

[86]Zhu T，Chen R，Yu H，et al.Antitumor effect of a copper（Ⅱ）complex of a coumarin derivative and phenanthroline on lung adenocarcinoma cells and the mechanism of action.Mol Med Rep，2014，10（5）：2477-2482.

[87]李长生，任中海.培美曲塞联合顺铂一线治疗晚期肺腺癌疗效及安全性分析.中华肿瘤防治杂志，2016，（18）：1250-1253.

[88]鲁志兵.同步放化疗对局部晚期食管癌患者的临床价值分析.中国医学创新，2014，11（5）：21-23.

[89]彭俊英，吴金通，吴陈宾，等.再程放化疗在食管癌放疗后复发患者中的应用分析.临床和实验医学杂志，2013，12（23）：1887-1890.

[90]Bradley JD，Paulus R，Komaki R，et al.Standard-dose versus high-dose conformal radiotherapy with concurrent and consolidation carboplatin plus paclitaxel with or without cetuximab for patients with stage ⅢA or IIIB non-small-cell lung cancer（RTOG 0617）：a randomised，two-by-two factorial phase 3 study.Lancet Oncol.2015 Feb；16（2）：187-199.

[91]Grills IS，Yan D，Martinez AA，et al.Potential for reduced toxicity and dose escalation in the treatment of inoperable non-small-cell lung cancer：a comparison of intensity modulated radiation therapy（IMRT），3D conformal radiation，and elective nodal irradiation[J].Int J Radiat Oncol Biol Phys，2003，57（3）：875-890.

[92]Jeremiec B，Videtie GM.Chest reirradiation with extemal beam radiotherapy for locally recurrent non-small-cell lung cancer：a review.Elsevier，2011，80（4）：969-977.

[93]Kelly P，Balter PA，Rebueno N，et al.Stereotactic body radiation therapy for patients with lung cancer previously treated with thoracic radiation.Int Radiat Oncol Biol Phys，2010，78（5）：1387-1393.

[94]Kruser TJ，McCabe BP，Mehta MP，et al.Reirradiation for locoreglonally recurrent lung cancer：outcomes in small cell and non-small cell lung arcinoma.Am J Clin Oncol，2014，37（1）：

70–76.

[95]McAvoy SA，Ciura KT，RinerJM，et al.Feasibility of proton beam therapy for reirradiation of locoregionally recurrent non small cell lung cancer.Radiotherapy and Oncology，2013，109（1）：38–44.

[96]Okamoto Y，Murakami M，Yoden E，et al.Reirradiation for locally recurrent lung cancer previously treated with radiation therapy[J].Int J Radiation Oncology Biol Phys，2002，52（2）：390–396.

[97]Pignon JP，Tribodet H，Scagliotti GV，et al.Lung adjuvant cisplatin evaluation：a pooled analysis by the LACE Collaborative Group.J Clin Oncol.2008；26（21）：3552–3559.

[98]Stewart FA.Re–treatment after ful–course radiotherapy：is it a viable option？[J].Acta Oncologica，1999，38（7）：855–862.

[99]Suresh S，Anthony B，Lu–hua W，et al.PROCLAIM：Randomized Phase III Trial of Pemetrexed–Cisplatin or Etoposide–Cisplatin Plus Thoracic Radiation Therapy Followed by Consolidation Chemotherapy in Locally Advanced Nonsquamous Non–Small–Cell Lung Cancer.J Clin Oncol，2016，34（9）：953–962.

[100]Trakul N，Harris JP，Le QT，et al.Stereotactic ablative radiotherapy for reirradiation of locally recurrent lung tumors[R].Journal of Thoracie Oncology，2012，7（9）：1462–1465.

[101]Trovo M，Minatel E，Durofil E，et al.Stetereotactic body radiation therapy for re-irradiation of persistent or recurrent non–small cell lung cancer.Radiation Oncology，2014，88（5）：1114–1119.

[102]Zhai Y，Ma H，Hui Z，et al.HELPER study：A phase II trial of continuous infusion of endostar combined with concurrent etoposide plus cisplatin and radiotherapy for treatment of unresectable stage Ⅲ non–small–cell lung cancer.Radiother Oncol.2019，131：27–34.

[103]Zhong WZ，Wang Q，Mao WM，et al.Gefitinib versus vinorelbine plus cisplatin as adjuvant treatment for stage Ⅱ～ⅢA（N1–N2）EGFR–mutant NSCLC（ADJUVANT/CTONG1104）：a randomised，open–label，phase 3 study.Lancet Oncol.2018；19（1）：139–148.

[104] 董昭，李琦，秦庆亮，等，立体定向放射治疗联合化疗治疗放疗后局部复发非小细胞肺癌的疗效 . 肿瘤，2009，29（12）：1133–1136.

[105]Arriagada R，Le Chevalier T，Borie F，et al.Prophylactic cranial irradiation for patients with small–cell lung cancer in complete remission.J Natl Cancer Inst，995，87（3）：183–190.

[106]Aupérin A，Arriagada R，Pignon JP，et al.Prophylactic cranial irradiation for patients with small–cell lung cancer in complete remission.J NE J Med，1999，341（7）：476–484.

[107]De Ruysscher D，Lueza B，Le Péchoux C，et al.Impact of thoracic radiotherapy ti.ming in limited–stage small–cell lung cancer：usefulness of the individual patient data meta–analysis.Ann

Oncol, 2016, 27 (10): 1818-1828.

[108]Faivre-Finn C, Snee M, Ashcroft L, et al.Concurrent once-daily versus twice-daily chemoradiotherapy in patients with limited-stage small-cell lung cancer (CONVERT): an open-label, phase 3, randomised, superiority trial.Lancet Oncol, 2017, 18 (8): 1116-1125.

[109]Gregor A, Cull A, Stephens RJ, et al.Prophylactic cranial irradiation is indicated following complete response to induction therapy in small cell lung cancer: results of a multicenter randomised trial.Eur J Cancer, 1997, 33 (11): 1752-1758.

[110]Grosshans DR, Meyers CA, Allen PK, et al.Neurocognitive function in patients with small cell lung cancer: effect of prophylactic cranial irradiation.Cancer, 2008, 112 (3): 589-595.

[111]Hu X, Bao Y, Zhang L, et al.Omitting elective nodal irradiation and irradiating postinduction versus preinduction chemotherapy tumor extent for limited-stage small cell lung cancer: interim analysis of a prospective randomized noninferiority trial.Cancer, 2012, 118 (1): 278-287.

[112]Jeremic B, Shibamoto Y, Nikolic N, et al.Role of radiation therapy in the combined-modality treatment of patients with extensive disease small-cell lung cancer: a randomized study.J Clin Oncol.1999, 17 (7): 2092-2099.

[113]Le Pechoux C, Dunant A, Senan S, et al.Standard-dose versus higher- dose prophylactic cranial irradiation (PCI) in patients with limited-stage small-cell lung cancer in complete remission after chemotherapy and thoracic radiotherapy (PCI 99-01, EORTC 22003- 08004, RTOG 0212, and IFCT 99-01): A randomised clinical trial[J].Lancet Oncol, 2009, 10 (5): 467-474.

[114]Le Pechoux C, Laplanche A, Faivre-Finn C, et al.Clinical neurological outcome and quality of life among patients with limited small-cell cancer treated with two different doses of prophylactic cranial irradiation in the intergroup phase III trial (PCI99-01, EORTC 22003-08004, RTOG 0212 and IFCT 99-01).Ann Oncol, 2011, 22: 1154-1163.

[115]Magnuson WJ, Lester-Coll NH, Wu AJ, et al.Management of Brain Metastases in Tyrosine Kinase Inhibitor-Naive Epidermal Growth Factor Receptor-Mutant Non-Small-Cell Lung Cancer: A Retrospective Multi-Institutional Analysis.J Clin Oncol, 2017, 35 (10): 1070-1077.

[116]Meert A, Paesmans M, Berghmans T, et al.Prophylactic cranial irradiation in small cell lung cancer: a systematic review of the literature with meta-analysis.BMC Cancer, 2001, 14(1): 1-7.

[117]Mulvenna P, Nankivell M, Barton R, et al.Dexamethasone and supportive care with or without whole brain radiotherapy in treating patients with non-small cell lung cancer with brain metastases unsuitable for resection or stereotactic radiotherapy (QUARTZ): results from a phase 3, non-inferiority, randomised trial.Lancet, 2016, 388 (10055): 2004-2014.

[118]Nakahara Y, Takagi Y, Okuma Y, et al.Neurotoxicity due to prophylactic cranial irradiation for small-cell lung cancer: A retrospective analysis.Mol Clin Oncol, 2015, 3 (5): 1048-1052.

[119]Neill H，Herndon J，Miller A，et al.Randomized phase Ⅲ Intergroup trial of etoposide and cisplatin with or without paclitaxel and granulocyte colony–stimulating factor in patients with extensive–stage small–cell lung cancer: Cancer and Leukemia Group B trial 9732.J Clin Oncol，2005，23（16）：3752–3759.

[120]Noda K，Nishiwaki Y，Kawahara M，et al.Irinotecan plus cisplatin compared with etoposide plus cisplatin for extensive small–cell lung cancer.N Engl J Med，2002，346（2）：85–91.

[121]Patel S，Macdonald OK，Suntharalingam M，et al.Evaluation of the use of prophylactic cranial irradiationin small cell lung cancer.Cancer，2009，115（4）：842–850.

[122]Peulen H，Karlsson K，Lindberg K，et al.Toxicity after reirradiation of pulmonary tumous with stereotactic body radioherapy.Radiotherapy Oncology，2011，101（2）：260–266.

[123]Rosenstein M，Armstrong J，Kris M，et al.A reappraisal of the role of prophylactic cranial irradiation in limited small cell carcinoma of the lung.Int J Radiat Oncol Biol Phys，1991，24：43–48.

[124]Sperduto PW，Yang TJ，Beal K，et al.Estimating Survival in Patients With Lung Cancer and Brain Metastases: An Update of the Graded Prognostic Assessment for Lung Cancer Using Molecular Markers（Lung–molGPA）.JAMA Oncol，2017，3（6）：827–831.

[125]Turrisi AT，Kim K，Blum R，et al.Twice–daily compared with once–daily thoracic radiotherapy in limited small–cell lung cancer treated concurrently with cisplatin and etoposide.N Engl J Med，1999，340（4）：265–271.

[126]Wolfson AH，Bae K，Komaki R，et al.Primary analysis of a phase Ⅱ randomized trial Radiation Therapy Oncology Group （RTOG）0212: impact of different total doses and schedules of prophylactic cranial irradiation on chronic neurotoxicity and quality of life for patients with limited–disease small–cell lung cancer.IntJ Radiat Oncol Biol Phys，2011，81（1）：77–84.

[127]Xia B，Chen GY，Cai XW，et al.Is involved–field radiotherapy based on CT safe for patients with limited–stage small–cell lung cancer ? [J]Radiother Oncol，2012，102（2）：258–262.

[128]Zhu H，Zhou Z，Wang Y，et al.Thoracic radiation therapy improves the overall survival of patients with extensive–stage small cell lung cancer with distant metastasis.Cancer，2011，117（23）：5423–5431.

[129] 殷蔚伯，谷铣之.肿瘤放射治疗学.第3版.北京：中国协和医科大学出版社，2002.